医药卫生类高等职业教育校企合作“双元规划”精品教材

AF834868

儿科护理学

主　编　穆亚敏　王　荣　侯晓山

上海科学技术出版社

图书在版编目（CIP）数据

儿科护理学 / 穆亚敏，王荣，侯晓山主编 . -- 上海：上海科学技术出版社，2025. 2. --（医药卫生类高等职业教育校企合作“双元规划”精品教材）. -- ISBN 978-7-5478-7016-7

Ⅰ. R473. 72

中国国家版本馆 CIP 数据核字第 2025DL8362 号

儿科护理学

主　编　穆亚敏　王　荣　侯晓山

上海世纪出版(集团)有限公司
上 海 科 学 技 术 出 版 社 出版、发行

(上海市闵行区号景路 159 弄 A 座 9F-10F)

邮政编码 201101　www. sstp. cn

字数:390 千字

2025 年 2 月第 1 版　2025 年 2 月第 1 次印刷

ISBN 978-7-5478-7016-7/ R · 3186

定价:59. 00 元

编委会

主　编　穆亚敏　王　荣　侯晓山

副主编　郑旭蕾　马晓晓　杨　坚

李雪嘉　严璐璐　文　静

编　者　（按姓氏笔画排序）

马晓晓（南方医科大学珠江医院）
王　荣（达州中医药职业学院）
文　静（汉中职业技术学院）
尹丽红（中南大学湘雅二医院）
许　静（湘潭医卫职业技术学院）
朱　玲（湘潭市宝塔街道社区卫生服务中心）
华嘉志（汉中职业技术学院）
汪　勇（湘潭市中心医院）
李　薇（中日友好医院）
李雪嘉（达州中医药职业学院）
张　华（中南大学湘雅二医院）
张　梅（达州中医药职业学院）
严璐璐（广东岭南职业技术学院）
杨　坚（湘潭医卫职业技术学院）
杨　阳（中日友好医院）
林　娟（湘潭医卫职业技术学院）
林　黎（上饶卫生健康职业学院）
罗　敏（湘潭市妇幼保健院）
罗夏冰（广东岭南职业技术学院）
金　亮（长春科技学院）
赵　汝（湘潭医卫职业技术学院）
郑旭蕾（武汉铁路职业技术学院）
胡靓雯（随州职业技术学院）
柳　丹（湘潭医卫职业技术学院）
徐美伦（随州职业技术学院）
侯晓山（随州职业技术学院）
黄秋凌（梧州医学高等专科学校）
盛　蕾（杭州医学院）
穆亚敏（湘潭医卫职业技术学院）

前　言

儿科护理学是护理学专业的核心课程，是临床护理中一门重要的综合性应用学科；是研究儿童生长发育规律、卫生保健、疾病预防和护理，以促进儿童身心健康的一门专科护理课程。课程对接专业人才培养目标，面向临床护士、社区护士、助产士等工作岗位，使学生树立“以儿童及家庭为中心”的理念，掌握儿童护理的基本理论、基本知识和基本技能，以及儿童常见病及多发病的基本护理知识和技能；能按照护理程序的方法为儿童实施优质护理，为个体、家庭、社区提供个性化儿童保健服务。

本教材以专业教学标准为参照，立足行业、岗位实际，融入护士执业资格考试内容，以实现“课岗对接，课证融合，课赛融通”。教材内容包括3个模块，29个任务，每个任务均按照临床护理工作流程编写。每个任务后配有思考题，便于学生巩固知识和技能。

本教材在编写中得到了南方医科大学珠江医院、中日友好医院、中南大学湘雅二医院、湘潭市中心医院、湘潭市妇幼保健院等单位的大力支持与帮助，在此表示诚挚的感谢！由于编者水平有限，书中难免存在疏漏之处，恳请读者不吝赐教，以便今后再版时修正。

编　者

目　录

模块一　儿童保健

任务一　认识儿童

学习目标

1. 知识目标：熟悉儿科护理的定义、范围及儿科护理的特点；掌握小儿年龄分期、各年龄期的特点。

2. 能力目标：能分析儿童各年龄期的特点。

3. 素质目标：热爱医疗卫生事业，具有爱国、爱岗、爱婴、耐心、细心、责任心，做有“温度”的儿童健康守护者。

一、儿科护理的任务和范围

儿科护理（pediatric nursing）一门是研究小儿生长发育、儿童保健、疾病防治和护理，以促进小儿身心健康的学科。目前，国家卫生健康委员会规定儿科医疗和服务的对象是从出生到满 14 周岁的小儿，他们具有不同于成人的特征及需要。

（一）儿科护理的任务

儿科护理的任务是通过研究小儿生长发育特点、疾病防治和保健规律，提供“以儿童及其家庭为中心”的整体护理，以促进健康小儿的体格、智力等各方面的发展，增强小儿体质，降低疾病的发病率和死亡率，提高疾病治愈率，保障和促进小儿的身心健康，提高儿童生命质量和人类整体健康素质。

（二）儿科护理的范围

凡涉及小儿时期健康保健和疾病防护的问题都属于儿科护理学研究的范畴，其研究的年龄范围是从受精卵形成到青春期结束。研究内容包括正常小儿生长发育、儿童保健、疾病防治和护理，并与儿童心理学、社会学、教育学等多门学科有着广泛联系。

随着医学模式和护理模式的转变，儿科护理已由单纯的疾病护理发展为以小儿及其家庭为中心的身心整体护理；由单纯的对患儿的护理发展为包括所有小儿的生长发育、疾病防治与护理；由单纯的医疗保健机构承担其任务逐渐转变为全社会都来承担小儿的预防、保健和护理工作。

二、儿科护理的特点

小儿处在不断的生长发育过程中，无论从解剖、生理、心理、社会特点、临床疾病特点都与成人存在着区别，且各年龄期的儿童之间也存在差异，因此在儿科护理过程中要注意这些差别，并根据小儿自身特点进行正确的护理。

（一）小儿机体结构特点

1. 解剖特点

小儿的身高、体重、头围、胸围、骨骼、牙齿的发育及内脏器官的大小和位置均有其年龄特点，如小儿出生时头占身高比例的1/4，而成人仅有1/8；新生儿和小婴儿头部相对较大，颈部肌肉和颈椎发育相对滞后，抱婴儿时应注意保护好头颈部。小儿关节周围的韧带较松，臼窝较浅，在牵拉小儿肢体时易出现关节脱位。小儿内在器官的位置也与成人有一些差别，如成人肋下不能触及肝脏，但3岁以下的小儿在肋缘下2cm以内是可以触及的，心尖冲动的位置在不同年龄时期也不相同。因此，护理人员只有掌握儿童正常的生长发育规律，才能从事护理和保健工作。

2. 生理特点

小儿的生长发育速度快，所需营养物质和液体总量相对比成人高，但其胃肠的消化吸收功能尚不完善，易出现消化功能紊乱、营养缺乏等健康问题。此外，由于小儿新陈代谢快，心率、呼吸频率都比成人要快；而血管弹性好，心输出量少，血压比成人低。血清和其他体液的生化检验值等也随年龄的变化而改变。因此，熟悉这些生理指标的变化特点，并对临床中出现的问题做出正确的判断，给予正确的诊疗和护理是儿科护理工作的基本要求。

3. 免疫特点

小儿的非特异性免疫、体液免疫和细胞免疫功能均不成熟，防御功能差。新生儿在生后6个月内，虽可从母体获得部分免疫球蛋白G（IgG），但从3~5个月后逐渐下降，而自身合成的IgG一般要到6~7岁时才达到成人水平，故易患感染性疾病。免疫球蛋白M（IgM）是不能通过胎盘的，因此新生儿易患革兰阴性细菌感染；婴儿时期分泌型免疫球蛋白A（SIgA）和IgG水平较低，容易发生呼吸道和消化道的感染。

（二）小儿心理社会特点

小儿时期是心理、行为形成的基础阶段。其身心发育不成熟，依赖性强，合作性差，其思维与成人的思维不同，缺乏适应社会的能力，需给予特殊的照顾和保护。小儿的成长发育过程从不成熟到成熟受到各方面因素的影响，尤其是家庭、幼儿园和学校。因此，在护理工作中要以小儿及其家庭为中心，与小儿父母、学校教师等共同配合，根据不同年龄阶段小儿的心理发展特征，采取相应的护理措施。小儿时期可塑性强，此时给予耐心的引导和正确的教养，可以培养小儿良好的个性和行为习惯。

（三）小儿疾病特点

1. 病理特点

小儿机体对疾病的反应与成人不同，因此同一原因对于不同年龄的小儿可引起不同的病理改变，如生长激素分泌过剩时小儿患巨人症，而成人则患肢端肥大症；同样是肺炎链球菌感染，婴幼儿易患支气管肺炎，而年长儿或成人则发生大叶性肺炎；维生素D缺乏时，小儿易患佝偻病，而成人则患骨软化症。

2. 病种特点

小儿疾病种类及临床表现与成人有很大不同，不同年龄小儿的疾病种类也有相当差异。例如，新生儿疾病常与遗传和围生期因素有关，婴幼儿疾病中以感染性疾病占多数；儿童白血病以急性淋巴细胞白血病占多数，而成人以粒细胞白血病为多；心血管疾病中，儿童以先天性心脏病多见，而成人则以冠心病多见。婴幼儿患感染性疾病时往往起病急、来势凶，感染易扩散甚至发展成败血症；婴幼儿病情严重时有时表现为各种反应低下，如表情淡漠、体温不升、不吃不哭等，缺乏典型临床表现。

3. 诊治特点

小儿疾病诊治中，不同年龄阶段小儿患病时临床表现不同，在诊断时应重视年龄因素。例如小儿惊厥，发生于新生儿多考虑与产伤、窒息、颅内出血或先天畸形有关；发生于6个月内的小婴儿应考虑有无婴儿手足搐搦症或中枢神经系统感染；发生于6个月至3岁小儿，热性惊厥、中枢神经系统感染的可能性大；发生于3岁以上年长儿的无热惊厥则以癫痫为多。小儿疾病变化快，并发症多而体征少，因此护理时要密切观察，及时发现问题并报告医生及早做出正确处理。

4. 预后特点

小儿虽起病急且变化大，但其组织再生与修复能力强，如诊治及时、有效，护理恰当，则恢复快，后遗症少，预后好。若诊治不及时，则病情可能迅速恶化，甚至危及生命。

5. 预防特点

小儿时期很多疾病都是可以预防的，我国通过开展计划免疫和加强传染病管理，已使麻疹、脊髓灰质炎、白喉、破伤风、乙型病毒性肝炎（简称乙肝）等许多小儿传染病的发病率和病死率明显下降；我国重视儿童保健工作，也使营养不良、肺炎、腹泻等常见病、多发病的发病率和病死率大大下降；及早筛查先天性、遗传性疾病并加以早期干预，减少致残率。因此，以预防为主对儿科工作非常重要，儿科护理人员应将疾病的预防作为工作的重点。

（四）小儿护理特点

1. 护理评估特点

小儿因不会诉说病情或因害怕等因素，不能如实描述病情，多由家长或其照顾者代述，其健康史的可靠性较差；做体格检查及辅助检查时患儿多不会主动配合，因此护理评估难度较大。

2. 病情观察特点

小儿疾病病情发展快、变化多，更需要对病情进行细致和系统的观察。婴幼儿患感染性疾病时，病势凶猛，容易并发败血症、循环衰竭及中毒性脑病等；新生儿及体弱儿患严重感染时，常缺乏典型的症状和体征，仅表现为反应低下、体温不升和拒乳等非特异性症状。所以，儿科护士病情观察任务重，对疾病的正确判断和及时处理至关重要。

3. 护理内容特点

儿科护理内容较成人多，如头皮静脉穿刺、喂养、生活照顾及游戏等为儿科特有的护理项目。小儿好动、好奇，但缺乏安全意识，需特别注意安全护理。另外，帮助慢性病住院患儿的学业成长也属于护理内容。

三、小儿年龄分期及各年龄期特点

儿童处于不断生长发育的动态变化过程中，随着各系统组织器官形态的长大和功能的日趋完善，心理和社会行为方面也得到一定的发展。在不同年龄阶段表现不同的发育特点，因此在实际工作中，将小儿年龄划分为以下七个时期，各期之间既有区别又有联系。

（一）胎儿期

从受精卵形成到胎儿娩出称为胎儿期，正常约40周。临床上又将这个时期分为三个阶段。

1. 妊娠早期

从受精卵形成至满12周。受精卵从输卵管移行到宫腔着床，细胞不断分裂增长，迅速完成各系统组织器官的形成。此期是胎儿发育关键期，如受感染、创伤、药物、放射线、化学物质、严重疾病或遗传等不利因素影响，胚胎发育受阻，可导致流产或各种先天畸形，甚至胎儿死亡。

2. 妊娠中期

从13周至28周。此期胎儿各器官迅速生长，功能也渐成熟，但肺发育不成熟，若早产存活率低。

3. 妊娠晚期

从满28周至40周。此期胎儿以肌肉发育和脂肪积累为主，体重增加快，出生后大多能存活。

明确妊娠分期，有利于采取不同保健措施，保护母婴健康。胎儿完全依靠母体生存，孕母的健康、营养状况和生活环境直接影响胎儿的生长发育，因此胎儿期护理重点是做好妊娠期保健。

（二）新生儿期

自胎儿娩出脐带结扎至生后满28天称新生儿期。出生不满7天的阶段称新生儿早期。新生儿期小儿脱离母体独立生存，体内外环境都发生巨大变化，此期小儿自身的解剖、生理进行着一系列的调整。但由于其机体各系统功能不成熟，生理调节能力和适应能力差，易发生低体温、窒息、体重减轻、溶血、感染等疾病；此外，分娩过程中的损伤、感染延续存在，先天畸形也常在此期表现。因此，此期小儿发病率和死亡率都较高。

新生儿时期护理重点是注意保暖，合理喂养，做好清洁卫生，防止感染等，使之尽快适应外界环境。

（三）婴儿期

从出生至满1岁之前为婴儿期，此期喂养以乳品为主，又称乳儿期。此期为小儿出生后生长发育最快的时期，因此需要提供足够多的营养素及热量。但小儿消化系统尚未发育完善，容易发生消化紊乱和营养不良。此外，由于从母体获得的免疫抗体6个月以后逐渐消失，而自身免疫功能又尚未成熟，易患感染性疾病。

婴儿期护理重点是给家长提供科学的喂养指导，提倡母乳喂养，按时添加辅食。有计划地接受预防接种，完成基础免疫程序。适当进行运动、感知功能的训练，提高小儿的感知能力，促进生长发育。

（四）幼儿期

从1岁后到满3岁之前为幼儿期。此期小儿的生长发育速度相对减慢，乳牙先后出齐，开始独立行走，活动范围加大，与外界事物接触增多，同时语言、思维和社会适应能力逐渐增强，智力发育较快，形成自己的思维意识。但对各种危险的识别能力不足，易发生意外创伤，如中毒、意外窒息、交通事故等。接触外界逐渐增多，但机体免疫功能仍低下，传染性和感染性疾病的发病率仍较高。饮食从乳类过渡到混合食物，学会说话，并能控制大小便。

幼儿期护理的重点是注意小儿营养搭配，注意安全，培养孩子良好的习惯，并能适当参加体育锻炼，增强体质，预防各种疾病的发生。

（五）学龄前期

3岁以后到入小学前（6~7岁）为学龄前期。此期小儿的体格稳步增长，智力发育逐步趋向完善，小儿好奇、多问、求知欲强、模仿力强，知识范围不断扩大，智力发育更加迅速，有较大的可塑性，故应加强早期教育，培养其良好的道德品质和生活自理能力，为入小学做好准备；由于活动范围进一步扩大，安全意识不强，各种意外的发生仍然较多；此期小儿免疫功能逐渐增强，感染性疾病发病率减低，而免疫性疾病如急性肾小球肾炎、风湿热等有所增多。

学龄前期护理的重点是培养良好的生活习惯、道德品质和生活自理能力，同时加强小儿的安全管理，防止意外事故的发生，重视学前教育，为入小学做好准备。

（六）学龄期

从入小学（6~7 岁）开始到进入青春期（男孩 13~14 岁，女孩 11~12 岁）前称为学龄期。此期小儿体格生长发育相对缓慢，除生殖系统外其他各系统的发育已逐渐接近成人水平。智力发育更趋完善，智力水平已接近成人，理解、分析、综合等能力明显增强，是体力和智力发育最旺盛的阶段，也是长知识学技能的最佳时期，应加强教育，促进其各方面能力的发展。小儿感染性疾病的发病率降低，但由于不良的习惯会使近视、龋齿的发病率增高。

学龄期的护理重点是注意安排合理的作息制度；养成良好的学习习惯；合理用眼，加强体育锻炼；家长、教师应及时沟通，防止精神、情绪和行为等方面的问题。

（七）青春期

从第二性征出现到生殖器官基本成熟，女孩从 11~12 岁开始到 17~18 岁结束，男孩从 13~14 岁开始到 18~20 岁结束。此期体格生长发育明显加快，生殖系统迅速发育，第二性征逐渐明显，是小儿生长发育的第二个高峰期。此期女孩出现月经、骨盆变宽等，男孩出现遗精、肌肉发达、声音变粗等。青春期由于神经内分泌的调节功能不够稳定，且与社会接触增多，受外界环境的影响不断加大，生理上成熟而心理上不成熟，常可引起心理、行为、精神方面的问题。此期常见的健康问题有肥胖、贫血、心理疾病等，女孩还可出现月经不规则、痛经等。

青春期的护理重点是供给充足的营养，加强体格锻炼，同时及时注意生理、心理卫生和性知识方面的教育，使之树立正确的人生观和价值观，建立健康的生活方式。

四、儿科护士的角色和素质要求

（一）儿科护士的角色

随着护理学科的迅速发展，儿科护士的角色有了更大范围的扩展，被赋予了多元化的角色。服务对象为在心理和生理上均较脆弱的儿童，因此要求儿科护士既要掌握扎实的护理知识与技能，同时也要熟知心理学、教育学的相关知识，具有爱心、耐心、责任心。

1. 专业照护者

儿童机体各系统、器官的功能发育尚未完善，生活尚不能自理或不能完全自理。作为儿科护士最重要的是在帮助儿童促进、保持或恢复健康的过程中，为儿童及其家庭提供直接的专业照护，如营养的摄取、感染的预防、药物的给予及心理的支持等，以满足儿童身心两方面的需要。

2. 护理执行者

为促进儿童身心健康发展，护士必须运用护理专业知识和技能，收集儿童的生理、心理、社会状况等方面的资料，全面评估儿童的健康状况及其家庭对疾病和伤害的反应，找出其健康问题，制定系统、全面和切实可行的护理目标，采取有效护理措施，以减轻儿童痛苦，帮助儿童适应医院、社区和家庭的生活。

3. 健康教育者

在护理小儿的过程中，护士要依据各年龄阶段小儿发育的特点不同，提供不同的健康指导，帮助他们建立自我保健意识，培养他们良好的生活习惯，尽可能地纠正其不良行为。同时，护士还应向家长宣传小儿的正确教育方法，使他们能够采取健康的态度和健康的行为，以达到预防疾病、促进健康的目的。

4. 健康协调者

护士需联系并协调相关人员和机构，维持一个有效的沟通纽带，使诊断、治疗、救助及相关的儿童保健工作得以互相协调和配合，保证儿童获得最适宜的整体性医疗照护。例如，护士需与医生联络，讨论相关治疗和护理方案；需与营养师联系，讨论相关膳食的安排；还需与儿童及其家长进行有效沟通，让家庭共同参与儿童护理过程，以保证护理目标的贯彻实施。

5. 健康咨询者

护士通过倾听患儿及其家长的倾诉、关心小儿及其家长在医院中的感受、触摸和陪伴小儿、解答他们的问题、提供相关治疗的信息、给予健康指导等；解答小儿及其家长对疾病和与健康相关问题的疑惑，使他们能够以积极有效的方法去应对压力，找到满足生理、心理、社会需要的习惯和最适宜的方法。

6. 患儿及其家庭的代言人

儿科护士是患儿及其家庭权益的维护者，在患儿不会表达或表达不清自己的要求和意愿时，儿科护士有责任解释并维护患儿及其家庭的权益不受侵犯或损害。护士还需评估有碍儿童健康的问题和事件，提供给医院行政部门改进，或提供给卫生行政单位作为拟定卫生政策和计划的参考。

7. 护理研究者

护士应积极进行护理研究工作，通过研究来验证、扩展护理理论知识，发展护理新技术，指导、改进临床护理工作，提高儿科护理质量，促进专业发展。

（二）儿科护士的素质要求

1. 思想品德素质

（1）热爱护理事业，有责任感和同情心，爱护儿童，具有为儿童健康服务的奉献精神。

（2）具有诚实的品格、较高的慎独修养、高尚的道德情操，以理解、友善、平等的心态为小儿及其家庭提供帮助。

（3）具有正视现实、面向未来的目光，追求崇高的理想，忠于职守、救死扶伤、廉洁奉公、实行人道主义。

2. 科学文化素质

（1）具备一定的文化素养和自然科学、社会科学、人文科学等多学科知识。

（2）掌握基本的计算机应用技术和一门外语，及时了解现代科学发展的新理论、新技术。

3. 专业技术素质

（1）具有比较系统的专业理论知识和较强的实践技能，操作技术精湛，动作轻柔、敏捷。

（2）具有敏锐的观察力和综合分析判断能力，树立整体护理观念，能用护理程序解决患儿的健康问题。

（3）具有开展护理教育和护理科研的能力，勇于创新进取。

4. 身体心理素质

（1）具有健康的心理，有宽容豁达的胸怀，有健康的身体和良好的言行举止。

（2）具有较强的适应能力、良好的忍耐力及自我控制力。

（3）具有强烈的进取心，不断汲取知识，丰富和完善自己。

（4）具有与小儿及其家长良好沟通的能力，能够与同事相互尊重、团结协作。

任务小结

1. 儿科护理的任务：是通过研究小儿生长发育特点、疾病防治和保健规律，提供“以儿童及其家庭为中心”的整体护理，以促进健康小儿的体格、智力等各方面的发展，增强小儿体质，降低疾病的发病率和死亡率，提高疾病治愈率，保障和促进小儿的身心健康，提高儿童生命质量和人类整体健康素质。

2. 小儿年龄分期：胎儿期、新生儿期、婴儿期、幼儿期、学龄前期、学龄期、青春期。

思考题

单项选择题

1. 关于儿童的特点，正确的是（　　）。

A. 小儿体积小　　B. 体液免疫发育较好

C. 各器官功能不成熟　　D. 年龄越小代谢越慢

E. 1 岁以内的小儿前半年感染的发生率高于后半年

2. 小儿出生后生长发育最快的时期是（　　）。

A. 新生儿期　　B. 婴儿期　　C. 幼儿期　　D. 学龄前期

E. 学龄期

3. 新生儿可从母体获得，但 3~5 个月后逐渐消失的抗体是（　　）。

A. IgA　　B. IgD　　C. IgE　　D. IgG

E. IgM

4. 婴儿死亡多发生在（　　）。

A. 出生后 1 周内　　B. 出生后 1 个月内　　C. 出生后 1~3 个月　　D. 出生后 1~6 个月

E. 出生后 6~12 个月

5. 关于新生儿期的特点，不正确的是（　　）。

A. 病死率高　　B. 发病率高　　C. 适应能力较差　　D. 生活能力较差

E. 各器官功能发育完善

6. 青春期心理与行为最突出的特点是（　　）。

A. 身心发展的矛盾性　　B. 形成新的同伴关系

C. 思维方式成熟　　D. 情绪状态稳定

E. 有强烈的自主意识

参考答案

1. C　2. B　3. D　4. A　5. E　6. E

任务二　儿童生长发育指导

学习目标

1. 知识目标：了解小儿生长发育的规律及影响因素，掌握小儿体格生长常用指标的正常值和临床意义。

2. 能力目标：能熟练完成各项体格测量及正确评价其体格发育和神经心理发育。

3. 素质目标：能有效地和小儿家长沟通，取得信任并积极配合；在操作中关心，爱护小儿。

一、生长发育的规律及影响因素

生长发育是儿童区别于成人的重要特点，两者密不可分。生长是指小儿各器官、系统和整个身体形态上的变化，为量的改变。发育是指细胞、组织和器官分化的逐步完善和功能的成熟，为质的改变。生长和发育两者共同表示机体量和质的动态变化，故而统称为生长发育。

（一）生长发育的规律

1. 生长发育的连续性和阶段性

生长发育在整个儿童时期是一个连续的过程，但不同年龄阶段的生长发育速度不同。例如，身长和体重在出生后的头半年增长最快，尤其是前 3 个月。出生后第 1 年为出生后第 1 个高峰期，第 2 年以后生长速度逐渐减慢，到青春期生长发育又加快，为第 2 个高峰期。

2. 各器官、系统发育不平衡性

儿童各系统器官的发育有一定的年龄特点。神经系统发育较早，生殖系统发育较晚。淋巴系统在儿童期发育迅速，到 11~12 岁时达高峰，后逐渐下降到正常水平。皮下脂肪在年幼时较发达，而生殖系统发育较晚，青春期才迅速发育（图 1-2-1）。

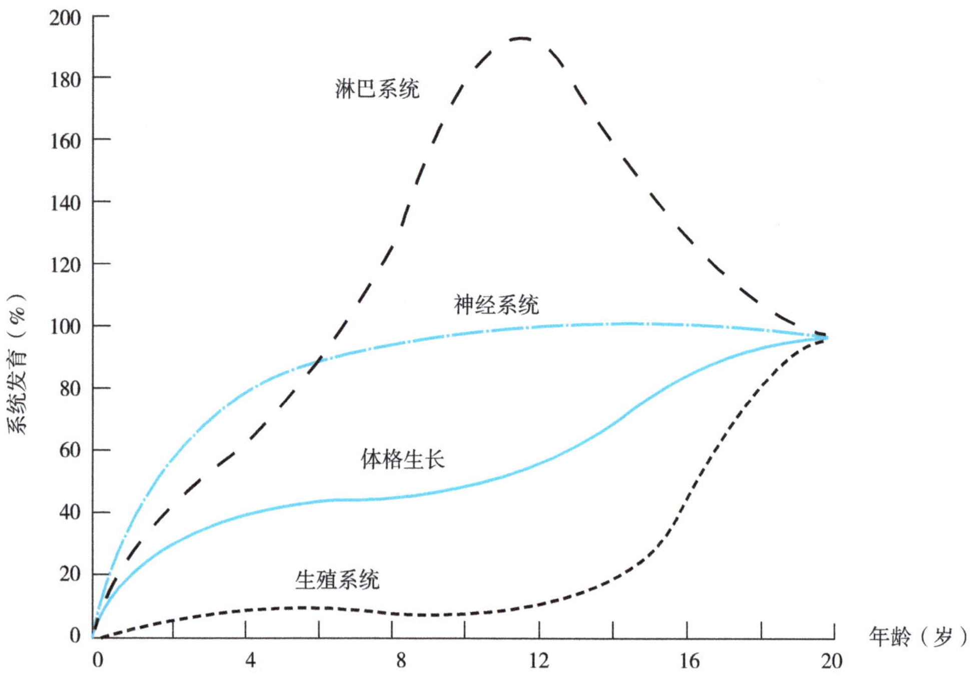

图 1-2-1 各系统器官发育不平衡

3. 生长发育的一般规律

（1）由上到下：如出生后运动发育的规律是先抬头，后挺胸，再会坐、爬行、站立、行走。

（2）由近到远：如先学会抬肩和伸臂，再会控制手的活动；先控制腿，再控制脚的活动。

（3）由粗到细：如先从全手掌抓握到手指拾取。

（4）由简单到复杂：如先会咿呀发音，再到说字、词、句。

（5）由低级到高级：如先学会观察、感觉和认识事物，逐步发展到有记忆、思维、分析和判断事物。

4. 生长发育的个体差异性

儿童生长发育虽按一般的生长发育规律，但受先天和后天各种因素的影响，每个儿童生长发育过程不完全相同，存在相当大的个体差异。故而在评估时，儿童生长发育的正常值，只能作为参考值，应作连续动态的观察，才能做出正确的判断。

（二）生长发育的影响因素

遗传因素和外界环境因素是影响儿童生长发育的两大因素。遗传因素为内因，决定机体生长发育的基础；环境因素为外因，影响着这个基础。两方相互作用，决定了儿童生长发育的速度及最后到达的程度。

1. 遗传因素

生长发育的特征、潜力、趋向、限度等都受父母双方遗传因素的影响。头发、皮肤颜色、相貌特征、身材高矮、性成熟的早晚、对疾病的易感度等都受遗传因素影响。男女在生长发育速度、限度和特征上存在差异性。一般男孩的平均身高（身长）、体重较同龄女孩大。但女孩的青春期开始比男孩约早2年，此时女孩的平均身高和体重超过同龄男孩；女孩的语言、运动和生殖系统的发育早于男孩；在骨骼、肌肉和皮下脂肪发育等方面，女孩和男孩也有较大的差异。所以，在评估儿童生长发育时，男女标准应分开。

2. 环境因素

（1）孕母：孕母受年龄、营养、情绪、健康状况及生活环境等各种因素的影响。例如，孕母妊娠早期感染风疹病毒可导致胎儿先天性畸形；孕妇接触毒物或放射物质、使用某些药物、严重营养不良、抽烟、酗酒及受到精神创伤等均可能使胎儿生长发育受阻。

（2）营养：合理的营养是儿童生长发育的物质基础，是保障儿童健康成长极为重要的因素。年龄越小受营养的影响因素就越大。胎儿时期宫内营养不良常可引起发育迟缓和生长发育障碍，儿童出生后营养不良，特别是前两年的严重营养不良，可影响体重、身高及智力的发育。但儿童摄入热量过多会导致肥胖，也会对其生长发育造成严重影响。所以，必须注意儿童的均衡营养，以促进正常生长发育。

（3）疾病：疾病对儿童正常的生长发育影响很大，急性感染如急性腹泻、肺炎常使体重减轻，慢性疾病还影响其身高和体重的增长，内分泌疾病常引起骨骼生长和神经系统迟缓；先天性心脏病常伴随生长发育迟缓。

（4）药物：某些药物可影响儿童的生长发育，如长期使用糖皮质激素可使儿童生长缓慢；使用四环素不当，可能影响儿童牙齿和骨骼的生长。

（5）生活环境：儿童的生活环境不仅包括物理环境，还包括家庭的经济、社会、文化状况等。良好的居住环境，如充足的阳光、空气清新和水源清洁，选择健康的生活方式，科学的护理和喂养，和谐的家庭氛围、适当的锻炼和完善的医疗保健服务等，都是促进儿童生长发育达到最佳状态的重要因素。

二、体格生长常用的指标及评估

【案例】

某小儿，女，12个月，体重9kg，身长75cm，头围46cm，胸围与头围相等。

情景任务：

1. 判断该小儿体重、身高是否正常？
2. 该小儿应有几颗乳牙？

（一）体格生长常用指标

1. 体重

体重最能反映近期营养状况，是评估小儿体格生长发育的重要指标。临床给药、输液、热量的给予常依据体重计算。

新生儿出生体重与胎次、胎龄、性别及宫内营养状况有关。生后第 1 周内由于摄入不足、水分丢失及胎粪排出等可出现暂时性体重下降，减少幅度为 3%～9%，生后 7～10 天恢复到出生时的体重，这一过程称为生理性体重下降。如果体重下降超过 10%或至第 10 天还未恢复到出生时的体重，则为病理状态，应积极寻找原因。

小儿年龄越小，体重增长越快。我国儿童体格发育调查结果显示：正常新生儿出生时平均体重为 3kg，男婴平均出生时体重为（3.3±0.4）kg，女婴出生时平均体重为（3.2±0.4）kg。正常足月儿生后第 1 个月体重增加 1～1.7kg，生后 3～4 个月时体重是出生时的 2 倍（6kg）；1 岁时增至出生时的 3 倍（9kg）；2 岁时增至出生时体重的 4 倍（12kg）；2 岁以后到青春前期体重稳步增长，平均每年增长 2kg，进入青春期后体格生长再次加速。由于儿童体重增长为非匀速的增长，存在个体差异，进行评估时应以个体儿童自己体重增长的变化为依据。

当无条件测量小儿体重时，为便于医务人员计算小儿用药量和液体量，可用表 1-2-1 中的公式估算体重。

表 1-2-1　体重与年龄的关系

年龄	体重（kg）
1～6 个月	出生体重（kg）+月龄×0.7（kg）
7～12 个月	6（kg）+月龄×0.25（kg）
1～12 岁	年龄×2+8（kg）

进入青春期后，体重增加再次加快，进入生长第 2 个高峰期，不能按上表估算。正常同龄、同性别的小儿体重存在个体差异，一般在±10%范围内波动，体重在均值±2 个标准差范围内正常。

体重的测量方法：通常应在清晨、空腹，排空大小便后，只穿内衣裤的情况下测量。新生儿及婴儿用婴儿磅秤测量，准确读数至 10g；1～3 岁幼儿用载重 20～30kg 坐式杠杆秤测量；3～7 岁儿童用载重 50kg 站式杠杆秤测量；7 岁以上用载重 100kg 站式杠杆秤测量，准确读数至 100g。测量前须将秤校正至零点，称量时小儿不可接触其他物体或摇晃，估算体重时应尽量准确地减去衣物等重量。

2. 身长（高）

身长（高）指从头顶至足底的全身长度，是反映骨骼发育的重要指标。3 岁以下儿童应采用仰卧位测量，称身长，3 岁以后立位测量则称身高。

身高的增长规律与体重相似，年龄越小增长越快，婴儿期和青春期是两个生长高峰期。正常新生儿出生身长平均为 50cm，生后第 1 年增长最快，约增长 25cm，其中前 3 个月增长 11～12cm，约等于后 9 个月的总增长值；1 岁时身长约 75cm。第 2 年增长速度减慢，约 10cm，到 2 岁时身长约 85cm；2 岁以后至青春期前身高稳步增长，平均每年增长 5～7cm。2～12 岁儿童身高（长）可按以下公式计算：身长（cm）= 年龄（岁）×7+75。

身高（长）包括头、脊柱和下肢的长度，这 3 部分的发育速度并不一致，头部生长较早，而青春期身高增长则以下肢为主。临床上通过测量上部量和下部量来判断头、脊柱、下肢所占身长的比例。上部量为头顶至耻骨联合上缘的距离，反映头和脊柱的长度；下部量为耻骨联合上缘至足底距离，反映下肢的长度。新生儿上部量大于下部量，中点在脐上；2 岁时中点在脐下；6 岁时中点移至脐与耻骨联合上缘之间；12 岁时上、下部量相等，中点在耻骨联合上缘（图 1-2-2）。

身高（长）的增长与遗传、内分泌、营养等因素有关。某些疾病如甲状腺功能减退症、生长激素缺乏、营养不良等可影响身高（长）的发育，短期的疾病与营养波动不会明显影响身高（长）。

测量方法：3 岁以下儿童取卧位用量板测身长，儿童脱帽、鞋袜及外衣，仰卧于量板中线上将头扶正，头顶接触头板，测量者一手按直儿童双膝，使其双下肢伸直并拢紧贴底板，另一手移动足板使之紧贴足底，读数精确至 0.1cm。3 岁以上儿童用身高计测量，儿童脱帽、鞋，直立，双眼平视正前方，足跟靠拢，足尖分开约呈 60°，足跟、臀部、两肩胛、枕骨粗隆均同时紧贴测量杆。测量者移动身高计头顶板与儿童头顶接触，板呈水平位时读数，读数精确至 0.1cm（图 1-2-3）。

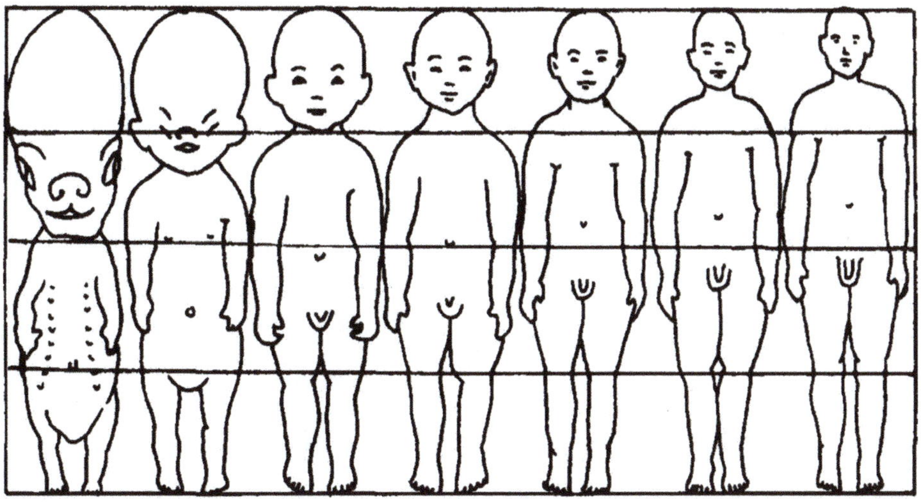

图 1-2-2 胎儿时期至成人身体各部比例

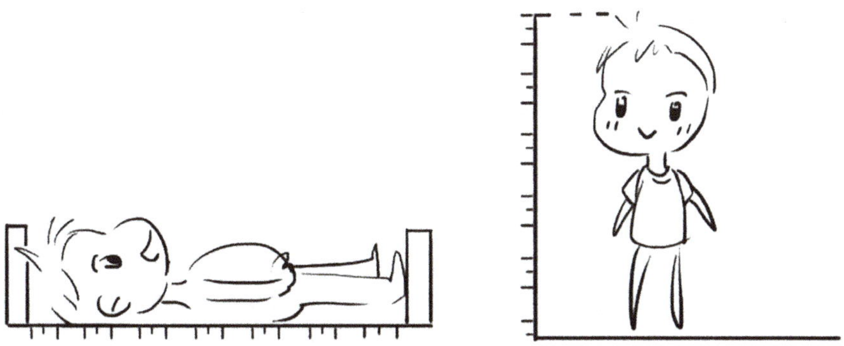

图 1-2-3 小儿身高测量方法

【情景任务 1 解析】

该小儿月龄为 12 个月，体重估算公式为 6（kg）+月龄×0.25（kg）=6+12×0.25=9（kg），身高为 75cm，因此该小儿体重、身高正常。

3. 坐高

坐高指从头顶到坐骨结节的垂直长度，代表头颅与脊柱的发育。由于下肢增长速度随年龄增加而加快，坐高占身高的比例则随年龄增加而逐渐下降，由出生时的 67%降至 14 岁时的 53%。坐高比上、下部量测量方便，坐高与身高的百分比显示了身体上、下部量比例的变化，比坐高绝对值更有意义。任何影响下肢生长的疾病，如甲状腺功能减退症和软骨营养不良，可使坐高与身高的比例停留在幼年状态。

坐高测量方法：3 岁以下小儿取仰卧位测量，称顶臀长。将小儿平卧于量床上，测量者一手提起小儿小腿，使膝关节屈曲、大腿与底板垂直并使骶骨紧贴底板，另一手移动足板使之紧压臀部，读刻度准确至 0.1cm。3 岁以上的小儿测量坐于坐高计凳上，身躯先前倾使骶部紧靠量板，再挺身坐直，双眼平视前方，大腿紧贴凳面与躯干成直角，两脚平放，移动头板与头顶接触并成水平位，读数精确至 0.1cm（图 1-2-4）。

4. 头围

头围指自眉弓上缘经枕后结节绕头一周的长度，反映脑和颅骨的发育。正常新生儿头围平均为34cm，1岁时平均为46cm；2岁时约为48cm；5岁时约为50cm；15岁时为52~54cm，接近成人水平。在儿童保健工作中监测头围以2岁内最有价值，应连续追踪测量，头围过小见于小头畸形、大脑发育不全；头围过大或增长过快提示有脑积水。

头围测量方法：将软尺零点固定于头部一侧眉弓上缘，使软尺紧贴头皮绕枕骨结节最高点及另一侧眉弓上缘回到零点，读数精确至0.1cm（图1-2-5）。

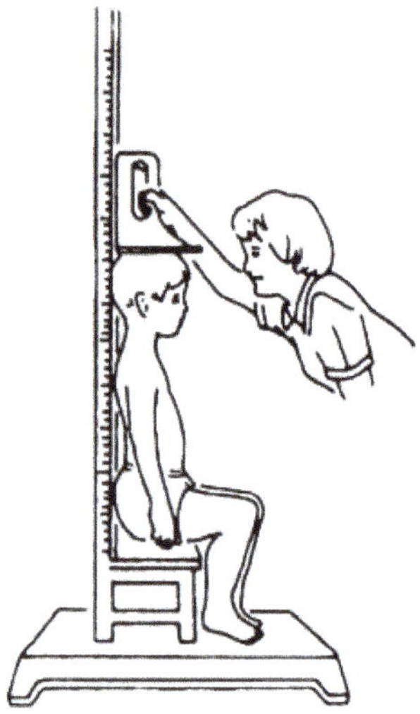

图1-2-4　3岁以上小儿坐高测量方法

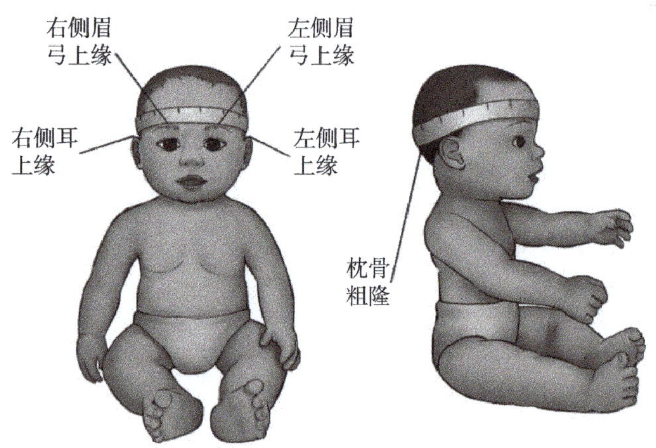

图1-2-5　头围测量

5. 胸围

胸围指沿乳头下缘绕胸一周的长度为胸围，反映胸廓和肺的发育。正常新生儿出生时胸围比头围小1~2cm，约32cm；1岁时胸围与头围大致相等，约46cm。1岁后至青春期前胸围大于头围，1岁至青春期前胸围减头围等于年龄（岁）减1cm。胸廓发育落后与营养不良、缺乏上肢和胸廓锻炼有关，胸廓畸形可见于佝偻病、肺气肿等。

胸围测量方法：被测量儿童取卧位或坐位，双手自然放平或下垂，将软尺零点固定于一侧乳头下缘（乳腺已发育的女孩，固定于锁骨中线第4肋间），使皮尺紧贴皮肤，经两侧肩胛骨下缘回到零点，读数精确至0.1cm（图1-2-6）。

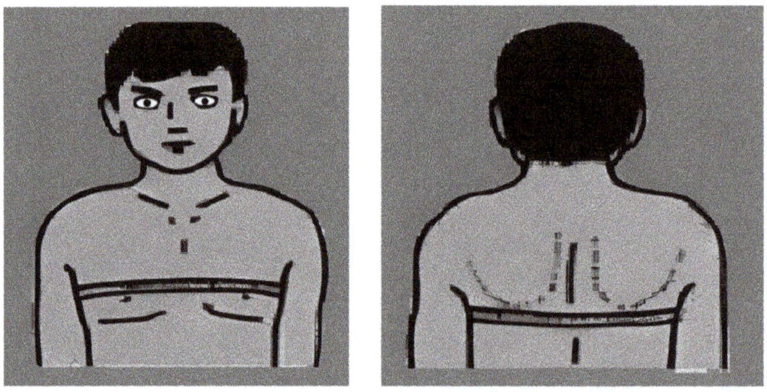

图1-2-6　胸围测量

6. 腹围

腹围是指平齐（小婴儿以剑突与脐之间的中点）水平，绕腹一周的长度。2岁前腹围约等于胸围，2岁后腹围较胸围小，腹围异常增大多提示腹水及消化道畸形如先天性巨结肠。

腹围的测量：小婴儿取仰卧位，测量者立于儿童右侧，将软尺的零点固定于剑突与脐连线的中点，经同一水平线绕腹部一周至零点；儿童为平脐绕腹一周，测量腹围的数值，读数精确至0.1cm（图1-2-7）。

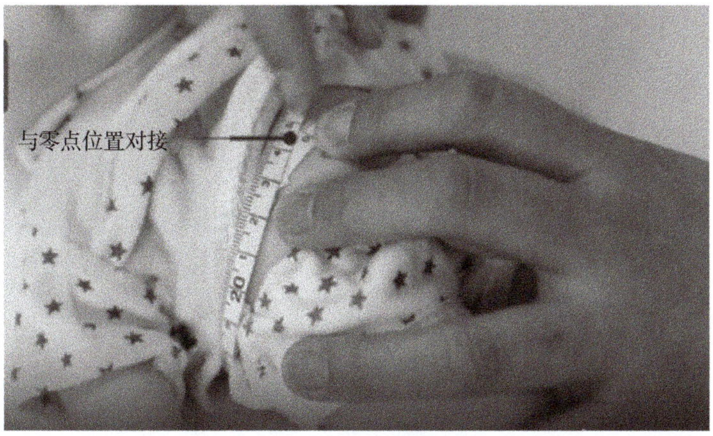

图1-2-7　腹围测量

7. 上臂围

上臂围指沿肩峰与尺骨鹰嘴连线中点水平绕上臂一周的长度，反映上臂骨骼、肌肉、皮下脂肪和皮肤的发育水平，是评估儿童营养状况的指标。生后第1年内上臂围增长迅速，1~5岁增长缓慢，在测量身高和体重不方便及医疗条件不佳的情况下，上臂围可用于5岁以下儿童营养状况评估，评估标准为：大于13.5cm为营养良好，12.5~13.5cm为营养中等，小于12.5cm为营养不良。

上臂围测量：儿童取立位、坐位或仰卧位，双手自然平放或下垂，一般测量左上臂。将软尺零点固定于肩峰与尺骨鹰嘴连线中点，沿该点水平绕上臂一周，回至零点，读数精确至0.1cm（图1-2-8）。

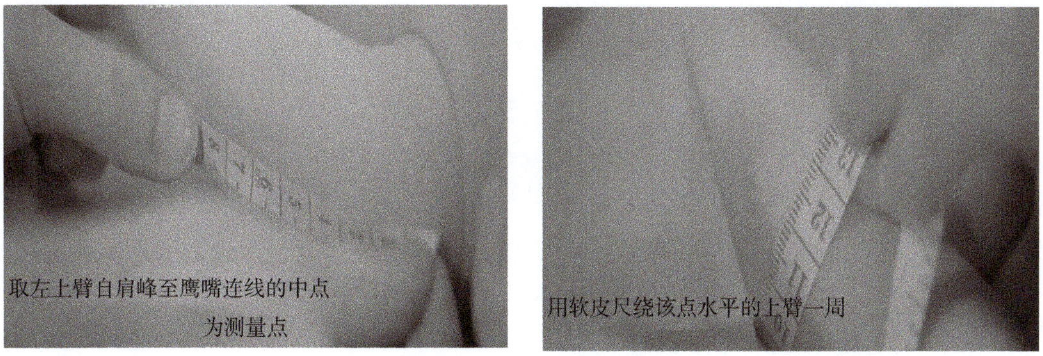

图1-2-8　上臂围的测量

8. 骨骼和牙齿的发育

（1）颅骨的发育：颅骨缝出生时略微分开，于3~4个月时闭合。后为顶骨与枕骨边缘形成的三角形间隙，出生时已闭合或很小，最迟于出生后6~8周闭合。前囟是由额骨与顶骨形成的菱形间隙，前囟大小为两对边中点连线的距离，出生时为1.5~2.0cm，至1~1.5岁闭合，最迟不超过2岁，前囟检查在儿科非常重要，大小及张力的变化均提示某些疾病。前囟早闭或过小见于小头畸形；晚闭或过大见于佝偻病、先天性甲状腺功能减退症等；前囟饱满常提示颅内压增高，见于脑积水、颅内感染、颅内肿瘤、脑出血等疾病；而前囟凹陷则见于极度消瘦或脱水者（图1-2-9）。

（2）脊柱的发育：脊柱的增长反映脊椎骨的发育。出生后第1年脊柱增长速度快于四肢，1岁以后四肢增长速度快于脊柱。刚出生时脊柱仅轻微后凸，3个月能抬头时出现颈椎前凸，此为脊柱第1个弯曲；6个月会坐时呈现胸椎后凸，为脊柱第2个弯曲；1岁能行走时出现腰椎前凸，为脊柱第3个弯曲。脊柱形成三个自然弯曲有利于身体平衡，至6~7岁韧带发育后，这些生理弯曲为韧带所固定。生理弯曲的形成与人类的直立姿势有关，是人类的特征，可缓冲运动过程中产生的压力，有利于身体平衡，儿童坐、立、行姿势不正确及骨骼病变可引起脊柱发育异常或造成畸形。

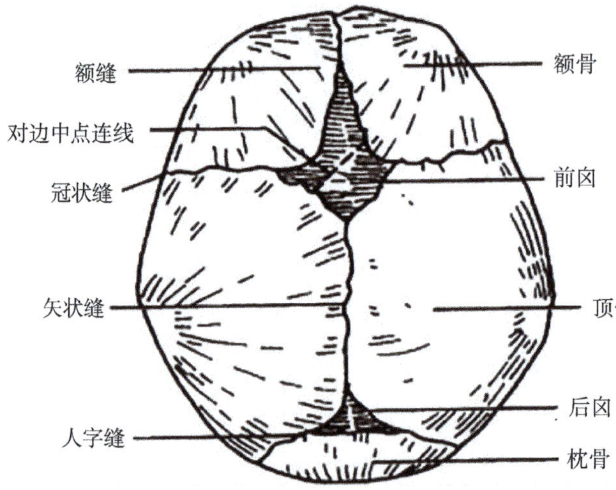

图 1-2-9　小儿的前囟、后囟及骨缝示意图

（3）牙齿的发育：人的一生有乳牙（20 颗）和恒牙（32 颗）两副牙齿。乳牙自生后 4~10 个月开始萌出，12 个月乳牙尚未萌出者可视为乳牙萌出延迟，约 3 岁出齐，但乳牙的萌出时间也存在较大的个体差异。2 岁以内乳牙的数目为月龄减 4~6，乳牙萌出顺序（图 1-2-10）。6 岁左右开始出现第 1 颗恒牙即第一磨牙，7~8 岁开始乳牙按萌出顺序逐个脱落代之以恒牙。12 岁左右萌出第二磨牙，17~18 岁萌出第三磨牙（智齿），但也有终身不出此牙者，恒牙一般 20~30 岁出齐。

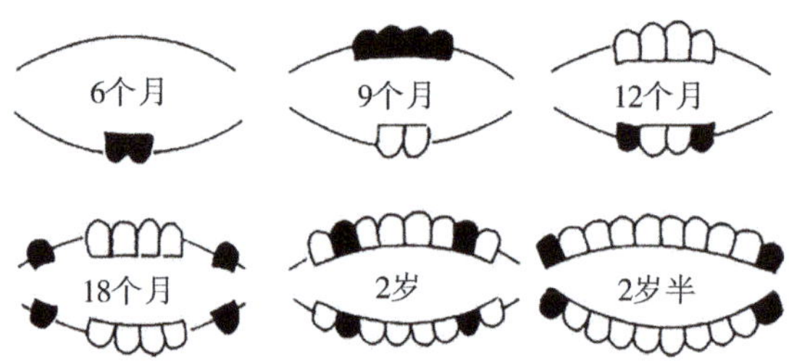

图 1-2-10　小儿乳牙萌出顺序

出牙为生理现象，但个别可出现低热、流涎、睡眠不安、烦躁等症状。出牙延迟、牙质欠佳常见于佝偻病、营养不良、甲状腺功能减退症、21-三体综合征，健康的牙齿与蛋白质、钙、磷、氟、维生素（维生素 C、维生素 D）和甲状腺素有关。

【情景任务 2 解析】

该小儿月龄为 12 个月，乳牙的数目为月龄减 4~6，所以该小儿的乳牙应为 6~8 颗。

（4）长骨的发育：长骨的生长主要是扁骨周围骨膜的逐步骨化。通过 X 线检查长骨骨骺端骨化中心出现的时间、数目及干骺端融合的情况，可判断骨骼发育年龄，即骨龄。骨龄能较准确地反映个体生长发育水平和成熟程度，临床上有重要价值。例如，甲状腺功能减退症、生长激素缺乏症、肾小管酸中毒时骨龄落后；中枢性性早熟、先天性肾上腺皮质增生症则骨龄超前。骨化中心按年龄出现，并按年龄融合，但出现的年龄差异较大，在诊断骨龄延迟时一定要慎重。骨龄可通过腕骨骨化中心粗略计算。

腕部是骨龄检查常选的部位，出生时无骨化中心。生后 3 个月左右出现头状骨、钩骨；约 1 岁出现下桡骨骺；2~3 岁出现三角骨；3~5 岁出现月骨及大、小多角骨；5~6 岁出现舟骨；6~7 岁出现下尺骨骺；9~10 岁出现豆状骨。腕部骨化中心共 10 个，9 岁前腕部骨化中心数约为其年龄加 1。上肢桡骨远端骨化中心于 10 个月时出现，尺骨远端到 6~8 岁时才出现。1~9 岁腕部骨化中心数目为其岁数加 1。

新生儿或婴儿早期由于股骨远端和胫骨近端骨化中心已形成，如怀疑甲状腺功能减退症，可检查此骨化中心进行鉴别诊断。

（5）生殖系统的发育：指青春期性腺与性征的发育，受下丘脑-垂体-性腺轴的控制，可分为青春前期、青春中期和青春后期。

青春前期：指第二性征出现之前体格形态开始加速发育的阶段。女孩 9~11 岁，男孩 11~13 岁开始，体格生长明显加速，出现第二性征，历时 2~3 年。

青春中期：指从第二性征出现开始到性发育成熟的阶段。体格生长速度达高峰，第二性征全部出现，性器官在解剖和生理功能上均已成熟，历时 2~4 年。

青春后期：指从第二性征已经发育似成人到体格停止生长为止。体格生长停止，第二性征发育完成，生殖系统发育完全成熟，此期为 3~4 年。

青春期开始的年龄与第二性征出现的顺序是女孩早于男孩，存在较大的个体差异，性成熟的早晚受遗传和外界因素影响。

（二）体格生长评估

发育评估包括发育水平的评估、发育速度的评估和身体匀称度的评估。儿童处于快速生长发育阶段，充分了解儿童生长发育规律和特点，正确评估其生长发育状况，给予适当的指导和干预，对促进儿童的健康成长十分重要。

1. 评估内容

（1）发育水平：将儿童某一年龄时所获得的某一项体格生长指标测量值，如体重、身高（长）、头围、胸围等与参考人群值进行比较，即得到该儿童体格生长指标在此年龄的生长水平，通常以等级表示结果，可用于个体或群体儿童的评估，但不能预示其生长趋势。

（2）生长速度定期连续测量：小儿某项体格生长指标如体重、身高（长），将获得的该项指标在某一年龄阶段的增长值与参照人群值比较，得到该儿童该项体格生长指标的生长速度。

这种动态观察儿童生长规律的方法，可发现个体儿童自己稳定的“生长轨道”，预示其生长趋势。因此，生长速度的评估较发育水平更能真实反映儿童生长状况，生长速度正常的儿童生长基本正常。

（3）匀称程度评估：儿童体格生长各项指标间的关系，能了解体型。

1）体型匀称度表示体型（形态）生长的比例观察。以身高（长）所得的体重与参照人群值比较间接反映身体的密度与充实度。

2）身材匀称以坐高（顶臀长）/身高（长）的值与参照人群值比较来反映儿童下肢发育状况，结果以匀称、不匀称表示。

2. 评估常用的统计学表示方法

（1）均值离差法（标准差法）：将个体儿童的体格测量数值与生长评估标准中的平均值（X）及标准差（SD）比较，根据实测数值在均值上下所处位置，确定和评估儿童体格生长情况。此方法适用于评估正态分布状况。

（2）中位数百分位法：适用于正态和非正态分布状况。以第 50 百分位为中位数，把资料分为第 3、10、25、50、75、90、97 百分位数 7 个等级，一般第 3~97 百分位范围内的被检小儿为正常儿（含 95% 的总体）。

（3）生长曲线评估法：将各年龄组、同性别小儿的某项体格生长指标（如身高、体重等）画成曲线图制成生长发育曲线图。对个体小儿从出生开始至青春期进行全程监测，定期连续纵向观察曲线图上儿童的某项指标，可了解该小儿目前所处发育水平，同时可看出其发育趋势和生长速度为向下（下降）、向上（增长）或平坦（不增），及时发现偏差，分析原因予以干预（图 1-2-11、图 1-2-12）。

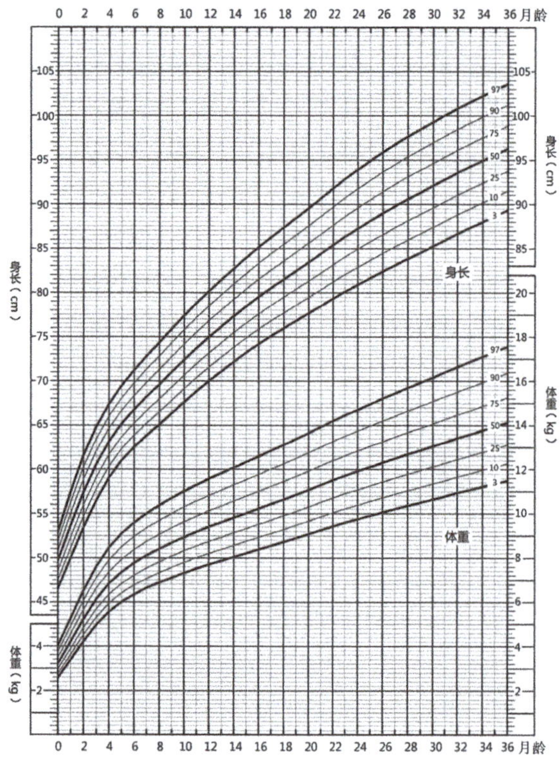

图 1-2-11　女童生长发育曲线图

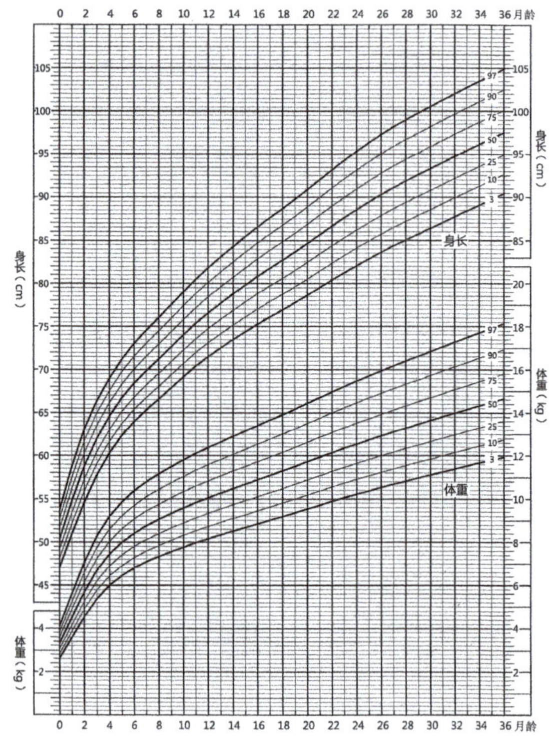

图 1-2-12　男童生长发育曲线图

儿童体格生长指标测量评分标准见表 1-2-2。

表 1-2-2　儿童体格生长指标测量评分标准

考核内容		考核点及评分要求	分值	扣分	得分
评估及准备（18 分）	儿童（6 分）	核对患儿姓名、性别、年龄、腕带信息	2		
		向患儿家属交代测量目的	2		
		确认婴儿为空腹或进食后 2h 且已排空大小便	2		
	环境（4 分）	测量室内环境温暖，室温保持在 22～24℃	2		
		将毛毯或包被铺好以随时保暖	2		
	操作者（4 分）	着装整齐，戴帽子、口罩	2		
		修剪指甲，七步洗手法洗手，并温暖双手	2		
	用物（4 分）	用物准备齐全（少 1 个扣 1 分，扣完 4 分为止），用物质量符合要求，按操作先后顺序放置	4		
实施（67 分）	体重（10 分）	已脱去衣帽及纸尿裤，裸体或仅穿单衣	2		
		体重秤盘上铺垫布	1		
		检查体重秤是否放置平稳	1		
		调零	2		
		一手托小儿头部，另一手托臀部，放于体重秤上	1		
		不可摇晃或接触他物	1		
		待稳定后读数	1		
		准确读数至 0.01kg	1		

续表

考核内容		考核点及评分要求	分值	扣分	得分
实施（67分）	身高（长）（11分）	已脱去鞋帽和袜子	1		
		在躯干与量床接触部位铺垫布	1		
		检查量床是否放置平稳	1		
		将婴儿仰卧于量板中线，测量者位于婴儿右侧	1		
		助手将头扶正，头顶接触头板	1		
		测量者左手固定膝部使双腿伸直并拢，移动足板接触两侧足跟	2		
		量床两侧读数一致，误差不超过0.1cm	2		
		测量者眼睛与滑动板在一个水平面上	1		
		准确读数至0.1cm	1		
	坐高（9分）	已脱去尿布、鞋帽和袜子	1		
		测量者左手使双腿屈膝90°，骶部紧贴底板	2		
		大腿与底板垂直，右手移动足板紧贴臀部	2		
		量床两侧读数一致，误差不超过0.1cm	2		
		测量者眼睛与滑动板在一个水平面上	1		
		准确读数至0.1cm	1		
	胸围（6分）	婴儿取卧位，双手自然平放，处于安静状态，测量者位于婴儿右侧	1		
		左手拇指固定软尺零点于右侧乳头下缘，右手将软尺紧贴胸部，绕经背部右侧，沿两肩胛骨下角，经左侧回至零点	2		
		软尺轻贴皮肤，不能过紧过松或打折	1		
		取平静呼吸时中间读数	1		
		准确读数至0.1cm	1		
	腹围（6分）	婴儿取卧位，双手自然平放，处于安静状态，测量者位于婴儿右侧	1		
		将软尺零点固定在剑突与脐连线中点，水平绕背一周回到零点	2		
		软尺轻贴皮肤，不能过紧过松或打折	1		
		取平静呼吸时中间读数	1		
		精确到0.1cm	1		
	上臂围（7分）	已脱去左侧衣袖	1		
		由助手扶至坐位，两手自然平放或下垂，测量者换位于婴儿左侧	1		
		测左上臂肩峰至鹰嘴连线的中点	1		
		将软尺零点固定于此中点，绕上臂水平一周，周径与肱骨成直角	2		
		软尺轻贴皮肤，不能过紧过松或打折	1		
		读数精确到0.1cm	1		
	头围（6分）	已脱去帽子及解开发辫	1		
		由助手协助抱至坐位，测量者位于小儿右侧	1		
		左手拇指将软尺零点固定于右侧眉弓上缘，左手中指、示指固定软尺于枕骨粗隆，手掌稳定头部，右手将软尺紧贴头皮（避开发辫，分开头发）经左侧眉弓上缘回至零点处	2		
		软尺左右对称，不能打折	1		
		读数精确到0.1cm	1		

续表

考核内容		考核点及评分要求	分值	扣分	得分
实施（67分）	前囟门（5分）	由助手协助抱至坐位，测量者位于小儿右侧	1		
		将两手拇指置于前额部，手掌放于颞部，用中指及示指检查	1		
		软尺测量两个对边中点连线的长短，测得结果用 cm×cm 表示	2		
		读数精确到 0. 1cm	1		
	乳牙（2分）	检查乳牙萌出数量	1		
		向家属询问何时萌出第一颗牙	1		
	测量后评价（5分）	询问婴儿何时能抬头、会笑、独坐、站立、走路、有意识叫爸妈等重要标志性发育指标	1		
		测量完毕将婴儿交回家属并感谢配合	1		
		用发育量表评估小儿各项指标发育水平	1		
		整理用物，消毒双手。告知家属评估结果	2		
评价（15分）		操作规范，动作熟练	3		
		态度和蔼，手法轻柔，随时注意给婴儿保暖，爱护婴儿	4		
		用柔和语言安抚婴儿，测量数字记录及时准确	4		
		在规定的时间内完成，每超过 1min 扣 1 分，扣满 4 分为止	4		
总分			100		

三、儿童神经心理发育及评估

在儿童成长过程中，儿童神经心理的正常发育与体格生长发育具有同等重要的意义。神经心理的发育主要反映日常的行为，故也称为行为发育，包括感知、运动、语言、情感、思维、判断、意志、性格等方面。儿童神经心理发育的基础是神经系统的发育，尤其是脑的发育。神经心理发育的异常可能是某些系统疾病的早期表现，与家庭环境和教养方式密切相关。

（一）神经心理发育

1. 脑的发育

儿童神经系统最先开始发育，神经细胞在妊娠 28 周左右完全形成。出生时大脑重量约 370g，占体重的 10%，占成人脑重的 25%。虽然新生儿大脑皮质神经细胞数与成人相同，但分化较缓慢，3 岁时才大致分化完成，8 岁时达到成人水平。婴幼儿神经髓鞘发育不完善，神经冲动传导慢且易泛化，所以婴幼儿睡眠时间长，易出现惊厥、昏迷。

2. 脊髓的发育

出生时脊髓结构已较完善，脊髓末端位于第 2 腰椎下缘，4 岁时达到第 1 腰椎，所以婴幼儿腰椎穿刺位置宜低，以第 4~5 腰椎间隙为宜，4 岁后和成人相同。

3. 神经反射

神经活动的基础是神经反射，新生儿出生时具有一些先天性反射，如吮吸反射、觅食反射、拥抱反射、握持反射等，于生后 3~4 个月消失，如持续存在说明神经系统发育异常；角膜反射、吞咽反射和对光反射则终身存在，提睾反射则要在生后 4~6 个月才明显，2 岁以下的正常小儿出现巴宾斯基征阳性可视为生理现象。

（二）感知觉的发育

1. 视感知发育

新生儿已有视觉感应功能，瞳孔有对光反射。新生儿有眼球震颤现象，于3~4周自动消失。在安静状态下有短暂的注视能力，但只能看清15~20cm的物体。3~4个月时头眼协调较好，可追寻人或移动的玩具，头随物体水平移动180°，见到母亲表示喜悦；5~7个月时目光可随上、下移动的物体在垂直方向转动，出现眼手协调动作；8~9个月时开始出现深度视觉，能看到小物体；18个月时能区别各种形状；2岁时两眼调节好，可区别垂直线和横线；5岁时能区别颜色；6岁时视深度已充分发育。

2. 听感知的发育

出生时中耳内有羊水潴留，鼓室无空气，听力差。3~7天后听觉已相当良好；3~4个月时头可转向声源（定向反应，听到悦耳声音时会微笑；6个月时对父母言语有清楚的反应；7~9个月时能确定声源，区别言语的意义；1岁时能听懂自己的名字；4岁时听觉发育完善。听感知的发育与儿童的语言发育直接相关，听力障碍如不能在语言发育的关键期内（6个月）得到确诊和干预，则可因聋致哑。

3. 味觉和嗅觉的发育

出生时味觉已发育完善，4~5个月的婴儿对食物的微小改变已很敏感，故应适时添加各类换乳期食物，使之习惯不同味道的食物。新生儿嗅觉已发育完善，3~4个月时能区别好闻与难闻的气味，7~8个月时开始对芳香气味有反应。

4. 皮肤感觉的发育

皮肤感觉包括触觉、痛觉、温度觉和深感觉。

（1）触觉：触觉是引起某些反应的基础。新生儿触觉已很灵敏，特别是眼、口周、手掌及足底等部位最为灵敏，触之即有瞬目、张口、缩回手足等反应；而前臂、大腿、躯干触觉较迟缓。

（2）痛觉：新生儿对痛觉的反应迟钝，2个月后对刺激才表现出痛苦。

（3）温度觉：新生儿温度觉很灵敏，冷刺激比热刺激更能引起明显的反应，如环境温度骤降时即啼哭，保暖后即安静。能对奶瓶里温度过高或过低的水、尿湿的衣裤和尿布，表现出哭闹等不适反应。

（4）深感觉：2~3岁的儿童通过接触能区分出物体的软、硬、冷热等属性；5~6岁能分辨物体体积和重量的不同。

5. 知觉的发育

与上述感觉的发育密切相关，5~6个月以后随着动作的发育及手眼协调动作，能对一个物体的属性产生初步的综合性知觉，随着语言的发展，幼儿开始学会用词汇来概括某些感知的综合概念。1岁开始有时间和空间知觉，2岁能辨上、下，4岁能辨前、后，5岁能辨自身左、右，4~5岁有早晚、昨天、今天、明天的时间概念。

（三）运动的发育

1. 运动发育的规律

（1）由上至下：婴儿最先学会抬头，再是翻身和坐，接着是使用手和臂，最后才学会腿和足的运动。小儿的动作总是沿着抬头、翻身、坐、爬、站和行走的方向发育。

（2）由泛化到集中、由不协调到协调：4~5个月的婴儿看到眼前的玩具往往不能用手拿，而是用手臂甚至整个身体触摸；较大婴儿伸手则可以取到面前的玩具，如果伸手拿不到，稍微弯腰即能拿到。

（3）正向的动作先于反向的动作：如先学会抓握东西，然后才会放下手中的东西；先能坐位拉着栏杆站起，然后才会从立位坐下；先学会向前走，然后才会向后倒退着走。

2. 运动发育的顺序

(1) 平衡与大动作：新生儿运动无规律，不协调。随着中枢神经系统和肌肉功能的发育，运动功能逐渐发育。大运动发育过程可归纳为“二抬四翻六会坐，七滚八爬周会走（数字代表月龄），两岁跑跳齐，三岁学自理”。

1）抬头：出生后颈后肌肉发育领先于颈前肌肉，故在2个月时能先在俯卧位时抬头，随着颈紧张反射减弱和消失，3个月左右在仰卧位时头能自由活动，4个月从仰卧位扶起时，头颈与躯干能保持在一个平面上，并在扶坐时抬头和自由转头。

2）翻身：不对称颈紧张反射消失后，大约在5个月时能从仰卧翻到俯卧，6个月时能从俯卧翻到仰卧，7个月时能用一只手支撑身体转向侧卧位。

3）坐：3个月后腰肌继颈肌发育之后开始发育，5个月时能靠坐；6个月用手撑着坐；7个月可以很稳地独坐，身体略向前倾；8个月可以坐稳并且能向左右转身。

4）匍匐和爬行：2个月时，俯卧位能交替踢腿，这是匍匐的开始；3~4个月可用手撑上身数分钟；7~9个月可用手支撑起胸腹，有时在此姿势上原位转动身躯或用双上肢拖着下肢爬行，爬行动作有助于胸部及臂力的发育，也有助于认知的发展（能提早接触周围的环境，如手拿不到的东西，通过爬行可以拿到），应加强训练。12个月能手与膝合用爬行。1.5岁幼儿能爬上台阶，爬行动作有助于胸部肌肉和臂力的发育，也有助于认知的发展（手拿不到东西，可以通过爬拿到），应加强训练。

5）站立、走、跳：扶新生儿直立时，双下肢稍可负重，出现踏步反射及立足反射；2~3个月婴儿扶立时髋、膝关节屈曲；5~6个月扶立双下肢可负重，并能上下跳动；8个月扶立时脊柱、髋、膝能伸直，搀扶着能站立片刻；9个月时婴儿从坐位扶栏杆能站起来，但不能从立位坐下；10个月可扶走；1个月独站片刻；15个月独自走稳，但不能停步；约18个月能拉着玩具车走，可登阶梯；2~3岁能跑、离地跳跃或两脚交替上下楼梯；4.5~5岁能奔跑、跳绳，从3~4级的台阶上跳下。

(2) 精细动作：儿童手、手指的运动和手眼协调操作物体的能力称为精细动作，如抓握物品、握笔绘画、使用剪刀等，精细动作多为小肌肉运动，在全身大肌肉发育后迅速发育，而且随着精细动作水平的提高，手眼协调能力占越来越重要的地位，并贯穿于精细动作中。新生婴儿不会主动抓握，4~5个月的婴儿开始伸出双臂抓取面前的物品，最初用手掌侧，6个月用全掌，8个月发展到桡侧掌或桡侧指抓握，10个月为拇指、示指对指抓握，12个月能灵巧地捏起小丸，并且会轻轻地抛球。随着儿童年龄增长，双侧肢体的配合性动作越来越多，如1~2岁儿童可一手扶瓶子，另一手捡豆粒放入瓶中，双手折纸、玩橡皮泥；2~3岁儿童会画画、穿珠子、系纽扣等。应给儿童提供各种活动机会，帮助儿童提高精细动作技能，开发其创造潜能。

（四）语言的发育

语言的发育与大脑和发音器官的正常发育及听觉的完善有关，要经过发音、理解和表达3个阶段。新生儿已会哭叫；3~4个月能咿呀发音；7~8个月能发出“爸爸、妈妈”等语音，但无意识；10个月左右能有意识地喊“爸爸、妈妈”等；1岁时能叫出物品的名称；1.5~2岁时能讲2~3个字的词组，能说出自己身体的部位；3~4岁时能说短小的歌谣，会唱歌；5~6岁时能讲完整的故事等。

（五）儿童心理活动的发育

1. 注意力

人对某一部分或某一方面环境的选择性警觉，或对某一刺激的选择性反应称为注意。注意分无意注意和有意注意，婴儿以无意注意为主。随着年龄的增长，儿童逐渐出现有意注意，5~6岁后才能较好地控制自己的注意力。

2. 记忆力

记忆是将所获得的信息“储存”和“读出”的神经活动过程，包括识记（事物在大脑中形成暂时联系）、保持（事物在大脑中留下痕迹）和回忆（大脑中痕迹恢复）。6个月后记忆保持的时间继续延长，回忆又分为再认和重现。5~6个月婴儿能再认，但到1岁以后才有重现。3岁儿童可重现几周以前的事情，4岁可重现几个月以前的事情。随着年龄的增长和思维、理解、分析能力的发展，儿童有意识记忆逐渐发展，记忆内容也越来越多、越来越复杂，时间也越来越长。

3. 思维

思维是运用理解、记忆、综合分析能力来认识事物的本质和掌握其发展规律的一种精神活动。思维分具体形象思维和逻辑思维。儿童1岁以后开始产生思维，婴幼儿的思维为直觉的活动思维，3岁以后开始建立初步抽象概括性思维，6~11岁以后逐渐学会综合分析、分类比较等抽象思维方法，进一步发展独立思考能力。

4. 想象

想象是人感知客观事物后在脑中创造出新的思维活动。新生儿无想象能力，3岁以后儿童开始出现初步的有意想象，学龄期儿童有意想象和创造性想象迅速发展。

5. 情绪和情感

情绪是个体生理和心理需要是否得到满足时的心理体验和表现，情感是在情绪的基础上产生的对人、物的关系的体验。新生儿因出生后不易适应宫外环境，较多处于消极情绪中，表现为不安、啼哭，而哺乳、抱、摇、抚摸等则可使其情绪愉快；婴幼儿情绪表现特点为时间短暂、反应强烈、容易变化、外露而真实等。随着年龄的增长，儿童能够有意识地控制自己情绪趋向稳定。

6. 意志

意志是自觉的、有目的地调节自己的行为、克服困难以达到预期目的或完成任务的心理过程。新生儿没有意志，随着年龄增长，语言和思维发展逐渐深入，社会交往也越多。在成人教育的影响下，意志逐步形成和发展。

7. 个性和性格

个性是个人所表现出来的与他人不同的行为习惯和倾向性。性格是人的个性特征的一个重要标志，婴儿期一切生理需求完全依赖亲人，建立了对亲人的依赖性和信任感。幼儿期产生一种自主感，但并没有完全脱离对亲人的依赖，任性与依赖行为交替出现。学龄前期儿童主动性增强，一旦主动性行为失败，易产生失望与内疚。学龄期儿童开始正规学习生活，对自己的评判能力很差，如不能发现自己的学习潜力将产生自卑心理。青春期少年体格生长和性发育开始成熟，社交增多，心理适应能力加强，但容易波动，在感情问题、伙伴问题、职业选择、道德评价和人生观等问题上处理不当时，易发生性格变化。性格一旦形成即相对稳定。

（六）儿童神经心理发育的评估

儿童神经心理发育的水平表现在感知、运动、语言、心理过程和性格方面等，对这些能力及特征的评估称为心理测试。儿童心理测验的目的是了解其心理发展达到的水平，帮助儿童全面发展。

1. 能力测验

（1）筛查性测验

1）丹佛发育筛查测验（DDST）：主要用于6岁以下儿童的智力筛查，共104个项目，内容包括应人能、细动作应物能、语言能、粗动作能4个能区。检查时逐项检测并评定其通过或不通过，最后评定结果为正常、可疑、异常、无法判断4种。对可疑或异常者应进一步做诊断性测试。

2）皮博迪图片词汇测验（PPVT）：适用于4~9岁儿童，尤其适用于语言或运动障碍者。共有150

张图片，每张有黑白线条画4幅。检查时测试者讲一个词语，要求儿童指出与其相对应的图片，以此评估其智力水平。测试方法简单，尤其适用于语言和运动障碍者。

3）绘人测验（HFD）：适用于5~9.5岁儿童。测验要求儿童根据自己的想象在一张白纸上用铅笔画一全身人像，然后根据所画人像身体部位、各部比例和表达方式的合理性进行评分。

（2）诊断性测验：方法详细、复杂，测验时间一般需要1~2h，测查人员需经专业培训。主要用于智力发育有问题儿童的全面评估，通常以智商或发育商表示结果。

1）贝利婴幼儿发育评估量表（BSID）：适用于2~30个月的婴幼儿，包括精神发育量表、运动量表和婴儿行为记录表等。

2）Gesell发育诊断量表（GDS）：适用于4周至3岁的婴幼儿。从大运动、精细动作、个人-社会、语言能力、适应性行为5个方面进行检查，测得结果以发育商表示。

3）斯坦福-比奈智力量表（S-B）：适用于2~18岁的儿童及青少年，测试内容包括幼儿的具体智力如感知、认知和记忆，年长儿的抽象智力如思维、逻辑、数量和词汇等，用于评估儿童学习能力和对智力落后者进行诊断及程度分类，结果以智商表示。

4）韦氏学龄前儿童及初小儿童智力测验量表（WISC）：适用于4~6岁儿童，测试内容包括词语类及操作类两大部分，得分综合后可了解儿童的全面智力才能，客观反映学龄前儿童的智力水平。

5）韦氏儿童智力量表修订版（WISC-R）：适用于6~16岁儿童，内容与评分方法同韦氏学龄前儿童智力量表（WPPSI）。

2. 适应性行为测试

智力低下的诊断和分级必须结合适应性行为评定结果。国内现多采用日本S-M社会生活能力检查，即婴儿初中学生社会生活能力量表，此表适用于6个月至15岁儿童社会生活能力的评定。

任务小结

1. 学习儿童生长发育的根本任务：能够根据儿童生长发育的规律和特点，定期监测和评估儿童生长发育，给予适当的指导和干预，促进儿童健康发育。

2. 生长发育的一般规律及影响因素：生长发育遵循由上到下、由近到远、由粗到细、由简单到复杂，由低级到高级的规律；遗传因素和外界环境因素是影响儿童生长发育的两大因素。

3. 体格生长常用的指标及评估：体格生长常用的评估指标有体重、身高（长）、坐高、头围、胸围、腹围、上臂围、骨骼和牙齿的发育等；发育评估包括发育水平的评估、发育速度的评估、身体匀称度的评估。

4. 儿童神经心理发育及评估：儿童神经心理发育包括脑、脊髓和神经反射的发育、感知觉发育、运动发育、语言发育、心理活动发育等；儿童心理测验包括能力测试和适应性行为测试。

思考题

单项选择题

1. 下列描述儿童生长发育的循序性，描述错误的是（　　）。

A. 由上而下　　B. 由简单到复杂

C. 由近到远　　D. 由细到粗

E. 由低级到高级

2. 关于儿童生长发育规律的描述，错误的是（　　）。

A. 儿童生长发育是连续的过程　　B. 儿童生长发育按一般规律性

C. 儿童生长发育存在个体差异性　　D. 各系统器官发育速度是一样的

E. 儿童生长发育受遗传的影响

3. 正常1岁小儿，其体重约为出生体重的（　　）倍。

A. 1　　B. 2　　C. 3　　D. 4

E. 5

4. 根据体重推算公式，8月龄小儿的体重为（　　）。

A. 4kg　　B. 6kg　　C. 8.5kg　　D. 10kg

E. 12kg

5. 反映肌肉、皮肤、皮下脂肪和上臂骨骼的发育情况的为（　　）。

A. 头围　　B. 胸围　　C. 腹围　　D. 上臂围

E. 身高

6. 小儿囟门迟闭的常见原因为（　　）。

A. 小头畸形　　B. 脑发育不良

C. 胆红素脑病　　D. 脑萎缩

E. 佝偻病

7. 某小儿，测头围46cm，身长75cm，能简单对话，该小儿最可能的年龄是（　　）。

A. 4个月　　B. 6个月　　C. 9个月　　D. 12个月

E. 18个月

8. 某小儿，男，1岁，到医院检查时测得身长75cm，头围51cm，应考虑的疾病是（　　）。

A. 营养不良　　B. 脑发育不良　　C. 肥胖症　　D. 脑积水

E. 佝偻病

9. 某小儿，女，9个月，来儿保常规检查，检查报告上前囟未闭合，家长十分担心小儿发育不正常，咨询时护士应告知正常小儿囟门闭合时间为（　　）。

A. 11~12个月　　B. 12~18个月

C. 16~18个月　　D. 18~20个月

E. 20~22个月

10. 某小儿，女，1岁，为了解其生长发育程度，对其进行体格检查，其中胸围46cm。该小儿头围是（　　）。

A. 38cm　　B. 34cm　　C. 46cm　　D. 42cm

E. 51cm

参考答案

1. D　2. D　3. C　4. C　5. D　6. C　7. D　8. D　9. B　10. C

任务三　儿童营养与喂养指导

学习目标

1. 知识目标：掌握小儿能量与营养需要、母乳喂养的优点；熟悉婴儿的膳食安排。
2. 能力目标：能够指导家长正确喂养小儿。
3. 素质目标：能有效地和小儿家长沟通，取得信任并积极配合；在操作中关心，爱护小儿。

一、儿童能量与营养的需要

小儿的生长发育迅速，新陈代谢旺盛，但消化功能尚不成熟，因此，在喂养的过程中，应供给适合于小儿生理特点的营养种类和数量，保证其获得合理的营养，这是促进小儿健康成长的重要环节。

（一）能量的需要

能量是维持机体新陈代谢的物质基础，主要有碳水化合物（糖类）、脂肪和蛋白质供给。儿童对能量的需要包括5个方面。

1. 基础代谢

以单位体重或体表面积计算，小儿基础代谢的需要量较成人为高。婴幼儿时期基础代谢的能量需要占总需能量的50%～60%，以后随年龄增长而递减。婴儿约需230kJ（55kcal)/(kg·d)；7岁小儿需184kJ（44kcal)/(kg·d)；12岁时需126kJ（30kcal)/(kg·d）接近成人。

2. 生长发育

此项是儿童所特有的能量需要，与生长发育速度成正比，婴儿期此项能量需要占总需能量的25%～30%，以后逐年减少，至青春期需要量又增多。

3. 食物的特殊动力作用

食物在消化、吸收等过程中引起机体能量代谢的额外增加。婴儿期食物主要是蛋白质，此项能量需要约占总需能量的7%～8%，年长儿约占5%。其次为碳水化合物、脂肪。

4. 活动消耗

此项与小儿活动强度、持续时间及活动类型有关，也存在个体差异，爱哭闹、活动多的小儿，此项能量的需要比安静者高出3～4倍。婴儿需63～84kJ（15k～20cal)/(kg·d)；12～13岁时约需125kJ(30cal)/(kg·d)。

5. 排泄损失

此项指正常情况下每日摄入的食物中未被消化吸收而排出体外所损失的能量。此项约占总能量的10%，腹泻时增加。

以上5个方面需能量的总和为小儿所需的总能量。婴儿每日约需460kJ/kg（110kcal/kg)，以后每增加3岁减少40kJ/kg（10kcal/kg)，至15岁时为250kJ/kg（60kcal/kg)。

（二）营养素的需要

1. 蛋白质

蛋白质不仅是构成人体细胞和组织的重要成分，也是保证生理功能的物质基础。小儿处于生长发育阶段，蛋白质的需求量相对较多，随着年龄的增长逐渐减少。优质蛋白质主要来源于动物性食物和大豆等植物性食物，生物利用率高。蛋白质所供能量占每日总能量的8%～15%，婴儿需蛋白质1.5～3.0g/(kg·d)。每克蛋白质在体内实际产能17kJ（4.1kcal)。

当蛋白质缺乏时，出现腹胀、恶心等消化不良症状，可导致生长发育迟缓、营养不良、体重下降、淡漠、易激怒、贫血、肌肉萎缩、水肿及机体的防御功能下降易感染。而当蛋白质摄入过多时，可造成消化不良和便秘等。

2. 脂类

脂类是脂肪、胆固醇、磷脂的总称，是机体第二供能营养素，提供机体所需的必需脂肪酸，是人体细胞和组织的重要成分，是脂溶性维生素的载体。脂肪主要来源于动物食物，如乳类、肉类等，还有来源于植物油、坚果类等。脂肪所供热能占每日总需能量的35%～50%，婴儿每日需4g/kg，每克脂肪在体内实际产能 38kJ（9.1kcal）。

长期缺乏可发生营养不良、脂溶性维生素缺乏症；但若脂肪摄入过多，将引起肥胖，还会影响食欲，甚至引起消化不良等。

3. 碳水化合物

碳水化合物是最主要的供能营养素，主要来源于谷类和根茎类植物。2 岁以上儿童膳食中，碳水化合物所提供的能量应占总能量的 55%~65%，婴儿每日需 10~12g/(kg·d)。

碳水化合物长期摄入不足，可引起营养不良。

4. 维生素

维生素是维持人体正常生长和生理功能所必需的一类营养素，为非供能物质。大多在体内不能合成，必须从食物中供给。维生素可分为脂溶性维生素（维生素 A、维生素 D、维生素 E、维生素 K）和水溶性维生素（B 族维生素和维生素 C）。脂溶性维生素可储存于体内，排泄较慢，过量易引起中毒，缺乏时症状出现较迟；水溶性维生素不易储存，排泄迅速，必须每日供给，过量一般不易发生中毒，缺乏时很快出现症状。

5. 矿物质

矿物质参与人体组织的构成及调节各种生理功能，但不能提供能量，可分为常量元素和微量元素。常量元素又称宏量元素，指每日膳食需要量在 100mg 以上者，包括钙、磷、镁、钠、钾、氯、硫 7 种；铁、铜、锌、碘及氟等均为微量元素，体内含量极少，需通过食物摄入，与小儿营养密切相关。其中，铁、锌、碘缺乏症是比较常见的。

6. 水

水是机体的重要成分，参加体内所有的新陈代谢及体温调节活动。水主要来源于食物。儿童的新陈代谢旺盛，因此对水的需要量相对较大。婴儿每日需水约 150mL/kg，以后每增加 3 岁递减 25mL/kg，成人每日需水 40~45mL/kg。

7. 膳食纤维

膳食纤维为不能被消化的营养素，但能吸收水分，软化大便，增加粪便体积，使肠蠕动加速，促进排泄。膳食纤维主要来自植物的细胞壁，一般从新鲜蔬菜、水果中获取。

二、婴儿喂养指导

（一）母乳喂养指导

母乳是最适宜婴儿的天然食物，能够满足 6 个月内婴儿的营养需要。

1. 母乳的成分

（1）初乳：产后 4~5 天的乳汁为初乳，量少，质稍稠而带黄色，含脂肪少而蛋白质多，微量元素和免疫活性物质也较多。

（2）过渡乳：产后 5~14 天的乳汁，含脂肪最多，蛋白质和矿物质逐渐减少。

（3）成熟乳：产后 14 天至 9 个月的乳汁，分泌量多，营养成分适当。

（4）晚乳：产后 10 个月以后的乳汁，分泌量少，营养价值下降。

2. 母乳喂养的优点

（1）营养丰富，比例合适，易消化吸收：母乳中乳清蛋白多，与酪蛋白的比例为 4∶1，在胃内遇胃酸后形成的乳凝块较小，易于消化吸收；母乳中脂肪的含量与牛乳大致相同，但母乳含不饱和脂肪酸及解脂酶较多，利于消化吸收；母乳中乳糖主要为乙型乳糖（90%），促进双歧杆菌、乳酸杆菌生长，抑制大肠埃希菌（大肠杆菌）繁殖，减少婴儿腹泻的发生；母乳中钙磷比例（2∶1）适宜，易于吸收，铁含量与牛乳相似，但前者吸收率高，初乳中含锌较高对小儿生长发育极为有利。

（2）增进婴儿免疫力：母乳中含大量免疫成分，尤其是初乳中 SIgA、巨噬细胞、乳铁蛋白、溶菌酶、乳酸过氧化氢酶、双歧因子等含量高，这些均有一定的抗感染作用。

（3）喂养简便：母乳经济、方便、温度适宜、不易污染。

（4）增进母婴感情：喂养时，母亲的抚摸、拥抱、与婴儿的对视，可以增进母婴之间的感情，有利于婴儿心理健康发育。

（5）利于母亲恢复：哺乳可促进子宫收缩，加快子宫复旧，可减少母亲发生乳腺癌、卵巢癌的机会。连续哺乳 6 个月以上还可使乳母脂肪消耗，促使体型恢复至孕前状态。

3. 母乳喂养的护理

（1）产前准备：大力宣传母乳喂养，树立孕妇母乳喂养的信心对孕妇进行营养和个人卫生指导，保证生活环境舒适、居室空气新鲜，保证营养合理、活动适量、睡眠充足、精神愉快，有利于乳汁分泌。此外，应对孕妇进行产前乳头准备指导以增加乳头对刺激的耐受力，在妊娠后期，每日用清水擦洗乳头并按摩乳房；乳头平坦或内陷者，用两手拇指从不同角度按住乳头两侧并向周围牵拉，每日数次。

（2）指导哺乳技巧

1）哺乳时间和次数：主张越早哺乳越好，正常足月出生的新生儿应在生后立即抱至母亲怀里让其吸吮母亲的双乳，最晚不超过 30min，早接触、早吸吮，可促进母乳分泌。生后 2 个月之内的婴儿“按需哺乳”，随要随喂，以促进乳汁多分泌。以后应根据婴儿的饮食、睡眠等规律“按时哺乳”，可每 2~3 h 1 次，逐渐延长到 3~4 h1 次，夜间逐渐停 1 次，一昼夜共 6~7 次，4~5 个月后可减至 5 次，每次哺乳 15~20min，根据婴儿吸吮能力及生活能力的不同，可适当延长或缩短每次哺乳的时间，以吃饱为度。

2）哺乳方法：哺乳前，先为婴儿更换尿布，清洁双手，清洗乳头、乳晕。哺乳时母亲取舒适体位，多采取坐位，斜抱婴儿于怀中，将其头、肩置于母亲侧肘弯部，另一只手呈 C 形托住乳房，将乳头触碰婴儿口唇引起觅食反射，当婴儿张大嘴，母亲温柔地将乳头和大部分乳晕放入婴儿口内，达到有效吮吸。一般两侧乳房交替进行哺乳，使乳房尽量排空，以刺激乳汁分泌，哺乳时吸空一侧再吸另一侧，下次哺乳则从未吸空的一侧开始，这样就能使每侧乳房轮流吸空。哺乳后将婴儿轻轻竖抱起，头靠在母亲肩部，轻拍其背部，将吸乳时咽入胃内的空气排出，以防溢乳。母乳喂养的指导评分标准见表 1-3-1。

表 1-3-1 母乳喂养指导评分标准

考核内容		考核点及评分要求	分值	扣分	得分
评估及准备（20 分）	产妇及新生儿（9 分）	核对信息	1		
		评估产妇全身情况：营养状况、身体状况，了解有无母乳喂养的禁忌证	2		
		评估产妇局部情况：了解有无乳头内陷、乳头破损和皮肤感染	2		
		评估产妇心理状况：对母乳喂养的认识与配合程度，解释并取得合作	2		
		评估新生儿情况：精神状态、健康状况，了解有无母乳喂养的禁忌证	2		
	环境（2 分）	光线明亮、清洁、安静、温湿度适宜，关闭门窗，备床帘或屏风，符合母乳喂养要求	2		
	操作者（4 分）	着装整洁，佩戴挂表	2		
		指甲已修剪，洗手方法正确，戴口罩	2		
	用物（5 分）	用物准备齐全（少或准备错误一个扣 0.5 分，扣完 3 分为止）；逐一对用物进行评估，质量符合要求；按操作先后顺序摆放	5		

续表

考核内容		考核点及评分要求	分值	扣分	得分
实施（60分）	哺乳前准备（10分）	再次核对个人信息并进行有效沟通	2		
		新生儿清醒、饥饿、已更换干净尿布（口述）	2		
		指导产妇正确洗手	3		
		指导产妇用温开水清洁乳头及乳晕方法正确	3		
	哺乳姿势（10分）	根据产妇分娩情况、全身情况及产妇意愿选择合适的哺乳体位	4		
		指导产妇哺乳姿势正确舒适，产妇能配合	4		
		指导产妇托抱新生儿的方法正确	4		
	哺乳方法（20分）	指导产妇托乳房的方法正确	4		
		指导产妇帮助新生儿含接乳头的方法正确，没有堵住新生儿鼻孔	4		
		指导产妇判断新生儿是否正确含接乳头	4		
		指导产妇交换乳房哺乳时机及哺乳时间	4		
		指导退出乳头的正确方法，产妇能正确地退出乳头	4		
	哺乳后指导（18分）	指导排出新生儿胃内空气方法，产妇及家属能正确排出新生儿胃内空气	3		
		能正确评估哺乳后产妇和新生儿情况	3		
		指导哺乳后新生儿体位正确	3		
		整理床单位，协助产妇取舒适卧位	3		
		用物整理及时正确	3		
		消毒双手方法正确，记录	3		
评价（20分）		产妇满意，感觉舒适、安全，新生儿无不良情况发生	4		
		操作规范，动作熟练、轻柔，注意保护隐私	4		
		注重人文关怀，尊重产妇感受	4		
		语言亲切，沟通有效，配合良好，健康指导内容和方式合适	4		
		在规定时间内完成，每超过1min扣1分，扣完4分为止	4		
总分			100		

（3）母乳喂养的注意事项

1）乳母应保证充足的睡眠、愉快的心情及有规律的生活。不饮酒、不吃刺激性食物，不随意服药，不偏食，以确保乳汁的质量。

2）乳母注意个人卫生，经常洗澡更衣，保持乳头清洁。

3）不应让婴儿含乳头入睡，以免引起窒息和呕吐。

4）乳头有裂伤或患有乳腺炎时，应暂停患侧哺乳，并给予抗感染等治疗，同时用吸乳器将乳汁吸尽，待治愈后继续哺喂。

（4）禁忌证：凡母亲患有急、慢性传染病或患有严重疾病，如活动性肺结核、癌症、精神疾病及重症心、肾疾病等，均不宜哺乳。

（5）断乳：婴儿于4~6个月开始应逐渐添辅食，以增加营养并为断乳做准备，同时逐渐减少母乳哺喂的次数，增加引入食物的量，如遇炎热夏季或小儿患病时暂缓。WHO建议继续母乳喂养至2岁。

（二）混合喂养指导

混合喂养指母乳与配方奶或牛乳、羊乳等动物乳同时喂养婴儿的方法，又称部分母乳喂养，有两种情况。

1. 补授法

补授法常用于母乳不足者。母乳喂哺次数一般不变，每次喂哺母乳后，再根据需要添加配方奶或其他代乳品。补授的乳量可根据母乳量多少及婴儿食欲大小而定。

2. 代授法

代授法适用于母乳量充足但不能按时哺喂，或为断奶做准备。用配方奶或代乳品代替一次或数次母乳。

（三）人工喂养指导

人工喂养是完全采用配方奶或其他乳类、代乳品代替母乳喂养婴儿的方法。人工喂养适用于因各种原因不能进行母乳喂养的婴儿。

1. 鲜牛乳

在母乳缺乏的情况下，鲜牛乳是最常用的代乳品，但成分不如母乳适合婴儿。

（1）鲜牛乳的特点

1）牛乳中蛋白质含量高，以酪蛋白为主，在胃中形成的凝块较大，不易消化。

2）脂肪含量与母乳相似，但不饱和脂肪酸含量明显低于母乳；牛乳中脂肪颗粒大，难消化。

3）乳糖含量低，以甲型乳糖为主，易造成大肠埃希菌生长。

4）含矿物质多，增加婴儿肾脏负担；钙磷比例为 1∶1，磷含量高，磷易与酪蛋白结合，影响钙的吸收。

5）缺乏各种免疫因子，且容易被各种细菌污染。

（2）牛乳的改造

1）配方奶：是以牛乳为基础的改造奶制品，使营养素成分及含量“接近”母乳。配方奶降低了酪蛋白、无机盐等的含量；添加了乳清蛋白、不饱和脂肪酸、乳糖等重要营养素；强化了婴儿生长时所需要的微量营养素，如核苷酸、维生素 A、维生素 D、β 胡萝卜素，以及微量元素铁、锌等。配方奶的缺点是缺乏母乳中免疫活性物质和酶，故仍不能代替母乳。使用时按年龄合理选用。

2）全牛乳的家庭改造：由于牛乳成分不适合婴儿，为了纠正牛乳的不足，鲜牛乳喂哺前应经过加工，如煮沸消毒、稀释（仅适用于新生儿，加水或米汤）、加糖（一般 100mL 牛奶加糖 5~8g），使其适合于小儿的营养需求与消化能力。

3）全脂乳粉：按重量 1∶8（1g 乳粉加 8mL）或体积 1∶4（1 匙奶乳加 4 匙水）加开水冲调成乳汁，其成分与鲜牛乳相似。

（3）牛乳量的计算：一般按每日所需总能量和总液量计算。婴儿每日需能量为 460kJ/kg（110kcal/kg），需水量为 150mL/kg。100mL 全牛奶供能约 272kJ（65kcal），8%糖牛奶（牛乳 100mL，加食糖 8g）100mL 提供能量约 418kJ（100kcal），故婴儿每日约需 8%糖牛乳 110mL/kg。水分不足部分则以温开水分次补充。

以 5kg 婴儿为例：100mL 8%糖牛乳供能约 100kcal；婴儿每日需能量为 110×5＝550kcal；每日需 8%糖牛乳为 550mL；每日需水量为 150×5＝750mL；除牛乳外应加水为 750−550＝200mL。

2. 羊乳

其成分与牛乳相仿。但羊乳中叶酸和维生素 B_{12} 含量极少，婴儿长期食用可引起营养性巨幼红细胞贫血。

3. 代乳品

常用大豆、谷类作为原料。3 个月以下婴儿食用豆浆、豆粉不易消化。未经多种氨基酸、脂肪、维生素、微量元素强化的谷类代乳品，一般不应用来母乳喂养婴儿。

4. 人工喂养的护理

（1）选择适宜的奶嘴：奶嘴的软硬和孔的大小合适，以奶瓶倒置时液体呈滴状连续滴出为宜。

（2）测试乳液温度：乳汁滴在成人手腕掌侧，无过热感为宜。

（3）避免吸入空气：喂奶时，乳瓶置斜位，使奶嘴和奶瓶的前半部充满乳汁，防止婴儿吸入过多空气，喂乳结束后竖抱婴儿，轻轻拍其背部至打嗝后再让婴儿右侧卧位数分钟。评估婴儿进食情况，记录每日进食乳品的种类、摄入的量，观察婴儿吸吮、吞咽能力、疲倦程度、体重及粪便情况等。合理喂养的标志是发育良好，大小便正常，食乳后安静。人工喂养的指导评分标准见表 1-3-2。

表 1-3-2 人工喂养指导评分标准

考核内容		评分要求	分值	扣分	得分
评估及准备（20 分）	操作者（6 分）	束起头发，剪短指甲，摘下手表及首饰	2		
		洗净双手（七步洗手法），温暖双手	4		
	环境（2 分）	环境清洁，光线充足，温、湿度适宜	2		
	婴儿准备（4 分）	检查婴儿大小便，检查后洗手	4		
	用物（8 分）	小方巾、长条巾、纸巾、湿巾、纸尿裤、隔尿垫、靠垫、脚凳、哺乳枕、保温瓶、凉水杯、垃圾桶、垃圾袋、奶粉、奶瓶	8		
实施（60 分）	准备奶粉（20 分）	检查奶嘴型号是否合适	5		
		冲兑奶粉，测试水温，摇匀奶液，口述奶量	15		
	哺乳（18 分）	取合适体位哺乳婴儿	18		
	哺乳后护理（10 分）	垫长条巾，哺乳后拍嗝	5		
		安置舒适的卧位	5		
	清洗奶瓶（7 分）	奶瓶清洗 口述两种消毒方法、时间及次数	2 5		
	整理用物（5 分）	用品归位，清理收纳	5		
评价（20 分）		操作规范，动作熟练、轻柔	5		
		沟通有效，配合良好，健康教育内容和方式合适	5		
		语言亲切，态度和蔼，关爱婴儿	5		
		在规定时间内完成，每超过 1min 扣 1 分	5		
总分			100		

三、婴儿膳食安排

（一）婴儿食物转换

4~6 个月后的婴儿，随着生长发育的逐渐成熟，纯乳类喂养不能满足其营养需要，应由纯乳类喂养向固体食物转换，此期为婴儿食物的过渡期，又称转乳期。婴儿食物转换不仅提供营养素，让婴儿逐渐适应和喜爱各种食物及其味道，还对婴儿进食技能和能力获得有重要促进作用，同时也为断乳做好准备。

1. 不同喂养方式婴儿的食物转换

母乳喂养婴儿的食物转换是帮助婴儿逐渐用配方奶或牛乳以完全替代母乳，同时引入其他食物；部分母乳喂养或人工喂养婴儿的食物转换是逐渐引入其他食物。

2. 食物转换的原则

引入食物的质与量应循序渐进，由少到多，由稀到稠，由细到粗，由一种到多种，逐渐过渡到固体食物。天气炎热和婴儿患病时，应暂缓添加新食物。

3. 食物转换的步骤和方法

应根据婴儿发育情况、消化系统成熟度决定引入其他食物，引入食物的时间和过程应适合婴儿的接受能力，具体步骤和方法见表 1-3-3。

表 1-3-3　转乳期食物的引入

月龄	食物性状	种类	餐数		进食技能
			主餐	辅餐	
4~6 月龄	泥状食物	菜泥、水果泥、配方奶、含铁配方奶	6 次奶（断夜间奶）	逐渐加至 1 次	用勺喂
7~9 月龄	末状食物	稀（软）饭、肉末、菜末、蛋、鱼泥、豆腐、配方米粉、水果	4 次奶	1 餐饭、1 次水果	学用杯
10~12 月龄	碎食物	软饭、碎肉、碎菜、蛋、鱼肉、豆制品、水果	3 次奶	2 餐饭、1 次水果	抓食、断奶瓶、自用勺

（二）儿童、少年的膳食安排

1. 幼儿的饮食

幼儿生长发育较快，活动量逐渐增大。因此，营养素及能量需要仍然相对较高，需要增加含优质蛋白高的食物，注意营养丰富，主食由乳类变成谷类，以固体为主，制作细、软、碎，易消化的食物。饮食以 1 日 3 餐加上午、下午各 1 次点心或乳品为宜。

2. 学龄前期和学龄期儿童的饮食

学龄前期和学龄期儿童膳食基本接近成人。主食由软饭转为普通米饭，应供给丰富的营养及充足能量，保证生长发育需要，但应避免过于坚硬、油腻、辛辣的食品。

3. 青春期儿童的饮食

青春期是身体成长发育突飞猛进的时期，应供给足够的热量和蛋白质。同时注意维生素和钙、铁、碘等矿物质的补充，以满足骨骼生长需要，预防青春期贫血和单纯性甲状腺肿。

任务小结

1. 儿童主要的供能物质：碳水化合物、脂肪和蛋白质。

2. 母乳喂养的优点：营养丰富，比例合适，易消化吸收；增进婴儿免疫力；喂养简便；增进母婴感情，便于观察小儿变化；利于母亲恢复。

3. 食物转换的原则：循序渐进，由少到多，由稀到稠，由细到粗，由一种到多种，逐渐过渡到固体食物。

思考题

单项选择题

1. 以下错误的是（　　）。

A. 母乳含免疫物质　　B. 母乳中蛋白质、脂肪、碳水化合物比例合适

C. 母乳中酪蛋白多　　D. 母乳中碳水化合物以乙型乳糖为主

E. 母乳喂养有助于母亲产后子宫复原

2. 关于母乳喂养，错误的是（　　）。
A. 喂哺后不要强行取出乳头
B. 两侧乳房交替哺乳
C. 喂哺后更换尿布
D. 喂哺前用清水擦洗乳头
E. 喂哺后将婴儿竖直抱起，轻拍背部

3. 婴儿食物转换的原则，正确的是（　　）。
A. 由粗到细
B. 由稠到稀
C. 由少到多
D. 由多到少
E. 由多种到一种

4. 婴儿 5 个月，母乳喂养，家属咨询喂养方法，应指导添加的辅食为（　　）。
A. 肉末
B. 饼干
C. 蛋黄
D. 米饭
E. 馒头

5. 婴儿 2 个月，母乳量少，以羊乳喂养，要注意预防（　　）。
A. 佝偻病
B. 低血糖
C. 低钙
D. 巨幼红细胞贫血
E. 便秘

参考答案

1. C　2. C　3. C　4. C　5. D

任务四　儿童保健

学习目标

1. 知识目标：掌握小儿计划免疫程序及预防接种的护理；熟悉各年龄期儿童保健要点。
2. 能力目标：能够按照免疫程序为小儿完成预防接种。
3. 素质目标：对待小儿具有爱心、耐心，能与患儿家长进行有效沟通，帮助家长了解儿童保健的原则和疾病预防的措施。

一、各年龄期儿童保健要点

（一）胎儿期保健要点

胎儿在宫内完全依赖母体，孕母的健康、营养、情绪、疾病和用药等直接影响胎儿的生长发育。因此，胎儿期保健重点为孕母的保健，通过对孕母的产前保健达到保护胎儿健康成长的目的。

1. 预防遗传性疾病

大力提倡和普及婚前检查与遗传咨询，禁止近亲结婚，有遗传家族史者应做好预测风险率和产前诊断。

2. 预防先天畸形

胎儿期是致畸敏感期，尤其是前 3 个月，应避免感染风疹病毒、流感病毒、巨细胞病毒、单纯疱疹病毒和弓形虫感染；避免接触放射线和铅、苯、汞、有机磷农药等化学毒物，不吸烟和酗酒；育龄妇女患有严重心、肝、肾疾病，以及糖尿病、甲状腺功能减退症和亢进症、结核病等慢性疾病，应在医生指导下用药；高危产妇除定期产前检查外，还应加强观察，一旦出现异常，及时就诊，必要时终止妊娠。

3. 保证足够的营养

妊娠后期胎儿生长发育速度快，对营养物质的需求量增加，此期应加强营养，尤其注意补充铁、锌、钙和维生素D等重要营养素，保证营养均衡、荤素搭配合理，以促进胎儿生长和储存出生后所需，但也要防止营养摄入过多导致胎儿体重过重，影响分娩和健康。

4. 创造良好的生活环境

避免环境污染，注意生活规律，保持愉快的心情，注意劳逸结合。

5. 预防流产和早产

做好产前检查，对高危产妇加强随访，重视妊娠合并症的处理，预防流产和早产的发生。

（二）新生儿期保健要点

新生儿脱离母体开始独立生活，其生理调节和适应能力差，此期保健的重点是注意保暖、合理喂养、预防感染等。

1. 保暖

新生儿房间应阳光充足、空气新鲜，室内温度保持在22~24℃，相对湿度在55%~65%。应按季节气温变化，随时增减衣物。

2. 合理喂养

评估母亲乳头、乳房情况及乳汁分泌情况。鼓励母乳喂养，指导母乳喂养的方法和注意事项；对于无母乳或乳汁分泌不足的母亲，应指导其人工喂养的方法。

3. 预防感染

室内做好通风，减少亲友探视。保持新生儿用具、餐具、衣被及居住环境的清洁。接触新生儿前后应洗手，避免交叉感染。

4. 日常护理

指导家长观察新生儿一般情况，如精神、面色、呼吸、体温、哭声和大小便等。新生儿皮肤娇嫩，且新陈代谢旺盛，应每日沐浴保持皮肤清洁；做好眼、口腔、鼻腔、外耳道、臀部和脐部的护理；衣服应选择柔软的棉布材质；宽松、易穿脱；不影响肢体活动；应选择质地柔软、吸水性强的尿布。勤更换尿，以防尿布性皮炎。

5. 预防接种和疾病筛查

按时接种疫苗，如乙肝疫苗和卡介苗。开展听力筛查和遗传代谢、内分泌疾病的筛查，目前我国实施普遍筛查的疾病是苯丙酮尿症、先天性甲状腺功能减退症、先天性肾上腺皮质增生症和葡萄糖-6-磷酸脱氢酶缺乏症。

6. 早期教育

提倡母婴同室，鼓励家长拥抱、抚摸新生儿，建立良性刺激，建立亲子感情连接，促进新生儿神经心理的健康发育。

7. 新生儿访视

一般在1个月内进行4次家庭访视，分别为生后1~2天、生后5~7天、生后10~14天和生后27~28天。主要内容：了解新生儿出生情况，如胎龄、体重、身长等；观察新生儿一般情况，如面色、呼吸、体温、皮肤、吸吮力等；了解目前体重、身长、哺乳、睡眠、大小便等情况；有针对性地给予喂养、卫生、生活安排及疾病防治等方面的指导。每次访视情况应详细记录在健康管理卡上，对于高危儿或检查发现有异常者，应增加访视次数并给予健康指导。

（三）婴儿期保健要点

婴儿期是小儿生长发育最迅速的阶段，应保证充足的营养、预防感染和早期教育。

1. 合理喂养

提倡母乳喂养，6 个月后要及时、正确地添加辅食，以补充营养，使婴儿适应多种食物，为断乳做好准备。

2. 日常护理

婴儿衣物应宽松、清洁，利于四肢活动和生长发育，最好是连衣裤或背带裤，以利于胸廓发育；按季节增减衣被，以婴儿两足暖和为宜。保证婴儿的睡眠充足，6 个月以内婴儿每日睡眠 15~20h，6 个月以上婴儿每日睡眠 15~16h，随着年龄的增长，睡眠时间逐渐减少。4~10 个月乳牙萌出时，婴儿会有流涎、吮指，甚至烦躁、拒食等表现，应重视口腔护理，可用软布牙套（套指）清洁小儿齿龈和乳牙。每日为婴儿进行沐浴或擦浴，沐浴后要注意皮肤护理。

3. 早期教育

带婴儿进行户外活动，呼吸新鲜空气和晒太阳；婴儿 3 个月后培养定时排尿习惯，会坐后可训练坐便盆大小便；通过游戏、沟通和有目标的训练，促进婴儿视觉、听觉、动作和语言的发展。

4. 预防疾病和意外

按时完成计划免疫，定期做健康检查和体格测量，6 个月前每个月 1 次，7~12 个月时每 2~3 个月 1 次，预防并及早发现佝偻病、营养不良、营养性缺铁性贫血等疾病，及时进行干预；预防异物吸入、窒息、中毒、烧伤、烫伤、溺水等意外事故。

（四）幼儿期保健要点

幼儿期是社会心理发育最为迅速的阶段，生长发育的速度较前减慢。此期应注意加强早期教育，预防意外事故和各种感染，做到合理喂养。

1. 合理喂养

提供营养充足且均衡的膳食，小儿在 3 岁之前乳牙尚未出齐，咀嚼和胃肠消化能力也较弱，因此食物应以软、烂、细、碎为主，且多样化合理搭配；同时，应注重培养小儿良好的就餐习惯和就餐礼仪。

2. 日常护理

2~3 岁以后培养儿童学会自己刷牙，早、晚各 1 次，养成饭后漱口的习惯，定期行口腔健康检查。幼儿衣着应舒适、穿脱方便，易于小儿活动；鞋要合脚，鞋底平、软、厚，尽量不用系带式，易于自理。幼儿的睡眠时间随年龄增长而减少，一般白天睡 1~2h，夜晚保证睡眠以 10~12h 为宜。继续进行大小便训练，培养良好的卫生和生活习惯。

3. 早期教育

通过做游戏、讲故事、学唱歌等方式促进儿童的语言发育和动作发展；同时注意防止幼儿常见的心理健康行为问题，如违拗、发脾气、破坏性行为等，应有针对性地采取相应措施，培养幼儿良好的行为方式和生活自理能力。

4. 预防疾病和意外

此期儿童具备一定的活动能力，但对危险的识别能力差，因此要开展安全教育，加强监护，预防外伤、溺水、中毒、触电、烫伤、跌落、交通事故等意外的发生。继续按计划进行预防接种，定期进行身体健康检查和生长发育监测（每 3~6 个月做 1 次），检查听力、视力，预防龋齿。

（五）学龄前期保健要点

学龄前期儿童体格发育减慢，智力发展增快，求知欲强、好奇心重，语言和思维能力进一步发展，是性格形成的关键时期。此期应加强学前教育，防止意外伤害，预防自身免疫性疾病。

1. 合理营养

学龄前儿童饮食接近成人，食物应做到多样化，粗粮、细粮与荤、素菜要搭配合理，保证营养素摄入充足。

2. 日常护理

每日要有户外活动和体格锻炼，还可以充分利用空气、日光、水进行“三浴”锻炼。创造良好的睡眠环境，保证每日睡眠时间在 11~12h。训练小儿的生活自理能力，如进食、洗脸、刷牙、穿衣等。

3. 学前教育

通过绘画、搭积木、剪贴等精细运动，配合愉快的游戏，有意识地增强儿童的思维能力和动手能力，养成良好的学习习惯，培养高尚的道德品质。同时注意防治此期儿童常见的心理行为问题，如吸吮和咬指甲、遗尿、攻击性行为等。

4. 预防疾病和意外

按时进行预防接种，每年进行 1~2 次健康检查和体格测量，防治近视、龋齿、营养性缺铁性贫血、寄生虫感染等常见病，预防自身免疫性疾病，如风湿热、急性肾炎等。加强安全教育，预防外伤、溺水、中毒、交通事故等意外的发生。

（六）学龄期保健要点

学龄期儿童除生殖系统外大部分器官已发育成熟，认知和心理社会发展迅速，是增长知识、接受科学文化教育的重要时期。此期应加强教育，预防近视和龋齿，保证充足的营养和休息。

1. 合理营养

膳食要求营养充分且均衡，重视早餐和课间餐的质及量，还要特别重视补充强化铁食品，预防贫血。

2. 日常护理

每天进行户外活动和体格锻炼，如体操、跑步、球类运动等，锻炼时注意环境安全、内容适当、强度适度。培养良好的睡眠习惯，按时睡觉、起床和午睡，每日睡眠 9~10h，保证睡眠充足。

3. 养成良好习惯

培养儿童良好的学习习惯，加强品德教育；养成正确的坐、立、走、读书、写字的姿势，预防近视、驼背等；养成早晚刷牙、餐后漱口的习惯，保持口腔卫生，预防龋齿。

4. 预防疾病和意外

继续按计划进行预防接种和定期身体健康检查；强调安全教育，预防意外事故，学习安全逃生知识；防治此期儿童常见的心理行为问题，如对上学不适应、对立违抗情绪等。

（七）青春期保健要点

青春期是生长发育的第二个高峰期，生殖系统迅速发育，可能出现心理、行为等特殊的健康问题。此期应加强青春期教育和引导，并给予足够的营养，增强体格锻炼，促进青少年身心健康。

1. 合理营养

供给充足营养，增加热能、蛋白质、维生素及矿物质等营养的摄入，避免偏食、挑食。

2. 青春期健康教育

保证睡眠充足，每天睡眠时间在 8h 以上，养成早睡、早起的良好睡眠习惯；培养良好的卫生习惯，尤其要加强少女的经期卫生指导；进行青春期生理、心理卫生教育和法治、品德教育，培养青少年健康的生活方式，使其健康成长。

3. 预防疾病和意外

定期进行体格检查，加强体育锻炼，青春期应重点防治传染性疾病、屈光不正、沙眼、龋齿、神经性厌食、月经不调、脊柱弯曲等问题；加强安全教育和防范，预防运动创伤、交通事故、溺水、打架等情况；重视青春期常见的心理行为问题，如离家出走、轻生自杀等。

二、计划免疫

计划免疫是根据免疫学原理、儿童免疫特点和传染病发生情况而制定的免疫程序，通过有计划、有针对性地使用生物制品进行预防接种，使儿童获得可靠的免疫力，以达到控制和消灭传染病的目的。应严格实施基础免疫（全程足量初种），适时地“加种”免疫（复种）。其中，预防接种是计划免疫的核心。

（一）获得性免疫方式及常用制剂

1. 主动免疫及常用制剂

主动免疫是指给易感者接种特异性抗原，以刺激机体产生特异性免疫抗体，从而产生主动免疫力，是预防接种的主要免疫方式。主动免疫制剂在接种后经过一定期限才能产生抗体，但抗体持续的时间较久，一般为1~5年，在基础免疫完成后，要适时加强免疫，巩固免疫效果。主动免疫常用制剂包括3类。

（1）菌苗：用细菌菌体或多糖体制成。

1）减毒活菌苗：有效期短，需冷藏保存。减毒活菌苗接种到人体后，可生长繁殖但不引起疾病，产生免疫力持久且效果好。因此，接种量小且次数少，常用的有卡介苗、鼠疫菌苗、布鲁氏菌菌苗等。

2）死菌苗：性质稳定、安全。死菌苗接种到体内不能生长繁殖，产生免疫力低，维持时间较短，所以接种量大且需多次重复接种，如霍乱菌苗、百日咳菌苗、伤寒菌苗等。

（2）疫苗：用病毒或立克次体接种于动物、鸡胚或组织培养，经处理后制成。减毒活疫苗有脊髓灰质炎和麻疹疫苗等；灭活疫苗有乙型脑炎和狂犬病疫苗等。注射丙种球蛋白或胎盘球蛋白的3周内不可应用活疫苗，以防产生免疫抑制作用。

（3）类毒素：用细菌所产生的外毒素加入甲醛，制成无毒性但仍有免疫性的制剂，如破伤风类毒素和白喉类毒素等。

2. 被动免疫及常用制剂

被动免疫指未接受主动免疫的易感者在接触传染病后，可给予特异性抗体，使机体立即获得免疫力。免疫效果产生快，但抗体维持时间短，一般约3周，所以被动免疫主要用于暂时预防或治疗。例如，受伤时注射破伤风抗毒素以预防破伤风等。常用的制剂包括特异性免疫血清、丙种球蛋白及胎盘球蛋白等。这类制剂来自人或动物的血清，注射后可能引起过敏反应或血清病，使用时需谨慎。

（二）儿童计划免疫程序

小儿计划免疫是根据儿童的免疫特点和传染病发生的情况来制定免疫程序。我国规定的计划免疫包括两个程序，即基础免疫和加强免疫。

2008年国家卫生部颁布了《扩大国家免疫规划实施方案》，在现行全国范围内使用的乙肝疫苗、卡介苗、脊髓灰质炎疫苗、百白破疫苗、麻疹疫苗、白破疫苗6种国家免疫规划疫苗基础上，以无细胞百白破疫苗替代百白破疫苗，将甲肝疫苗、流脑疫苗、乙脑疫苗、麻腮风疫苗纳入国家免疫规划，对适龄儿童进行常规接种（表1-4-1）。此外，还可根据流行地区及家长意愿，选择疫苗进行接种，如流行性脑脊髓膜炎疫苗、流感疫苗、肺炎疫苗和轮状病毒疫苗等。

表 1-4-1　国家免疫规划疫苗儿童免疫程序表（2021 年版）

可预防疾病	疫苗种类	接种途径	剂量	英文缩写	接种年龄														
					出生时	1 个月	2 个月	3 个月	4 个月	5 个月	6 个月	8 个月	9 个月	18 个月	2 岁	3 岁	4 岁	5 岁	6 岁
乙型病毒性肝炎	乙肝疫苗	肌内注射	10 或 20 μg	HepB	1	2					3								
结核病*	卡介苗	皮内注射	0. 1mL	BCG	1														
脊髓灰质炎	脊灰灭活疫苗	肌内注射	0. 5mL	IPV			1	2											
	脊灰减毒活疫苗	口服	1 粒或 2 滴	bOPV					3								4		
百日咳、白喉、破伤风	百白破疫苗	肌内注射	0. 5mL	DTaP				1	2	3				4					
	白破疫苗	肌内注射	0. 5mL	DT															5
麻疹、风疹、流行性腮腺炎	麻腮风疫苗	皮下注射	0. 5mL	MMR								1		2					
流行性乙型脑炎**	乙脑减毒活疫苗	皮下注射	0. 5mL	JE-L								1			2				
	乙脑灭活疫苗	肌内注射	0. 5mL	JE-I								1、2			3				4
流行性脑脊髓膜炎	A 群流脑多糖疫苗	皮下注射	0. 5mL	MPSV-A							1		2						
	A 群 C 群流脑多糖疫苗	皮下注射	0. 5mL	MPSV-AC												3			4
甲型病毒性肝炎***	甲肝减毒活疫苗	皮下注射	0. 5 或 1. 0mL	HepA-L										1					
	甲肝灭活疫苗	肌内注射	0. 5mL	HepA-I										1	2				

注：* 主要指结核性脑膜炎、粟粒性肺结核等。

** 选择乙脑减毒活疫苗接种时，采用两剂次接种程序。选择乙脑灭活疫苗接种时，采用四剂次接种程序；乙脑灭活疫苗第 1、2 剂间隔 7~10 日。

*** 选择甲肝减毒活疫苗接种时，采用一剂次接种程序。选择甲肝灭活疫苗接种时，采用两剂次接种程序。

（三）预防接种的准备及注意事项

1. 环境准备

保持接种室光线明亮，温度适宜，空气流通；接种用品和急救用品及药品摆放有序。

2. 小儿及家属准备

做好解释和宣传工作，消除家长和儿童的紧张、恐惧心理，取得家长和儿童的配合；最好在饭后进行接种，以免晕厥。

3. 严格执行免疫程序

接种剂量、次数、间隔时间和途径均按使用说明完成接种。一般接种活疫苗后需隔 4 周，接种死疫苗后需隔 2 周，再接种其他疫苗；近 1 个月内注射过免疫球蛋白者，不能接种活疫苗。及时记录及预约，交代接种后的注意事项及处理措施。

4. 严格掌握禁忌证

通过问诊和体格检查，了解儿童有无接种禁忌证。

（1）患自身免疫性疾病、免疫缺陷者。

（2）患有活动性肺结核、急性传染病、严重心肝肾疾病或慢性疾病急性发作者。

（3）正在接受免疫抑制剂治疗（如放射性治疗、糖皮质激素、抗代谢药物和细胞毒性药物）期间的患儿。

（4）有明确过敏史者禁种白喉类毒素、破伤风类毒素、麻疹疫苗（尤其是鸡蛋过敏）、脊髓灰质炎疫苗（牛奶或奶制品过敏）、乙肝疫苗（疫苗中任何成分过敏）。

（5）某些疫苗有特殊禁忌证，应严格按照使用说明执行，如严重湿疹及其他皮肤病者不予接种卡介苗；有癫痫、抽搐史者禁用百日咳菌苗。

5. 严格执行查对制度和无菌操作原则

认真核对儿童姓名、年龄和疫苗名称及剂量、用药途径；仔细检查制品标签，包括名称、批号、有效期及生产单位，并做好登记；疫苗的储存、运输应符合相应疫苗的冷链要求；注射前按规定方法稀释、溶解、摇匀后使用；详细询问儿童的病史及健康情况，进行体格检查。

严格执行一人“一针一管”，配制好的药液在空气中放置时间不超过 2h；接种后剩余药液应废弃，活疫苗应烧毁。常规用皮肤消毒剂消毒皮肤，待干后注射。接种活疫苗时，只用 75%乙醇消毒，因活疫苗、活菌苗易被碘酊杀死，从而影响接种效果。

6. 接种后的护理

（1）要求观察小儿 30min，告知接种后的注意事项及处理措施。

（2）及时做好记录，预约下次接种时间，以保证接种及时、全程、足量，避免重种、漏种。未接种者须注明原因，必要时进行补种。

（四）预防接种的反应及处理

1. 一般反应

一般反应包括局部反应和全身反应。

（1）局部反应：于接种后数小时至 24h 左右，局部出现红、肿、热、痛，可伴有淋巴结肿大。红肿直径<2. 5cm 为弱反应，2. 6~5cm 为中等反应，>5cm 为强反应。局部反应持续 2~3 日不等，可用干净毛巾热敷。接种活菌（疫）苗后局部反应出现晚、持续时间长。个别小儿接种麻疹疫苗后 5~7 日出现皮疹等反应。

（2）全身反应：于接种后 5~6h 体温升高，持续 1~2 日，但接种活疫苗有一定的潜伏期。体温在

37.5℃左右为弱反应；37.5~38.5℃为中等反应；38.6℃以上为强反应。此外，还伴有头晕、恶心、呕吐、腹痛、腹泻、全身不适等。全身反应轻者，注意休息，多饮水。重者应对症处理，如局部红肿继续扩大，高热持续不退，应及时到医院诊治。

2. 异常反应

常见的异常反应包括过敏性休克、过敏性皮疹、晕针、全身感染等。

（1）过敏性休克：一般于注射后数分钟或0.5~2h出现，表现为烦躁不安、面色苍白、口周青紫、四肢湿冷、呼吸困难、脉细速、恶心、呕吐、惊厥、大小便失禁甚至昏迷，若不及时抢救，可在短期内有生命危险。一旦发生，立即使患儿平卧，头稍低，注意保暖，立即予以皮下或静脉注射1∶1000肾上腺素0.5~1mL，必要时可重复注射，同时给予吸氧，待病情稳定后，尽快转至医院抢救。

（2）过敏性皮疹：以荨麻疹最常见，一般在接种后几小时至几天内出现，经服用抗组胺药物后即可痊愈。

（3）晕针：常见于空腹、疲劳、室内闷热、紧张、恐惧等情况，在接种几分钟内出现头晕、心慌、面色苍白、出冷汗、手足冰凉、心跳加速等症状，重者知觉丧失、呼吸减慢。此时，应立即使患儿平卧，头稍低，保持安静，饮少量热开水或糖水，数分钟后即可恢复正常。数分钟后不恢复正常者可针刺人中穴，也可皮下或静注1∶1000肾上腺素，每次0.01~0.03mL/kg。

（4）全身感染：有严重原发性免疫缺陷或继发性免疫功能遭受破坏者，接种活疫苗后可扩散为全身感染，应积极抗感染处理。

任务小结

1. 各期保健的重点：胎儿时期保健重点以孕母的保健为主；新生儿童保健的重点是注意保暖、合理喂养、预防感染等；婴儿期应保证充足的营养、预防感染和早期教育；幼儿期应注意加强早期教育，预防意外事故和各种感染，做到合理喂养；学龄前期应加强学前教育，防止意外伤害，预防自身免疫性疾病；学龄前应加强教育，预防近视和龋齿，保证充足的营养和休息；青春期应加强青春期教育和引导，并给予足够的营养，增强体格锻炼，促进青少年身心健康。

2. 免疫方式及常用的免疫制剂：获得免疫的方式有主动免疫和被动免疫两种，主动免疫的制剂有菌苗、疫苗和类毒素；被动免疫的制剂有抗毒素、抗菌血清、抗病毒血清和免疫球蛋白等。

3. 疫苗接种的时间：“出生时乙肝卡介苗，二月脊灰炎正好，三四五月百白破，八月麻疹岁乙脑”。

4. 预防接种的反应：分为一般反应和异常反应，一般反应为局部和全身反应；异常反应包括过敏性休克、过敏性皮疹、晕针、全身感染等。

思考题

单项选择题

1. 以下免疫制剂是减毒活疫苗的是（　　）。

A. 卡介苗　　B. 麻疹疫苗　　C. 乙型脑炎疫苗　　D. 百日咳疫苗

E. 乙肝疫苗

2. 乙肝疫苗第一剂接种的月龄应是（　　）。

A. 出生后24h内　　B. 1个月　　C. 2个月　　D. 3个月

E. 6个月

3. 青春期保健要点，错误的是（　　）。

A. 注意休息，减少活动　　B. 注意孩子心理变化

C. 进行性知识教育　　D. 保证营养充足

E. 加强青春期教育和引导，培养良好的道德品质

4. 服用脊髓灰质炎减毒活疫苗糖丸时的护理要点是（　　）。

A. 接种前先做皮试　　B. 接种后 1h 内喝热水

C. 发热时用大剂量退热药　　D. 2 岁时加强复种一次

E. 冷开水送服或含服

5. 婴儿 7 个月，接种疫苗后，当天下午体温 38.4℃，并伴有烦躁、哭闹等表现。护士应采取的措施是（　　）。

A. 给予氧气吸入　　B. 让婴儿休息，多饮水

C. 冷敷注射部位　　D. 立即注射肾上腺素

E. 服用抗组胺药

参考答案

1. B　2. A　3. A　4. E　5. B

模块二　新生儿及新生儿疾病的护理

任务一　认识新生儿

学习目标

1. 知识目标：掌握新生儿的分类，正常足月儿的定义、特点与护理，新生儿特殊的生理状态。
2. 能力目标：能判断早产儿与足月儿。
3. 素质目标：对新生儿具有爱心、耐心，能与患儿家长进行有效沟通，帮助家长认识新生儿。

一、新生儿的分类

新生儿（newborn）是指从脐带结扎到生后满 28 天内的小儿。我国将妊娠 28 周至出生 7 天内的胎儿和新生儿称为围生儿。国际上常以新生儿死亡率和围生期死亡率作为衡量一个国家卫生保健水平的标准。因此，加强胎儿、新生儿的保健与护理是儿科工作的重要任务。

新生儿主要有以下五种分类方法。

（一）根据胎龄分类

（1）足月儿：指胎龄满 37 周至未满 42 周的新生儿（37 周≤胎龄<42 周）。

（2）早产儿：指胎龄满 28 周至未满 37 周的新生儿（28 周≤胎龄<37 周）。

（3）过期产儿：指胎龄满 42 周以上的新生儿（胎龄≥42 周）。

（二）根据出生体重分类

（1）正常出生体重儿：指出生体重为 2500~4000g 的新生儿。

（2）低出生体重儿：指出生体重不足 2500g。其中出生体重不足 1500g 者为极低出生体重儿；出生体重不足 1000g 者为超低出生体重儿或微小儿。

（3）巨大儿：出生体重超过 4000g 的新生儿。

（三）根据出生体重与胎龄的关系分类

（1）适于胎龄儿：指出生体重在同胎龄儿平均体重第 10~90 百分位的新生儿。

（2）小于胎龄儿：指出生体重在同胎龄儿平均体重第 10 百分位以下的新生儿。胎龄满 37~42 周，出生体重<2500g 的新生儿称足月小样儿，是小于胎龄儿最常见的，多由于宫内发育迟缓引起。

（3）大于胎龄儿：指出生体重在同胎龄儿平均体重第 90 百分位以上的新生儿。

（四）根据生后周龄分类

（1）早期新生儿：生后 1 周以内的新生儿。

（2）晚期新生儿：生后第 2~4 周的新生儿。

（五）根据出生健康状况分类

（1）正常新生儿：指出生胎龄满 37 周至未满 42 周，出生体重为 2500~4000g，身长在 47cm 以上，没有任何畸形和疾病的活产婴儿。

（2）高危新生儿：指已经发生或可能发生危重疾病而需要严密观察的新生儿。主要包括以下几种情况：

1）母亲有异常妊娠史：如母亲服用违禁品，患有糖尿病，妊娠期阴道流血史、感染史，妊娠期吸烟、吸毒、酗酒史，妊娠高血压综合征等。

2）异常分娩史：如胎膜早破、羊水胎粪污染、各种难产、剖宫产、急产、产程延长、分娩过程中使用镇静剂等。

3）出生时异常的新生儿：胎儿窘迫、巨大头颅血肿、脐带绕颈、产伤等；早产儿、小于胎龄儿、巨大儿等；各种先天畸形；双胎或多胎儿等。

二、正常足月儿的定义与特点

【案例】

新生儿，胎龄 38 周+2 天。2022 年 4 月 14 日 14：53 在医院顺产出生，羊水、脐带、胎盘未见异常，出生体重 3.4kg。出生后反应良好，哭声响亮，全身皮肤红润，心率 125 次/min，呼吸 45 次/min，四肢活动有力。

情景任务：

1. 该新生儿的胎龄和出生体重在正常范围吗？
2. 该新生儿为足月儿吗？

正常足月儿（normal term infant）是指胎龄满 37 周至未满 42 周，体重在 2500~4000g，身长在 47cm 以上（平均 50cm），无任何畸形或疾病的活产婴儿。

1. 外观特点

正常足月儿出生后哭声响亮；四肢屈曲，肌肉有张力；皮肤红润，胎毛少，皮下脂肪丰满，胎脂薄而少；头颅占 1/4 身长，头发分条清楚；耳壳软骨发育良好，耳舟成形；乳晕清楚，乳头突起，乳腺结节直径在 4~7mm；指（趾）甲达到或超过指（趾）尖，整个足底有较深的足纹；男婴睾丸降入阴囊内，女婴大阴唇完全覆盖小阴唇。

2. 生理特点

（1）呼吸系统：胎儿在宫内不需要肺的呼吸。通过胎盘得到氧气和排出二氧化碳，虽有微弱的呼吸运动，但不需要肺的呼吸；胎儿肺内充满液体，出生时经产道挤压，1/3 液体由口鼻排出，其余由肺间质内毛细血管和淋巴管吸收，如吸收延迟，则为湿肺。新生儿呼吸道狭窄，黏膜柔嫩，血管丰富，纤毛运动差，易出现感染、气道堵塞、呼吸困难等。新生儿肋间肌薄弱，呼吸主要靠膈肌的收缩与舒张，呈腹式呼吸。新生儿的呼吸中枢发育不够成熟，呼吸节律常不规则，频率较快，40~45 次/min。

（2）消化系统：足月新生儿吸吮及吞咽功能完善，整个消化道运动较快，消化道面积相对较大。肠管壁薄，通透性高，有利于流质及乳汁中营养物质的吸收，但也易使肠腔内毒素及消化不全产物进入血液循环，引起中毒症状和过敏现象。新生儿胃呈水平位，贲门括约肌发育较差，幽门括约肌发育较好，易发生呕吐和溢乳。新生儿胎粪由胎儿的肠道分泌物、胆汁和吞下的羊水形成，呈墨绿色，一般生后

12h 内开始排泄，3~4 天排完，若超过 24h 还未见胎便排出，应检查是否为肛门闭锁或其他消化道畸形。新生儿肝葡萄糖醛酸转换酶的活力较低，这是新生儿生理性黄疸及对某些药物解毒能力低下的主要原因。

（3）循环系统：出生后自主呼吸建立，血液循环途径和血流动力学发生重大改变，脐带结扎后，胎盘-脐血循环终止，肺循环阻力下降，卵圆孔、动脉导管功能性关闭。新生儿心率快，波动范围大，120~140 次/min，血压平均为 70/50mmHg，有时有窦性心律失常及功能性杂音，由于其血管分布特点，血流多集中于躯干及内脏而四肢较少，故新生儿四肢易发凉或发绀。

（4）泌尿系统：小儿出生时，肾小球滤过率低，浓缩功能差，不能迅速处理过多的水和溶质，易造成水肿或脱水症状；且因碳酸氢盐的肾阈值低，肾处理酸碱负荷能力不足，故新生儿易发生代谢性酸中毒。新生儿一般生后 24h 内开始排尿，48h 仍不排尿需查明原因。

（5）血液系统：胎儿期由于相对缺氧，新生儿出生时血液中红细胞、血红蛋白和白细胞总数均偏高，以后随着血氧分压的增高逐渐下降。新生儿血红蛋白中胎儿血红蛋白占 70%~80%，出生 5 周后降至 55%。足月儿出生时白细胞较高，以中性粒细胞为主，第 3 天开始下降。4~6 天与淋巴细胞相近，以后淋巴细胞占优势。血小板出生时已达到成人水平。由于胎儿时期肝储存维生素 K 较少，故更容易出现维生素 K 缺乏导致的颅内出血。

（6）神经系统：新生儿脑相对大，占体重的 10%~15%，但大脑皮质兴奋性低，睡眠时间长，觉醒时间一昼夜仅为 2~3h。脊髓较长，末端在第 3、4 腰椎下缘。足月儿出生时已具备一些原始反射，如觅食反射、吸吮反射、握持反射、拥抱反射等，它们在生后 3~4 个月自然消退。当新生儿有神经系统疾病、损伤或颅内出血时，这些反射可能消失。

（7）体温调节：新生儿体温调节中枢发育不完善，易随环境温度而变化。皮下脂肪较薄，体表面积相对较大，容易散热。新生儿产热主要依靠棕色脂肪（棕色脂肪分布于中心大动脉、肾动脉周围、肩胛间区、颈及腋窝等部位），因此体温受环境温度影响较大，易随环境温度而变化。室温过高足月儿散热后，如体内水分不足，血液浓缩而发热，称“脱水热”；而室温过低则可致低体温或寒冷损伤综合征。保持环境的“适中温度”是维持正常体温的重要条件。“适中温度”又叫中性温度，是指机体维持体温正常所需的代谢率和耗氧量最低时的环境温度，与胎龄、日龄和出生体重有关。

（8）免疫系统：新生儿特异性和非特异性免疫功能均不够成熟。皮肤黏膜薄嫩，易损伤，脐部为开放伤口，细菌容易繁殖并进入血液；血清补体含量低，白细胞吞噬作用差；免疫球蛋白 IgG 可通过胎盘，但胎龄越小，含量越低；IgA、IgM 不能通过胎盘，特别是分泌型 IgA 缺乏，使新生儿容易患感染性疾病，尤其是呼吸道和消化道感染。

3. 新生儿特殊生理状态

（1）生理性体重下降：新生儿出生几天内，因进奶少、水分丢失、胎便排出而出现体重下降，但一般不超过出生体重的 10%，在生后 10 天左右恢复到出生体重。

（2）生理性黄疸：50%~60%足月儿和 70%~80%早产儿在生后可出现暂时性的高胆红素血症，称生理性黄疸。生理性黄疸在出生 2~3 天出现，4~5 天达高峰，足月儿 5~7 天消退，最迟不超过 2 周；早产儿 7~9 天消退，最长可延迟到 4 周。

（3）马牙：新生儿口腔上颚中线和齿龈边缘，有黄白色、米粒大小的小颗粒，是由上皮细胞堆积或黏液腺分泌物积留形成，数周后可自然消退。

（4）乳腺肿大和假月经：男女新生儿生后 3~7 天均可出现乳腺肿大，2~3 周消退；部分女婴生后 5~7 天阴道可见少量血性分泌物，持续 1 周。上述现象均由于来自母体的雌激素突然中断所致，一般无须处理。

（5）新生儿红斑及粟粒疹：生后 1~2 天。在头部、躯干及四肢常出现大小不等的多形红斑，称为新生儿红斑。在鼻尖、鼻翼等处见因皮脂腺堆积形成小米粒大小黄白色皮疹，称为新生儿粟粒疹，几天后自然消失。

【情景任务 1、2 解析】

1. 该新生儿的胎龄和出生体重在正常范围。
2. 该新生儿胎龄 38 周+2 天，为足月儿。

任务小结

1. 新生儿分类：可根据胎龄、出生体重、出生体重与胎龄的关系、生后周龄及出生健康状况分类。
2. 新生儿特殊生理状态：生理性体重下降、生理性黄疸、马牙、乳腺肿大和假月经、新生儿红斑及粟粒疹。

思考题

单项选择题

1. 正常出生体重儿出生 1h 内体重在（　　）。

A. 1000~2000g　　B. 1000~3000g
C. 2000~4000g　　D. 2500~4000g
E. 2500~5000g

2. 正常新生儿呼吸系统的特点为（　　）。

A. 胎儿在宫内无呼吸运动　　B. 新生儿呼吸浅快，30~35 次/min
C. 呼吸呈胸式　　D. 呼吸肌发育好
E. 出生后大部分肺液由肺间质毛细血管和淋巴管吸收

3. 下列哪项不是新生儿特殊的生理状态（　　）。

A. 红臀　　B. 马牙
C. 假月经　　D. 乳腺肿大
E. 生理性黄疸

4. 新生儿，生后半小时，出生体重 2250g，皮肤毳毛多，头发细软、分条不清，乳腺无结节，足底光秃无纹理。此新生儿为（　　）。

A. 早产儿　　B. 过期产儿
C. 正常足月儿　　D. 低出生体重儿
E. 早产儿、低出生体重儿

参考答案

1. D　2. E　3. A　4. E

任务二　新生儿的日常护理

学习目标

1. 知识目标：掌握新生儿日常护理的注意事项。
2. 技能目标：能对新生儿进行日常护理，并对家属实施健康教育。

3. 素质目标：学会尊重、关心和爱护儿童，并具有认真、负责的工作态度和高尚的人文素养；具有保护儿童安全意识，能与儿童及家属进行良好沟通。

一、新生儿沐浴

婴儿的新陈代谢相对于大人要更旺盛，很容易出汗，大小便的次数也频繁。如果不及时清洗，皮肤褶皱处很容易繁殖细菌，会造成皮肤感染，所以每天都需要给婴儿沐浴。经常洗澡有利于婴儿的血液循环，帮助婴儿的皮肤呼吸，还可以通过水的压力刺激，对婴儿的皮肤和肌肉起到锻炼的作用，可以促进婴儿的生长发育。

（一）注意事项

（1）动作轻快，减少暴露，注意保暖。
（2）水或肥皂沫不得进入耳、眼内。
（3）不可用力清洗患儿头顶部的皮脂结痂，可涂液体石蜡浸润，待次日予以洗净。
（4）沐浴时注意观察全身情况。

（二）考核标准

该项操作的评分标准包含评估及准备、实施、评价 4 个方面的内容，总分为 100 分。测试时间 13min，其中环境和用物准备 3min，操作 10min（表 2-2-1）。

表 2-2-1　婴儿沐浴法（盆浴）评分标准

考核内容		评分要求	分值	扣分	得分
评估及准备（20 分）	婴儿（6 分）	核对婴儿基本信息并解释操作目的	3		
		沐浴时间选择恰当	3		
	环境（4 分）	符合沐浴要求，湿式清洁治疗车和操作台	4		
	操作者（4 分）	着装整齐	2		
		指甲已修剪，口述洗手方法正确	2		
	用物（6 分）	用物准备齐全（少一个扣 0.5 分，扣完 6 分为止）；逐一对用物进行评估，质量符合要求；按操作先后顺序放置	6		
实施（60 分）	沐浴前准备（12 分）	系好围裙，调试水温，在盆底垫大毛巾	2		
		将婴儿抱至散包台，解开包被，再次核对婴儿基本信息	4		
		评估婴儿全身情况，脱婴儿衣裤动作熟练（保留纸尿裤），用大毛巾包裹新生儿全身，口述评估情况	6		
	沐浴（32 分）	清洗头面部时抱姿正确，婴儿安全	4		
		面部清洗方法正确，动作轻柔	5		
		防止水流入耳道，方法正确	2		
		头发清洗方法正确，及时擦干	3		
		将婴儿抱回散包台，解开大毛巾，取下纸尿裤	2		
		清洗躯干时抱姿正确，换手时动作熟练，婴儿安全	9		
		按顺序擦洗婴儿全身，沐浴液冲洗干净，动作轻柔、熟练，婴儿安全	5		
		及时将婴儿抱起放于大毛巾中，迅速包裹并拭干水分	2		

续表

考核内容		评分要求	分值	扣分	得分
实施（60 分）	沐浴后处理（16 分）	婴儿脐部评估及护理方法正确	3		
		婴儿臀部护理正确	2		
		给婴儿穿衣方法正确，动作熟练	3		
		脱去围裙，将婴儿安置妥当，并告知家长沐浴情况及沐浴后的注意事项	4		
		垃圾初步处理正确	2		
		及时消毒双手，记录沐浴情况	2		
评价（20 分）		婴儿、环境、自身、用物的评估及准备工作到位	4		
		操作规范，手法正确，动作熟练，操作过程婴儿安全	4		
		和婴儿及家属沟通有效，取得合作	4		
		态度和蔼，仪表和举止大方，关爱婴儿	4		
		在规定时间内完成，每超过 1min 扣 1 分	4		
总分			100		

二、新生儿抚触

婴儿抚触也可以叫作婴儿按摩，即给婴儿按摩身体的各个部位。皮肤是人体接受外界刺激的最大感觉器官，婴儿抚触是通过双手对婴儿的皮肤和部位进行有次序、有手法技巧的抚摩，可以产生大量温和的刺激，通过皮肤的感受器传到婴儿的中枢神经系统，产生神奇的生理效应。

婴儿抚触其实是一种医疗方法，抚触从婴儿出生的那一天就已经出现了。早在分娩时，胎儿通过产道挤压，就是最初的抚触。自从有了人类就有了抚触，在自然分娩的过程中，胎儿都接受了母亲产道收缩这一特殊的抚触。而对 0~1 岁的婴儿做抚触，能在婴儿脑发育的关键期给脑细胞和神经系统以适宜的刺激，促进婴儿神经系统发育，促进体格及智力发育。

抚触还可以改善婴儿睡眠，促进婴儿正常睡眠节律的建立；抚触还可以促进婴儿的生长发育，增进食物的消化和吸收等。

（一）注意事项

（1）抚触应选择在婴儿沐浴后、游泳后、晚上临睡前或换衣服时进行，每日可进行 2~3 次，每个抚触动作可重复 4~6 次，每次抚触 15min 为宜。

（2）腹部按摩应顺时针方向进行，在脐带残端未脱落前不要按摩脐部。

（3）抚触动作要到位，用力适当。开始抚触时动作要轻柔，然后逐渐加力，让婴儿慢慢适应。

（4）抚触过程中应通过语言、目光等与婴儿进行交流，同时注意观察婴儿的反应，若有哭闹、肌张力增加、肤色改变、呕吐等则应停止抚触。

（二）考核标准

该项操作的评分标准包含评估及准备、实施、评价 4 个方面的内容，总分为 100 分。测试时间 20min，其中环境和用物准备 5min，操作 15min（表 2-2-2）。

表 2-2-2　婴儿抚触评分标准

考核内容		考核点及评分要求	分值	扣分	得分
评估及准备（13 分）	婴儿（4 分）	核对婴儿基本信息	2		
		抚触时间选择恰当	2		
	环境（3 分）	符合抚触要求	3		
	操作者（3 分）	着装整洁	1		
		手上无饰品，指甲已修剪，口述洗手方法正确	2		
	用物（3 分）	用物准备齐全（少一个扣 0.5 分，扣完 3 分为止）；逐一对用物进行评估，质量符合要求；按操作先后顺序放置	3		
实施（67 分）	抚触前准备（6 分）	解开婴儿包被，再次核对信息	2		
		检查婴儿全身情况	2		
		口述沐浴情况	1		
		将婴儿仰卧位放在浴巾上，注意保暖	1		
	头面部抚触（10 分）	倒适量润肤油于掌心，摩擦均匀，搓暖双手	2		
		头面部按顺序抚触，动作娴熟，避开囟门；情感交流合适	8		
	胸部抚触（6 分）	双手交叉进行胸部抚触，力度合适，避开乳头；情感交流合适	6		
	腹部抚触（10 分）	双手依次进行腹部抚触，动作娴熟，情感交流自然、真切	10		
	上肢抚触（10 分）	手臂、手腕、手指、掌心、手背等不同部位抚触方法正确，情感交流自然	10		
	下肢抚触（10 分）	大腿、小腿、踝部、足跟、足趾、足掌心、足背抚触方法正确，情感交流合适	10		
	背部抚触（8 分）	调整婴儿体位为俯卧位	2		
		背部和脊柱抚触方法正确，婴儿舒适	6		
	臀部抚触（3 分）	臀部抚触方法正确	3		
	抚触后处理（4 分）	检查婴儿皮肤情况，兜好尿布，及时为婴儿穿衣	1		
		婴儿安置妥当，与家长沟通有效	1		
		医用垃圾初步处理正确	1		
		洗手方法正确，记录及时	1		
评价（20 分）		操作规范，动作熟练	5		
		态度和蔼，仪表大方，关爱婴儿，操作过程中与婴儿在情感、语言、目光等方面的交流合适	5		
		与家属沟通有效，取得合作	5		
		在规定时间内完成，每超过 1min 扣 1 分	5		
总分			100		

三、臀部护理

婴儿皮肤非常娇嫩，对汗液和尿液都非常敏感。如果小屁股经常被尿液浸泡，很容易发生湿疹或尿布疹，因此臀部护理尤为重要。

（一）注意事项

（1）水温要适宜，以 35℃ ~38℃为宜。

（2）环境温度要适宜，以 24℃ ~28℃为宜，冬天要注意随时保暖，动作轻柔迅速，避免婴儿着凉。

（3）注意清洗顺序：男婴外生殖器或女婴会阴→一侧臀部→另一侧臀部→肛门。

（4）清洁男婴睾丸下面时，用手指轻轻将睾丸往上托住；清洁阴茎时，要顺着离开身体的方向擦拭，不要把包皮往上推。在男婴半岁前都不必刻意地清洗包皮，因为 4 岁左右包皮才和阴茎完全长在一起，过早地翻弄柔嫩的包皮会伤害其生殖器。

（5）女婴阴唇内侧容易积留大便，应先轻轻将其撑开，用柔软的湿纸巾或小毛巾由前向后清洗，防止肛门处的细菌进入阴道和尿道。

（二）考核标准

该项操作的评分标准包含评估及准备、实施、评价 4 个方面的内容，总分为 100 分。测试时间 8min，其中环境和用物准备 3min，操作 5min（表 2-2-3）。

表 2-2-3　臀部护理评分标准

项目	评分标准及细则		分值	扣分	得分
评估及准备（10 分）	婴儿（3 分）	体温、出生情况、臀部皮肤情况等	3		
	环境（3 分）	温度 25~28℃，湿度 50%~60%，避免对流风	3		
	用物（3 分）	根据新生儿情况准备用物：尿片、湿巾、婴儿护臀霜等（用物缺少一项扣 1 分）	3		
	操作者（1 分）	着装整洁（不整洁扣 1 分）	1		
操作流程（70 分）	环境：清洁、安静，室内温度适宜，25~28℃，冬天应开启暖空调，以防着凉（一处不符合要求扣 2 分）		5		
	打开包被，核对床号牌、床头卡及手圈的床号、姓名、性别（一处无核对扣 1 分）		5		
	脱去衣服，解送肚脐贴（未检查新生儿一般情况扣 2 分）		5		
	撤去尿布清洁臀部（水温不适宜扣 2 分）		5		
	抱起新生儿的姿势（手法不当、动作过重各扣 1 分）		5		
	清洁后用棉柔巾擦净（污染肚脐扣 3 分）		5		
	根据臀部皮肤情况选择合适的护理方法（一处不符合要求扣 1 分）		10		
	更换合适尿布（一处不符合要求扣 1 分）		5		
	需暴露，需专人看管（选择不适当扣 2 分）		5		
	尿布穿戴松紧合适（一处不符合要求扣 1 分）		5		
	穿上衣服，包裹新生儿时再次核对新生儿手圈的床号、姓名、性别和床头卡（一处不符合要求扣 1 分）		5		
	整理床单位，将新生儿置于舒适体位（一处不符合要求扣 1 分）		5		
	垃圾分类处理，整理用物，洗手，记录		5		
评价（20 分）	臀部皮肤清洁干燥，处理方法选择适当（一处不符合要求扣 1 分），操作规范，动作熟练		5		
	态度和蔼，仪表大方，关爱婴儿，操作过程中与婴儿在情感、语言、目光等方面的交流合适		5		
	与家属沟通有效，取得合作，能向家属准确告知预防臀红的方法		5		
	在规定时间内完成，每超过 1min 扣 1 分		5		
总分			100		

四、更换尿布

更换尿布是为了保持臂部皮肤清洁、干燥、舒适，防止尿液、粪便等因素对皮肤长时间的刺激，预防尿布皮炎的发生或使原有的尿布皮炎逐步痊愈。

（一）注意事项

（1）为婴儿换尿布要照顾婴儿心情，要及时检查婴儿是否排尿、排便，注意及时更换。
（2）婴儿尿布包裹时要宽松，要选择适合婴儿尺寸大小的纸尿裤，不要过紧过松。
（3）尿布容易滋生细菌，所以要经常换洗，避免造成婴儿不适。

（二）考核标准

该项操作的评分标准包含评估及准备、实施、评价4个方面的内容，总分为100分。测试时间8min，其中环境和用物准备3min，操作5min（表2-2-4）。

表2-2-4　更换尿布评分标准

考核内容		考核点及评分要求	分值	扣分	得分
评估及准备（20分）	护士准备（5分）	衣着整洁，修剪指甲，温暖双手	3		
		口述更换尿布的目的	2		
	物品准备（5分）	按需准备齐全，摆放合理、有序	5		
	婴儿准备（5分）	评估是否需要更换尿布	5		
	环境准备（5分）	温湿度适宜，播放柔和音乐	5		
更换尿布（60分）		1. 带齐用物到婴儿床边	5		
		2. 环境温暖适宜、光线充足	5		
		3. 轻轻打开婴儿盖被下端，暴露其下半身，并解开被污染的尿布	5		
		4. 操作者一手握住婴儿两脚，露出婴儿的臀部	5		
		5. 另一只手用尿布干净的一端从前向后擦净会阴及臀部	5		
		6. 取下被污染的尿布，将污染的尿布一端卷折在里面，放入尿布桶	5		
		7. 用温水擦洗臀部，再轻轻用毛巾擦干	5		
		8. 操作者一手握着婴儿两腿并轻轻提起，另一只手将干净的尿布一端垫于小儿腰部	5		
		9. 用爽身粉或护臀膏涂于婴儿臀部后，放下小儿两腿	5		
		10. 将尿布另一端折到婴儿腹部，系上松紧带或布带	5		
		11. 拉平婴儿衣服，盖好被子	5		
		12. 观察婴儿情况，洗手，记录	5		
操作评价（20分）		1. 操作规范，动作熟练、轻柔	5		
		2. 态度和蔼，仪表大方，关爱婴儿，操作过程中与婴儿在情感、语言、目光等方面的交流合适	5		
		3. 健康教育内容和方式合适	5		
		4. 在规定时间内完成，每超过1min扣1分	5		
总分			100		

任务小结

1. 新生儿沐浴：操作目的、环境温度、水温、操作手法及注意事项。
2. 新生儿抚触：操作目的、环境温度、操作步骤及注意事项。
3. 臀部护理：环境温度及水温、男婴和女婴清洗顺序、臀部状况评估及处理。
4. 更换尿布：操作步骤及注意事项。

思考题

单项选择题

1. 婴儿盆浴时为防止污水入耳的正确方法是（　　）。
A. 洗澡前用清洁棉球塞于外耳道　B. 戴防水耳塞
C. 将头部抬高　D. 用左手捂住双耳
E. 用左手拇指和中指分别将双耳廓向前折，堵住外耳道
2. 婴儿盆浴时的环境准备不正确的是（　　）。
A. 工作台面宽大　B. 整洁　C. 关闭门窗　D. 调节室温至27℃左右
E. 调节室温至35℃左右
3. 夏季婴儿盆浴法的水温是（　　）。
A. 34～35℃　B. 35～36℃　C. 37～39℃　D. 39～40℃
E. 41～42℃
4. 冬季婴儿盆浴法的水温是（　　）。
A. 34～35℃　B. 35～36℃　C. 37～38℃　D. 39～40℃
E. 41～42℃
5. 婴儿盆浴时应关闭门窗，屏风遮挡，调节室温为（　　）。
A. 18～20℃　B. 20～22℃　C. 22～24℃　D. 24～26℃
E. 26～28℃
6. 婴儿抚触的好处，下列说法不对的是（　　）。
A. 可以刺激婴儿的淋巴系统，增强抵抗力　B. 增加婴儿睡眠，改善睡眠质量
C. 帮助平复婴儿情绪，减少哭闹　D. 可以促进母婴情感交流
E. 抚触可扩大婴儿的视野
7. 给婴儿进行腹部抚触的顺序正确的是（　　）。
A. 右下腹→右上腹→左上腹→左下腹　B. 右上腹→右下腹→左上腹→左下腹
C. 右下腹→右上腹→左下腹→左上腹　D. 右上腹→右下腹→左下腹→左上腹
E. 左下腹→左上腹→右上腹→右下腹
8. 给婴儿进行头部抚触的方法错误的是（　　）。
A. 避开囟门　B. 左手置婴儿头右侧枕部
C. 用指腹从枕后触向前额发际，再滑至耳后　D. 动作开始要轻柔，慢慢增加力度
E. 抚触过程中婴儿如果出现哭闹应暂停抚触
9. 婴儿抚触从（　　）开始。
A. 出生后　B. 出生 7 天后　C. 出生 15 天后　D. 出生 28 天后
E. 出生 30 天后

10. 每次给婴儿进行抚触多长时间比较好（　　）。

A. 3min　　B. 5min　　C. 7min　　D. 10min

E. 从 5min 开始逐渐增长到 15min

参考答案

1. E　2. D　3. C　4. D　5. E　6. E　7. A　8. C　9. A　10. E

任务三　早产儿的护理

学习目标

1. 知识目标：掌握早产儿的定义与特点，早产儿的护理。
2. 能力目标：能判断早产儿与足月儿。
3. 素质目标：对早产儿具有爱心、耐心，能与患儿家长进行有效沟通，帮助家长认识早产儿。

【案例】

患儿为 G2P1，胎龄 30 周+5 天。2023 年 5 月 14 日 2：45 在医院顺产出生，羊水、脐带、胎盘未见异常，出生体重 1.2kg。出生后反应差，呼吸急促，肌张力低，四肢末端青紫。

情景任务：

1. 该患儿属于哪种类型新生儿？
2. 判断依据是什么？

早产儿又称未成熟儿，指胎龄满 28 周不足 37 周，出生体重低于 2500g，身长小于 47cm 的活产婴儿。

一、早产儿的特点

1. 外观特点

早产儿哭声轻微；颈肌软弱，四肢肌张力低下；头颅占 1/3 身长。头发少。呈细绒状；皮肤薄而红嫩多皱纹，胎毛多；耳壳软，耳周不清楚；指（趾）甲未达指（趾）尖；乳晕不清，乳腺结节不能触到；足底纹理少；男婴睾丸未降或未全降至阴囊，女婴大阴唇不能覆盖小阴唇。

2. 生理特点

（1）呼吸系统：早产儿呼吸中枢发育更不成熟，呼吸节律不规则，甚至出现呼吸暂停。呼吸暂停指呼吸停止时间达 15~20s 或以上，或虽不到 15s，但伴有心率减慢（<100 次/min），并出现发绀及肌张力减低。同时早产儿因肺泡表面活性物质少（肺泡表面活性物质可使肺泡表面张力降低，不易萎陷，有利于肺泡内保存气体），易发生肺透明膜病。

（2）消化系统：早产儿吸吮力和吞咽能力差，胃容量小，容易出现哺乳困难或乳汁误吸及胃食管反流。同时各种消化酶分泌不足，胆汁分泌少，脂肪消化吸收差，在缺氧缺血、喂养不当时，易发生坏死性小肠结肠炎。肝功能更不成熟，凝血因子缺乏易出现出血（如颅内出血等），肝葡萄糖醛酸转换酶不足，故黄疸较足月儿出现早，持续时间长，并易引起胆红素脑病。同时肝糖原贮存少、肝合成蛋白质不足，故易发生低血糖和低蛋白血症。

（3）循环系统：早产儿心率快。血压较足月儿低，毛细血管脆性高，缺氧时易致出血，部分可伴有动脉导管开放。

（4）泌尿系统：早产儿肾浓缩功能更差，易出现水电解质紊乱；肾小管排酸能力受限，用牛乳人工喂养时，因蛋白质含量和酪蛋白比例均高，晚期易引起代谢性酸中毒，故人工喂养早产儿应采用早产儿配方奶粉。

（5）血液系统：早产儿白细胞和血小板稍低于足月儿。由于早产儿红细胞生成素水平低下、先天性铁储备少、血容量迅速增加，且胎龄越小，贫血持续时间越长，程度越严重。

（6）神经系统：早产儿神经系统成熟程度与胎龄有关，胎龄愈小，功能越差，表现为原始反射愈难引出或反射不完整。早产儿易发生缺氧，导致缺氧缺血性脑病。

（7）体温调节：早产儿棕色脂肪少，体表面积大，易出现低体温和寒冷损伤综合征。早产儿汗腺发育差，环境温度高时易出现体温升高。

（8）免疫系统：早产儿免疫系统更不成熟，从母体获得的 IgG 数量少，易发生感染性疾病，且病情较重。

二、常见护理诊断/问题

（1）自主呼吸障碍。与呼吸中枢及呼吸器官发育不成熟有关。

（2）有窒息的危险。与羊水吸入、呛奶及呕吐物吸入有关。

（3）有体温失调的危险。与体温调节中枢发育不完善有关。

（4）有感染的危险。与免疫功能不足、皮肤黏膜屏障功能差有关。

（5）营养失调：低于机体需要量。与吸吮、吞咽、消化道吸收功能差有关。

三、护理目标

（1）患儿能维持有效呼吸。

（2）患儿不发生窒息或发生窒息及时处理。

（3）患儿体温维持稳定。

（4）患儿不发生感染或发生感染及时处理。

（5）患儿获得营养充足，体重逐渐增长。

四、护理措施

1. 生活护理

（1）合理喂养：早产儿应尽早母乳喂养，以防发生低血糖。母乳喂养有禁忌者，以早产儿配方奶为宜，喂奶间隔时间根据出生体重安排，1000g 以下每小时喂 1 次，1001～1499g 者每 2 小时 1 次，1500～1999g 者每 2～3 小时喂 1 次，2000～2499g 者每 3 小时喂 1 次，夜间均可适当延长。如遇到摄入量不足，一般情况欠佳，吮吸力差，胃纳欠佳且易吐的婴儿，白天晚间均以少量多次为宜。吸吮能力差和吞咽不协调者，可用滴管或鼻饲喂养，必要时静脉补充营养液。

（2）皮肤护理：早产儿在脐带脱落、创口愈合后才沐浴。在不沐浴时，上半身在暖箱内进行擦浴护理，包裹上半身后再抱出清洗臀部。体重在 1000～1500g 或以下者，可用消毒植物油或滑石粉轻擦皱褶处，以保护皮肤。选用柔软、吸水性良好的纸尿裤，在喂奶前、排便后及时更换，以保持臀部皮肤清洁、干燥。

（3）保暖：室温应该在 24～26℃，相对湿度在 55%～65%。出生后用毛巾擦干早产儿全身和头发，若体重<2000g 者，应尽早置婴儿于适中温度的暖箱保暖，并根据体重、日龄选择中性温度，喂乳、穿衣、换尿布等均在暖箱内轻柔完成，每 4～6h 测一次体温，皮肤温度应维持在 36～37℃。当体重超过 2000g，一般情况良好，食乳量正常，体温稳定时可出箱。

2. 对症护理

（1）保持呼吸道通畅：早产儿出生后立即清理口鼻分泌物，若有窒息予以拍打足底、托背、刺激皮肤等处理，仍然无反应，可用吸引球或吸管清理呼吸道，必要时气管内插管，保持呼吸道通畅，有呼吸困难或青紫者及时给予面罩吸氧。

（2）预防感染：严格执行消毒隔离制度，强化洗手意识，每次接触早产儿前后要洗手或用快速消毒液擦拭手部，避免感染。

3. 观察病情变化

严密监测早产儿体温、脉搏、呼吸等生命体征变化，观察患儿进食、精神反应、哭声、反射、面色、肤色、肢体末梢的温度等情况。

4. 心理护理

加强患儿父母的心理疏导，耐心解答患儿父母提出的问题，减轻其焦虑情绪。

5. 健康教育

（1）告知母婴同室和母乳喂养的重要性，鼓励尽早吸吮，通过肌肤、言语、眼神促进感情交流。

（2）指导父母正确喂养、保暖、日常保健与护理，学会观察日常异常反应，按时接种疫苗。

【情景任务 1、2 解析】

1. 根据胎龄分类，该患儿属于早产儿。根据出生体重分类，该患儿属于极低出生体重儿。
2. 判断依据是胎龄 30+5 周（28 周≤胎龄<37 周），出生体重 1.2kg，出生体重不足 1500g。

五、护理评价

（1）住院期间患儿是否呼吸正常。

（2）住院期间患儿是否呼吸道通畅，不发生窒息。

（3）住院期间患儿是否体温稳定。

（4）住院期间患儿是否不发生感染。

（5）住院期间患儿是否获得充足营养，体重逐渐增长。

任务小结

1. 早产儿外观特点：早产儿体重大多在 2500g 以下，身长不到 47cm，哭声轻，颈肌软弱，四肢肌张力低下，毳毛多，头发细软而乱，耳郭软，指（趾）甲未达指（趾）端，足底纹少，男婴睾丸未降或未完全下降，女婴大阴唇不能覆盖小阴唇。
2. 早产儿护理措施：维持体温，合理喂养，维持正常呼吸，预防感染，预防出血，密切观察病情。

思考题

单项选择题

1. 女足月新生儿，出生 5 天。阴道流出少量血性液体，无其他出血倾向，反应好，吸吮有力，大小便正常。正确的护理措施是（　　）。

A. 无须处理　　B. 换血治疗　　C. 局部包扎止血　　D. 静脉滴注卡巴克络

E. 连续肌内注射维生素 K_1

2. 早产儿特点，除外（　　）。

A. 体重在 2500g 以下　　B. 身长不足 47cm　　C. 乳房有结节　　D. 耳廓软骨发育软

E. 足底纹少

3. 早产儿护理中哪项不妥（　　）。

A. 预防窒息　　B. 及早输液输血　　C. 预防感染　　D. 合理营养

E. 注意保暖

4. 为了预防出血症，早产儿出生后应注射（　　）。

A. 维生素 K_1　　B. 维生素 C　　C. 维生素 B_{12}　　D. 维生素 B_6
E. 维生素 B_1

5. 有关早产儿喂养的描述，错误的是（　　）。
A. 出生后 2~4h 试喂 10%葡萄糖溶液
B. 喂养量应根据消化道的吸收能力而定
C. 喂养方式首选母乳喂养
D. 喂养后患儿取右侧卧位
E. 早产儿生长发育快，生后即供给高能量

6. 患儿，女，生后 15 天，早产儿，母乳喂养，每天 8~10 次，体重 3.2kg。该患儿室内温度应保持在（　　）。
A. 18~22℃　　B. 20~ 22℃　　C. 22~ 24℃　　D. 24~26℃
E. 26~28℃

7. 早产儿是指（　　）。
A. 胎龄满 14 周至未满 28 周的新生儿　　B. 胎龄满 28 周至未满 37 周的新生儿
C. 胎龄满 28 周至未满 42 周的新生儿　　D. 胎龄满 37 周至未满 42 周的新生儿
E. 胎龄满 42 周以上的新生儿

参考答案

1. A　2. C　3. B　4. A　5. E　6. D　7. B

任务四　新生儿窒息的护理

学习目标

1. 知识目标：熟悉新生儿窒息的病因；掌握新生儿窒息特点及新生儿心肺复苏的要点。
2. 能力目标：能为窒息新生儿进行心肺复苏。
3. 素质目标：热爱医疗卫生事业，有耐心、细心、责任心，做有“温度”的儿童健康守护者。能与患儿家长进行有效沟通，帮助家长了解新生儿窒息及护理。

【案例】

一位进入分娩早期的孕足月的经产妇入院后不久即破水，羊水内有胎粪污染，新生儿娩出后，呼吸微弱，肌张力差。

情景任务：
1. 该患儿首先考虑的情况是什么？
2. 最危险的潜在并发症是什么？
3. 如何对该患儿进行护理？

新生儿窒息（asphyxia of newborn）是指胎儿娩出后 1min 内无自主呼吸或未建立自主呼吸，导致低氧血症和混合性酸中毒。因缺氧发生呼吸循环障碍，是新生儿时期引起死亡和脑损伤的主要原因之一，需要立即抢救。

一、病因与发病机制

（一）病因

1. 孕母因素

胎盘功能障碍如前置胎盘、胎盘老化等，孕母患全身性疾病，如心肺功能不全、严重贫血、糖尿病等；孕母吸毒、吸烟或年龄大于35岁等。

2. 胎儿因素

巨大儿、早产儿、羊水或胎粪吸入、宫内感染等。

3. 分娩因素

子宫过度收缩，产程中应用药物，如麻醉剂、镇静剂、止痛药和催产药应用不当等；头盆不称、宫缩无力、臀位，采用高位产钳、胎头吸引等。

（二）病理生理

1. 呼吸改变

（1）原发性呼吸暂停：在缺氧初期发生的，患儿暂时性呼吸暂停，患儿肌张力仍存在，心率先增快而后减慢，血压稍升高，伴有发绀，此时若及时解除病因，清理呼吸道，给予物理刺激即可恢复自主呼吸。

（2）继发性呼吸暂停：若未解除病因，缺氧持续存在，则在原发性呼吸暂停的基础上，继而出现呼吸停止，即发生继发性呼吸暂停。此时，患儿心率和血压持续下降，肌张力下降，需及时给予正压通气，方可恢复自主呼吸，否则将死亡。

2. 各器官功能损伤

在窒息早期，机体由于代偿反应体内血液重新分布，以保证心、肺、肾等重要器官的血流量，同时心肌收缩力增强，心率增快，外周血压轻度上升；但若窒息持续存在，出现持续性低氧血症，心、脑、肾等的血流量也减少，心率及动脉血压下降，发生多器官功能的损伤。

3. 血液生化改变

缺氧会引起 PaO_2 下降、$PaCO_2$ 升高，pH 降低及酸中毒；酸中毒还可抑制胆红素与血浆白蛋白的结合，降低肝内酶的活力而使间接胆红素升高，导致高胆红素血症；且窒息缺氧时糖代谢紊乱，早期出现高血糖，随之会出现血糖下降。

二、护理评估

（一）健康史

了解母亲妊娠期的健康情况、胎儿状况、胎动情况、新生儿出生时是否异常等。

（二）临床表现

1. 胎儿缺氧（宫内窒息）

早期表现为胎动次数增加，胎心率加快（≥160次/min）；晚期胎动减弱甚至消失，胎心率减慢或不规则，羊水被胎粪污染。

2. 新生儿窒息

临床上通常用 Apgar 评分来判断新生儿窒息的程度（具体标准见表 2-4-1）。分别于生后 1min、

5min 和 10min 进行评分，8~10 分为正常，4~7 分为轻度窒息，0~3 分为重度窒息。其中，1min 评分主要是反映患者窒息的严重程度；5min 和 10min 评分主要用于判断患儿的预后；5min 后评分仍低于 6 分者，影响神经系统可能性较大，预后较差。

表 2-4-1　新生儿 Apgar 评分标准表

体征	评分标准		
	0	1	2
皮肤颜色	青紫或苍白	躯干红、四肢青紫	全身红
心率（次/min）	无	<100	>100
弹足底或插鼻管反应	无反应	有动作，如皱眉	哭，打喷嚏
肌张力	松弛	四肢略屈曲	四肢活动
呼吸（次/min）	无	慢、不规则	正常、哭声响亮

3. 多器官功能损害

大多数患儿经及时抢救能够恢复自主呼吸，心率正常，哭声响亮。少数患儿病情继续发展并累及重要脏器而进入危重状态。

（1）中枢神经系统：缺氧缺血性脑病和颅内出血。缺氧缺血性脑病主要表现为意识障碍、肌张力及原始反射的改变、惊厥、颅内压增高等神经系统症状，有些患儿会出现颅内出血。

（2）呼吸系统：发生羊水或胎粪吸入综合征、肺透明膜病等。

（3）循环系统：出现心肌损伤、心力衰竭和心源性休克等。

（4）泌尿系统：肾衰竭、肾静脉血栓形成等。

（5）消化系统：应激性溃疡、坏死性小肠结肠炎、高胆红素血症等。

（三）心理-社会状况

了解家长对本病严重性及预后的认识，如果患儿残疾，家长可能会出现悲伤、失望、焦虑等反应。

（四）辅助检查

血气分析可显示呼吸性酸中毒或代谢性酸中毒。当胎儿头皮血 pH≤7.25 时提示胎儿有严重缺氧，需准备各种抢救措施。出生后应多次监测 pH、$PaCO_2$ 和 PaO_2，作为应用碱性溶液和供氧的依据。根据病情需要还可选择性监测血糖、血电解质、血尿素氮及肌酐等生化指标。

（五）治疗要点

1. 积极预防及治疗孕母疾病

孕母应按时产检，做好血压监测，严格控制血糖水平，预防妊娠高血压综合征、妊娠期糖尿病等疾病；孕母如患有心脏病、糖尿病、肾脏疾病等慢性或严重疾病，应在专业医生的指导下进行治疗和管理，以确保母婴的安全。

2. 预估风险

预估胎儿娩出后是否有窒息危险，充分做好各项准备工作，如人员配置、仪器、药物的准备等。

3. 早期复苏

早期预测胎儿娩出后有窒息危险时，应做好充分准备工作，包括人员、仪器、药物等。尽早按 ABCDE 复苏方案进行复苏，即 A（air way）清理呼吸道、B（breathing）建立呼吸、C（circulation）维持正常循环、D（drugs）药物治疗、E（evaluation）评估。其中，A 是根本，B 是关键。复苏后评估患儿的呼吸、心率、皮肤颜色等。

三、常见护理诊断/问题

（1）自主呼吸障碍。与呼吸道梗阻、羊水等吸入有关。
（2）气体交换功能受损。与缺氧致低氧血症和高碳酸血症有关。
（3）潜在并发症：颅内出血、缺氧缺血脑病。
（4）恐惧（家长）。与病情危重及预后不良有关。

【情景任务 1、2 解析】

1. 该患儿首先考虑的情况是新生儿窒息，诊断依据：新生儿娩出后，呼吸微弱，肌张力差。
2. 最危险的潜在并发症是颅内出血、缺氧缺血性脑病。

四、护理目标

（1）住院期间患儿呼吸型态正常，无呼吸停止。
（2）住院期间患儿呼吸道通畅，生命体征平稳。
（3）住院期间家长紧张、焦虑心情缓解，能配合治疗。

五、护理措施

1. 维持自主呼吸

积极配合医生，立即按 ABCDE 程序进行复苏。

（1）清理呼吸道（A）：将患儿放置在已预热的远红外辐射保暖台上，尽量减少散热。患儿取仰卧位，肩部垫高 2～3cm，使颈部稍后伸，使气道平直。及时清除口腔及气道分泌物。

（2）建立呼吸（B）：可先采用触觉刺激如拍打或弹足底促使呼吸恢复，如出现正常呼吸，心率>100 次/min，皮肤红润可继续观察；如仍无自主呼吸或心率<100 次/min，立即用复苏器加压给氧，面罩应密闭口、鼻；通气频率为 30～40 次/min；压力大小应根据患儿体重和肺部情况而定，氧气流量为 5～6L/min；通气有效可见胸廓起伏。如患儿仍无自主呼吸需行气管插管术。对于窒息严重估计需长时间复苏的患儿，必要时生后立即进行气管插管，不必先用面罩复苏。

（3）维持正常循环（C）：采用胸外心脏按压，有双指法和拇指法，一般采用拇指法，操作者双拇指并排或重叠于患儿胸骨体中下 1/3 处，按压频率为 100～120 次/min（按压与通气比例为 3∶1），按压深度至少胸廓前后径的 1/3，按压有效时的标准是可摸到颈动脉和股动脉搏动。

（4）药物治疗（D）：胸外心脏按压不能恢复正常循环，可给予 1∶10000 肾上腺素 0.1～0.3mL/kg 静脉或气管内注入。根据病情及时扩容、纠正酸中毒、低血糖、低血压等。

（5）评估（E）：复苏步骤中，及时评估患儿的情况，然后再决定下一步骤操作。

2. 复苏后的护理

（1）保暖：在复苏的整个过程中，可将患儿置于远红外保暖台上，复苏成功患儿病情稳定后置温箱中保暖或热水袋保暖，维持患儿体温在 37℃左右。

（2）复苏后监护：监护主要内容为体温、呼吸、心率、血压、尿量、肤色和窒息所导致的神经系统症状；注意酸碱平衡失调、电解质紊乱、大小便异常、感染和喂养困难等问题。认真观察并做好相关记录。

（3）输液时注意观察药物的不良反应，对于有肾功能损伤的患儿要注意输液的量及速度。

（4）预防感染：严格执行无菌操作技术，勤洗手是防治感染的重要环节，同时要加强环境管理。凡气管插管，疑有感染可能者，应用抗生素预防感染。

3. 心理护理

及时向家长解释患儿病情，消除家长焦虑的心理，让家长意识到大多数患者及时治疗都能脱离危险，增强家长战胜疾病的信心，积极配合治疗；同时让家长了解患儿的预后，做好后期康复治疗的心理准备。

4. 健康教育

告知孕母注意妊娠期保健，监测胎动，防止早产。

【情景任务 3 解析】

该患儿的护理措施有：积极配合医生，立即按 ABCDE 程序进行复苏。

六、护理评价

（1）住院期间患儿是否呼吸正常。

（2）住院期间患儿呼吸道是否通畅，生命体征是否平稳。

（3）住院期间家长紧张、焦虑心情是否缓解，是否能配合治疗。

任务小结

1. 新生儿窒息病因：主要由胎儿原因、分娩原因及孕母原因引起，发生率高，处置不当会留有神经系统后遗症。

2. 常见的临床表现：①胎儿缺氧表现为胎动次数，胎心率的改变，羊水被胎粪污染。②新生儿窒息通常用 Apgar 评分来进行判断，8~10 分为正常，4~7 分为轻度窒息，0~3 分为重度窒息。

3. 治疗和护理要点：预防及治疗孕母疾病，估计胎儿娩出情况，及时复苏。

思考题

单项选择题

1. 新生儿轻度窒息的临床表现，下述错误的是（　　）。

A. Apgar 评分 6 分　　B. 心率 100 次/min

C. 肌张力好　　D. 叹息样呼吸

E. 全身皮肤呈青紫色

2. 抢救新生儿窒息时应注意保暖，其措施是（　　）。

A. 用厚毛毯包紧　　B. 立即穿上衣物

C. 卧于母亲胸前　　D. 立即给予热水沐浴

E. 迅速擦干全身羊水

3. 下述哪项不属于新生儿窒息的复苏程序（　　）。

A. 药物治疗　　B. 建立呼吸

C. 清理呼吸道　　D. 维持正常循环

E. 产后半小时母乳喂养

参考答案

1. E　2. E　3. E

任务五　新生儿黄疸的护理

学习目标

1. 知识目标：熟悉新生儿黄疸的病因、发病机制及新生儿 ABO 溶血的特点；掌握新生儿黄疸特点及护理措施。

2. 能力目标：能分析新生儿黄疸的特点及病因。

3. 素质目标：热爱医疗卫生事业，有耐心、细心、责任心，做有"温度"的儿童健康守护者。能与患儿家长进行有效沟通，帮助家长了解新生儿黄疸及护理。

【案例】

一足月新生儿，第 1 胎第 1 产，出生后 18h 出现黄疸，肝肋下 2cm，已排胎便。血清总胆红素 300μmol/L，新生儿血型 A 型，Rh 阳性；母血型 O 型，Rh 阳性。

情景任务：

1. 该患儿首先考虑的情况是什么？

2. 最危险的潜在并发症是什么？

3. 如何对该患儿进行护理？

新生儿黄疸（neonatal jaundice）又称新生儿高胆红素血症，是胆红素在体内积聚而引起皮肤、巩膜或其他器官黄染的现象。它分为生理性黄疸和病理性黄疸两类，生理性黄疸由新生儿胆红素代谢特点所致；若在某些诱因作用下或患某些疾病时黄疸加重，发展成病理性黄疸。严重病理性黄疸可导致胆红素脑病（又称核黄疸），常引起死亡或严重后遗症。

一、病因与发病机制

1. 新生儿胆红素代谢特点

（1）胆红素生成较多：新生儿每日生成的胆红素约为 8.8mg/kg，超过成人（3.8mg/kg）的 2 倍，其原因：①生后过多的红细胞破坏。②新生儿红细胞寿命比成人短。③肝和其他组织中的旁路血红素及骨髓红细胞前体较多。

（2）运转胆红素能力不足：刚出生的新生儿常有不同程度的酸中毒，影响胆红素与清蛋白的联结。早产儿清蛋白数量较足月儿少，影响胆红素的联结运送。

（3）肝功能发育未完善：①新生儿刚出生时肝 Y、Z 载体蛋白含量低，影响肝细胞对胆红素的摄取。②肝细胞内尿苷二磷酸葡萄糖醛酸基转移酶不足且活力低，不能将非结合胆红素有效转变为结合胆红素，以至于非结合胆红素潴留在血液中。③肝排泄结合胆红素的功能差。

（4）肠肝循环特点：刚出生的新生儿肠道内正常菌群尚未建立，不能将进入肠道的胆红素还原成尿胆原、粪胆原排出体外，加之新生儿肠道内 β-葡萄糖醛酸苷酶活性较高，将结合胆红素水解成葡萄糖醛酸及非结合胆红素，后者再被肠壁吸收经门静脉到达肝，加重肝负担。

2. 其他原因引起的黄疸

各种原因都可以导致黄疸，尤其当患儿饥饿、缺氧、便秘、脱水、酸中毒及颅内出血时，更易发生黄疸或使黄疸加重。

二、新生儿黄疸的分类

1. 生理性黄疸

由于胆红素代谢特点，60%足月儿和 80%以上早产儿在生后 2~3 天即出现黄疸，4~5 天达高峰，5~7 天消退，最迟不超过 2 周，未成熟儿可延迟至 3~4 周，血清胆红素足月儿<221μmol/L（12.9mg/dL），早产儿<257μmol/L（15mg/dL），小儿一般情况良好，食欲正常。

2. 病理性黄疸（高胆红素血症）

具备下列任何一项即为病理性黄疸：①黄疸出现过早（24h 内）。②黄疸程度重：血清胆红素迅速增高，血清胆红素足月儿>221μmol/L（12.9mg/dL），早产儿>257μmol/L（15mg/dL）。③黄疸进展快：每日上升>85μmol/L（5mg/dL）。④黄疸持续时间过长或黄疸退而复现，足月儿>2 周，早产儿>4 周。⑤黄疸退而复现。⑥血清结合胆红素>34μmol/L（2mg/dL）。但临床发现，即使早产儿的血清胆红素水平<257μmol/L（15mg/dL），也可发生胆红素脑病。因此，采用日龄或小时龄胆红素值进行评估，可能更合理，同时也根据不同小时龄或日龄，以及是否存在高危因素来综合评估。

三、护理评估

（一）健康史

1. 感染性疾病

新生儿肝炎、新生儿败血症及其他感染。

2. 非感染性疾病

新生儿溶血、胆道闭锁、母乳性黄疸、遗传性疾病、药物性黄疸等。

（二）临床表现

1. 感染性疾病

（1）新生儿肝炎：一般黄疸于生后 2~3 周出现，并逐渐加重，伴畏食、体重不增、大便色浅，尿色深黄，肝（脾）大。以结合胆红素增高为主，伴肝功能异常。

（2）新生儿败血症及其他感染：黄疸于 1 周内出现，或黄疸退而复现并进行性加重，伴全身中毒症状，有感染病灶，以脐炎、皮肤脓疱疹引起最多见。早期以非结合胆红素增高为主，晚期则以结合胆红素增高为主。

2. 非感染性疾病

（1）新生儿溶血：是母、婴血型不合，母血中血型抗体通过胎盘进入胎儿循环，发生同族免疫性溶血。ABO 溶血病约占新生儿溶血病的 85.3%，Rh 溶血病占 14.6%。绝大多数 Rh 溶血病患者在生后 24h 内出现黄疸，而 ABO 溶血病多在生后第 2~3 天出现。血清胆红素以非结合型为主。还可出现贫血、肝脾大、核黄疸等。

（2）胆道闭锁：黄疸生后 1~3 周出现，并逐渐加重，皮肤呈黄绿色，肝进行性增大、质硬、光滑，粪便呈灰白色（陶土色）。如不及时治疗 3~4 个月后可发展为胆汁性肝硬化。

（3）母乳性黄疸：一般于母乳喂养后 4~5 天出现黄疸，持续升高，以非结合胆红素增加为主，2~3 周达高峰，1~4 个月逐渐消退。患儿一般状态良好，停喂母乳 3~4 天黄疸明显下降。

（4）葡萄糖-6-磷酸脱氢酶缺乏症：是一种常见的遗传性疾病，由于体内葡萄糖-6-磷酸脱氢酶（G-6-PD）基因突变所致。接触或服用氧化性药物（如氯喹、乙酰苯肼、磺胺类、呋喃妥英、黄连素、金银花等）、摄入某种食物（如蚕豆）、感染（如肝炎病毒、巨细胞病毒、肺炎链球菌、伤寒沙门菌等）等均可诱发急性发作性溶血。它多发生于患儿出生后 2~4 天，也可提前至生后 24h 内，主要表现为皮肤、巩膜黄染，部分患儿可能会发展为胆红素脑病。

3. 胆红素脑病

胆红素脑病是新生儿溶血症最严重的并发症。当血清未结合胆红素浓度超过 342μmol/L(20mg/dL)时，可通过血脑屏障，引起神经系统损伤，主要发生在出生后 2~7 天，早产儿多见。典型临床表现包括警告期、痉挛期、恢复期及后遗症期。

（1）警告期：嗜睡、吸吮无力、肌张力下降及各种反射减弱等，持续 12~36h。

（2）痉挛期：双眼凝视、肌张力增高、前囟隆起、尖叫、惊厥、发热等，持续 12~36h。

（3）恢复期：及时治疗患儿会出现呼吸好转，肌张力及体温等恢复，持续约 2 周。

（4）后遗症期：手足徐动症、听力下降、眼球运动障碍、智力落后等，持续终身。

（三）心理-社会状况

由于家长对新生儿黄疸病因、并发症、预后等知识缺乏，表现出担忧、焦虑或忽视，后者常使黄疸较重的患儿未得到及时治疗及护理帮助。评估家庭气氛及家庭成员的密切关系，了解家庭及居住地区有无导致新生儿黄疸的遗传病等。

（四）辅助检查

1. 胆红素测定

测定血清总胆红素浓度，包括血清直接和间接胆红素浓度。

2. 血型检测

血型检测可见母子血型不合，红细胞、血红蛋白降低及网织红细胞、有核红细胞增多，血清胆红素增高，以及三项试验，即改良抗人球蛋白试验（改良 Coombs 试验）、患儿红细胞抗体释放试验、患儿血清游离抗体试验阳性。

3. 肝胆超声和核素显像

检查肝大小、胆道发育状况。

（五）治疗要点

1. 生理性黄疸

一般不需特殊治疗，黄疸期间应注意供给水分及葡萄糖，多可以自行消退。血清胆红素>171μmol/L时，每天监测胆红素，以免延误诊断及治疗。

2. 病理性黄疸

（1）寻找原因，针对不同病因进行治疗。

（2）降低血清胆红素：①提早喂养。②应用酶诱导剂、血浆和清蛋白，防止胆红素脑病发生。③蓝光疗法，减少血中未结合胆红素。④换血治疗。

（3）保护肝：预防和控制病毒、细菌感染，避免使用对肝细胞有损害作用的药物。

（4）纠正缺氧和水、电解质紊乱，维持酸碱平衡。

四、常见护理诊断/问题

（1）潜在并发症：胆红素脑病。

（2）有体液不足的危险。与光照疗法导致的不显性失水增多有关。

（3）恐惧(家长)。与患儿病情危重有关。

（4）有窒息的危险。与惊厥、昏迷有关。

【情景任务 1、2 解析】

1. 该患儿首先考虑的情况是：新生儿黄疸，新生儿 ABO 溶血。诊断依据如下。

（1）患儿为足月新生儿，有高胆红素。

（2）新生儿血型 A 型，Rh 阳性；母血型 O 型，Rh 阳性。

2. 最危险的潜在并发症是胆红素脑病。

五、护理目标

（1）住院期间患儿黄疸数值下降，不发生胆红素脑病。

（2）住院期间患儿能得到充足的营养和水分。

（3）住院期间家长紧张、焦虑心情缓解，能配合治疗。

（4）住院期间患儿神志清醒，不发生惊厥、昏迷。

六、护理措施

1. 密切观察病情，预防胆红素脑病

（1）密切观察病情：注意皮肤、巩膜、大小便的色泽，根据患儿皮肤黄染的部位和范围，估计血清胆红素增高的程度，判断其转归。注意生命体征和神经系统的表现，如患儿出现拒食、嗜睡、肌张力减退等胆红素脑病的早期表现，立即通知医生，做好抢救准备。

（2）保暖：体温维持在 36~37℃，低体温影响胆红素与清蛋白的结合，使黄疸加重。

（3）尽早喂养：刺激肠道蠕动，促进胎便排出。同时，有利于肠道建立正常菌群，减少胆红素的肝肠循环，从而减轻黄疸程度。应耐心喂养，按需调整喂养方式如少量多次、间歇喂养等，保证奶量摄入。

（4）针对病因的护理，预防胆红素脑病：遵医嘱实施光照疗法（评分标准见表 2-5-1）和换血疗法，并做好相应护理。遵医嘱给予清蛋白和酶诱导剂。纠正酸中毒，以利于胆红素和清蛋白的结合，减少胆红素脑病的发生。控制感染，纠正低血糖，避免使用维生素 K_3 等。

表 2-5-1　光照疗法评分标准

<table>
<tr><th colspan="2">考核内容</th><th>考核点及评分要求</th><th>分值</th><th>扣分</th><th>得分</th></tr>
<tr><td rowspan="7">评估及准备
（20 分）</td><td rowspan="2">患儿
（6 分）</td><td>核对信息</td><td>2</td><td></td><td></td></tr>
<tr><td>明确入箱指征，向患儿家长解释清楚并取得配合</td><td>4</td><td></td><td></td></tr>
<tr><td>环境
（2 分）</td><td>环境清洁、光线充足，温湿度适宜</td><td>2</td><td></td><td></td></tr>
<tr><td rowspan="2">操作者
（6 分）</td><td>着装整洁，仪表端庄，剪短指甲，摘下手表及饰品，佩戴挂表</td><td>2</td><td></td><td></td></tr>
<tr><td>洗净双手（七步洗手法），并温暖双手</td><td>4</td><td></td><td></td></tr>
<tr><td>用物
（6 分）</td><td>尿布、遮光眼罩、毛巾、盆子、蒸馏水、消毒液、小床单、蓝光箱、新生儿模型、新生儿床单位、医用垃圾桶、生活垃圾桶、室温计</td><td>6</td><td></td><td></td></tr>
</table>

续表

考核内容		考核点及评分要求	分值	扣分	得分
实施（60分）	入箱前准备（16分）	再次核对患儿信息	4		
		清洁光疗箱，湿化器内加蒸馏水	4		
		接通电源，检查光疗箱的性能和灯管亮度	4		
		根据患儿体温、体重、日龄设置光疗箱的温度、湿度，启动灯管	4		
		洗手，给患儿沐浴清洁皮肤，剪短指甲，禁止涂抹油类及粉剂，戴眼罩，裹尿布	4		
	入箱后护理（36分）	将患儿放置在已预热好的光疗箱内，记录开始照射的时间	5		
		单面光疗箱每2h翻身一次，可取仰卧位、侧卧位、俯卧位，俯卧位时需专人看护，避免堵住口鼻影响呼吸	5		
		监测体温和箱温变化：每2h监测体温1次，根据体温调节箱温	4		
		保证水分和营养供给，按医嘱静脉补液，按需喂奶，因光疗不显性失水增加，应在两次喂奶之间喂水	5		
		观察患儿精神反应、生命体征、皮肤颜色、大小便颜色及形状、皮肤有无皮疹、四肢肌张力及黄疸进展情况	5		
		光照过程中患儿出现烦躁、嗜睡、高热、皮疹、呕吐、拒奶、腹泻及脱水等症状时，应及时与医师联系，妥善处理	6		
		光疗结束后，关闭灯管，洗手，将患儿抱出光疗箱	2		
		摘掉眼罩，去除尿布，沐浴清洁皮肤，检查皮肤有无破损、皮疹	4		
	出箱护理（8分）	穿好衣服，裹好尿布，包裹婴儿，放于床单位或暖箱中	4		
		记录出箱时间及灯管使用时间	2		
		切掉电源，将湿化器水箱内的蒸馏水倒掉，做好清洁消毒工作	2		
操作评价（20分）		操作规范，动作熟练、轻柔			
		态度和蔼，仪表大方，关爱婴儿，操作过程中与婴儿在情感、语言、目光等方面的交流合适			
		健康教育内容和方式合适			
		在规定时间内完成，每超过1min扣1分			
总分			100		

2. 供给充足水分

光疗期间在两次喂奶间加喂5%葡萄糖溶液10mL/kg，以保证水分供给。按医嘱补充液体。

3. 心理护理

护理人员应经常与家长沟通，耐心解答家长的询问，主动介绍患儿病情及治疗护理方案，减轻家长的焦虑和恐惧，积极配合治疗，促进患儿早日康复。

4. 健康教育

（1）讲解黄疸病因及临床表现，介绍蓝紫光疗法及换血疗法的治疗作用，说明本症病因的复杂性，病因不同其预后也不同，使家长在心理上有充分的准备从而消除家长的担忧，并积极配合医疗护理工作。

（2）既往有新生儿溶血症流产或死胎的孕妇，应讲解产前检查和胎儿宫内治疗的重要性，防止新生儿出生时溶血症的发生。

（3）母乳性黄疸的患儿，母乳喂养可暂停1~4天或改为隔次母乳喂养，黄疸消退后再恢复母乳喂养。

【情景任务3解析】

该患儿的护理措施如下。

（1）密切观察病情：注意皮肤、巩膜、大小便的色泽。

（2）保暖：体温维持在36~37℃。

（3）尽早喂养：刺激肠道蠕动，促进胎便排出。同时，有利于肠道建立正常菌群，减少胆红素的肝肠循环，从而减轻黄疸程度。

（4）针对病因的护理，遵医嘱实施光照疗法和换血疗法，给予清蛋白和酶诱导剂，预防胆红素脑病的发生。给予控制感染、纠正低血糖等对症支持治疗。

（5）心理护理：及时向家长解释病情，并给予支持和安慰，减轻其紧张和恐惧心理。

七、护理评价

（1）患儿是否不发生胆红素脑病。

（2）患儿能否得到充足的水分及营养，不发生脱水。

（3）患儿家长紧张、焦虑心情是否缓解，能配合治疗。

（4）患儿神志是否清醒，不发生惊厥、昏迷。

任务小结

1. 新生儿黄疸病因：是新生儿时期常见症状。生理性黄疸由自身胆红素代谢特点所致。病理性黄疸病因：①感染性疾病，新生儿肝炎、新生儿败血症及其他感染。②非感染性疾病，新生儿溶血、胆道闭锁、母乳性黄疸、遗传性疾病、药物性黄疸等。

2. 常见的临床表现：胆红素升高，严重者可以并发胆红素脑病导致残疾或死亡。

3. 治疗和护理要点：光照疗法；根据病情遵医嘱给予保暖、控制感染、纠正低血糖、输注白蛋白等对症支持治疗。

思考题

单项选择题

1. 新生儿出现生理性黄疸主要是因为（　　）。

A. 新生儿胆道狭窄　　B. 新生儿胆汁黏稠
C. 新生儿胆囊较小　　D. 生后过多的红细胞破坏
E. 肝形成胆红素能力强

2. 关于生理性黄疸描述错误的是（　　）。

A. 早产儿可延迟至3周消退　　B. 生后2~3天开始出现黄疸
C. 表现为食欲下降，哭声低弱　　D. 足月儿黄疸持续时间不超过2周
E. 血清胆红素浓度<221μmol/L

3. 新生儿黄疸在出生后24h内出现者应首先考虑（　　）。

A. 母乳性黄疸　　B. 新生儿肝炎　　C. 新生儿败血症　　D. 新生儿溶血症
E. 先天性胆管闭锁

4. 新生儿病理性黄疸的特点是（　　）。

A. 生后2~3天出现黄疸
B. 生后10天消退

C. 早产儿胆红素低于 257μmol/L
D. 吃奶少，精神差，足月儿胆红素浓度在 257μmol/L 以上
E. 多见于早产儿

5. 新生儿黄疸最严重的是（　　）。
A. 胆红素脑病　B. 母乳性黄疸　C. 胆红素败血症　D. Rh 血型不合溶血
E. ABO 血型不合溶血

6. ABO 溶血症可发生于（　　）。
A. 母 A 型，父 AB 型，婴儿 O 型　B. 母 O 型，父 AB 型，婴儿 B 型
C. 母 AB 型，父 O 型，婴儿 A 型　D. 母 O 型，父 AB 型，婴儿 AB 型
E. 母 O 型，父 B 型，婴儿 A 型

参考答案

1. D　2. C　3. D　4. D　5. A　6. B

任务六　新生儿缺氧缺血性脑病的护理

学习目标

1. 知识目标：掌握新生儿缺氧缺血性脑病的临床表现、治疗要点、常见护理诊断和护理措施；熟悉缺氧缺血性脑病的病因；了解缺氧缺血性脑病的发病机制。

2. 能力目标：能运用护理程序为新生儿缺氧缺血性脑病患儿实施整理护理。

3. 素质目标：对新生儿具有爱心、耐心，能与患儿家长进行有效沟通，帮助家长了解新生儿缺氧缺血性脑病及护理。

【案例】

新生儿，出生第 2 天，出生时有窒息史，Apgar 评分 2 分，今发现患儿嗜睡，肌张力低下，有惊厥。查体：双侧瞳孔缩小，对光反应迟钝，前囟膨隆。

情景任务：

1. 该患儿首先考虑的情况是什么？
2. 最危险的潜在并发症是什么？
3. 如何对该患儿进行护理？

新生儿缺氧缺血性脑病（hypoxic-ischemic encephalopathy，HIE）是各种因素引起的缺氧和脑血流的减少或暂停而导致的胎儿或新生儿的脑损伤。它是新生儿窒息后的严重并发症之一。病情重，病死率高，幸存者常留下永久性神经功能缺陷，如智力障碍、脑性瘫痪等。

一、病因与发病机制

1. 病因

凡能引起胎儿和新生儿缺氧和缺血的因素都能引起新生儿缺氧缺血性脑病。

（1）孕母患心肺功能不全、严重贫血、高血压、不良嗜好（吸毒等）、糖尿病等疾病及高龄等各种原因。

（2）前置胎盘、胎盘早剥、胎盘老化；脐带脱垂、绕颈、打结等胎盘脐带原因。

（3）早产儿、巨大儿、先天畸形、羊水或胎粪吸入、宫内感染等胎儿原因。

（4）新生儿出生后窒息，患有严重肺部疾病、心脏疾病等原因。

其中新生儿出生后窒息是新生儿缺氧缺血性脑病的主要原因。

2. 发病机制

窒息开始时，体内血液重新分布以保证心、脑、肾上腺等生命器官的血流量，心肌收缩力增强，心率增快，外周血压轻度上升；如持续低氧，心、脑、肾上腺等的血流量也减少，心率及动脉血压下降，使脑血流量显著减少，可引起缺血性损伤，足月儿易损伤区在大脑矢状旁区的脑组织，早产儿易损伤区在脑室周围白质。严重时可造成脑实质及脑室周围血管的破裂出血；严重的缺氧缺血导致脑细胞生化代谢障碍，细胞膜离子泵的功能受损，细胞内水钠增多而肿胀引起脑水肿；出现钙通道异常，大量钙离子进入细胞内导致脑细胞不可逆性损害；此外，缺氧缺血时，氧自由基产生增多，清除减少，会进一步加重脑水肿。

二、护理评估

（一）健康史

了解母亲妊娠期的健康情况，胎儿情况，患儿出生时是否难产、有无窒息、严重肺部疾病、心脏疾病等。

（二）临床表现

HIE 症状多出现在生后 3 天内，主要症状有意识障碍、肌张力及原始反射的改变、惊厥、脑水肿、颅内压增高等神经系统症状。根据病情程度的不同，可分为轻、中、重三度。

1. 轻度

在生后 24h 内症状最明显，以兴奋症状为主，主要表现为兴奋、易激惹，肢体可出现颤动，吸吮反射正常，拥抱反射稍活跃，肌张力正常或增强，呼吸平稳，前囟平，瞳孔无改变，一般不出现惊厥。上述症状一般于 3~5 天逐渐减轻，患儿预后良好。

2. 中度

生后 24~72h 最明显，表现为反应迟钝，嗜睡，肌张力减低，吸吮反射和拥抱反射均减弱。大多数患者可出现惊厥、前囟张力正常或稍高，瞳孔缩小，对光反应迟钝。症状多在 1 周左右消失。少数病情恶化者，可出现反复抽搐、嗜睡程度加深甚至昏迷，很可能留有后遗症。

3. 重度

在生后 72h 症状最明显，以抑制症状为主，表现为意识不清，常处于昏迷状态，肌张力消失，各种反射消失，反复呼吸暂停，瞳孔不等大或散大，对光反应差，心率减慢，惊厥频繁发作。本型死亡率高，存活者多数留有神经系统后遗症。

（三）心理–社会状况

了解家长对本病严重性及预后的认识，如果患儿残疾，家长可能会出现悲伤、失望、焦虑等反应。

（四）辅助检查

1. 影像学检查

头颅 B 超和 CT 检查可帮助确定病变部位、范围及有无颅内出血等情况。其中，CT 检查在生后 2~5 天为宜。

2. 脑电图

反映脑功能障碍，可显示低电压等电位的改变。

3. 血生化检查

血清钠、钙、镁及血糖降低。

（五）治疗要点

主要针对缺血缺氧所致的脑功能损伤，保持内环境的稳定，控制惊厥和脑水肿的发生，主要措施为支持疗法和对症处理。

1. 支持疗法

（1）维护良好的通气和换气功能，使血气和 pH 保持在正常范围，可根据病情不同采取不同方式的氧疗，必要时人工通气；有酸中毒的应用 5%碳酸氢钠纠正，24h 之内使血气分析达到正常范围。

（2）维持各器官血流的灌注，使心率和血压保持在正常范围。根据病情应用多巴胺保持脑血流灌注，也可选用胞磷胆碱、脑活素等恢复脑细胞功能等。

（3）维持血糖水平在正常的高值（5.0mmol/L），以保持神经细胞代谢所需能量。及时监测血糖，调整静脉输入葡萄糖浓度，一般 6~8mg/(kg·min)，根据病情尽早开奶或喂糖水保证能量的摄入。

（4）观察记录生命体征、瞳孔、意识等。

2. 对症处理

（1）控制惊厥：患儿出现惊厥时，应立即遵医嘱给予止惊剂或穴位刺激止惊；保持呼吸道通畅，平卧或抬高头肩 15°~30°，头侧位，清除口鼻分泌物；保持安静，少搬运；吸氧；按医嘱给镇静剂，首选苯巴比妥，首次负荷量为 20mg/kg，12h 后给维持量 5mg/(kg·d)，共用 3~5 天。也可加用 10%水合氯醛，0.5mL/kg，稀释后保留灌肠。安定类药物应用时应密切观察呼吸状况。

（2）降低颅内压：如有颅内高压表现，要限制液体入量，并及时应用甘露醇，0.5~1g/kg，静脉注射，酌情 6~12h 一次，使颅内压明显下降，疗程为 3~5 天。

（六）常见护理诊断/问题

（1）潜在并发症：颅内压增高。

（2）有失用综合征的危险。与缺氧缺血导致的脑损伤有关。

（3）恐惧。与病情危重有关。

【情景任务 1、2 解析】

1. 该患儿首先考虑的情况是新生儿缺氧缺血性脑病，诊断依据如下。

（1）患儿为新生儿，有窒息史，Apgar 评分 2 分。

（2）有缺氧缺血性脑病的临床表现。

2. 最危险的潜在并发症是颅内压升高。

（七）护理措施

1. 生活护理

保持室内空气新鲜，环境安静，注意保暖，必要时可放入暖箱。合理进行喂养，适当延迟开奶时间，病情严重者可给予静脉营养，保证营养及液体的摄入。

2. 观察病情变化

（1）氧疗：根据病情选择合适的给氧方法，维持动脉血氧分压在 50~70mmHg 或以上，二氧化碳分压≤40mmHg。

（2）监测：严密监测患儿的呼吸、心率、血压、体温等，注意观察患儿的神志、瞳孔、前囟张力、肌张力及抽搐等症状。如出现惊厥反复发作、瞳孔大小不等、前囟饱满等提示颅内压增高；如出现呼吸节律不规则、吸气三凹征等提示呼吸衰竭，及时通知医生并协助紧急处理。

3. 用药护理

应用止痉类药物时，要注意患儿呼吸频率、节律的改变；用甘露醇时要注意给药速度要快，同时观察是否有不良反应。

4. 亚低温治疗护理

亚低温治疗新生儿缺氧缺血性脑病可显著改善神经发育结局，已经成为新生儿 HIE 常规治疗手段，需要快速将患儿全身温度降至目标温度，并维持 72h。其分为降温、维持、复温三个阶段。

在远红外辐射病床上将患儿合理放置，妥善安放肛温探头，避免脱落移位（肛温探测插入直肠 3～5cm），在此期间需控制室内温度，除去患儿周围一切可能加温的设施，并对其体温变化密切关注，降温速度 1～1.5℃/h 为宜，4h 内肛温降至 33～35℃（目标温度为 34℃），维持 72h。每隔 2h 对患儿的肛温记录一次。同时每小时对新生儿皮肤的色泽进行观察，每 2h 对新生儿进行翻身，避免出现压伤和皮肤冻伤。复温时应缓慢，复温速度<0.5℃，复温>5h。仔细观察患儿瞳孔变化，是否等圆、等大、对光反应等，观察患儿有无抽搐、头围变化等症状。切监测呼吸情况，应将患儿头部抬高 30°，按照新生儿呼吸道实际情况，给予翻身拍背，及时清理呼吸道分泌物，有呼吸困难者，及时给予呼吸支持。应用过程中严格观察心电图改变及血压、心率、心律变化、肢端循环及面色等，备好抢救药物和仪器。

5. 心理护理

耐心解答家长的问题，告知家长抢救过程，同时安慰家长，减轻心理负担。

6. 康复训练

对早期疑有功能障碍者，将其肢体固定于功能位；早期给予患儿感知刺激和动作训练的干预措施，促进脑功能的恢复。

7. 健康教育

患儿病情稳定后指导家长掌握康复训练的方法，以得到家长的配合并能坚持进行功能训练，出院后应坚持定期随访。

【情景任务 3 解析】

该患儿的护理措施如下。

（1）生活护理：保持室内空气新鲜，环境安静，注意保暖，必要时可放入暖箱。合理进行喂养，适当延迟开奶时间，病情严重者可给予静脉营养，保证营养及液体的摄入。

（2）观察病情变化：注意生命体征的变化，观察患儿神志、瞳孔、呼吸、肌张力及囟门张力等改变。

（3）用药护理：遵医嘱给予止血、镇静、止惊、降低颅内压等药物治疗；注意药物的疗效和不良反应。静脉输液时严格掌握输液量、速度等。

（4）心理护理：及时向家长解释病情，并给予支持和安慰，减轻其紧张和恐惧心理。

（5）进行亚低温治疗时做好护理工作。

（八）护理评价

（1）患儿颅内压增高症状是否消失。

（2）患儿呼吸道是否通畅，生命体征是否平稳。

（3）患儿是否得到充分的营养和水分。

（4）家长紧张、焦虑心情是否缓解。

任务小结

1. HIE 的病因：孕母、胎盘脐带、胎儿、出生后疾病。
2. HIE 的病情程度分类：轻度、中度、重度。
3. HIE 的治疗要点：支持疗法、对症处理。
4. HIE 的护理措施：亚低温治疗护理。

思考题

单项选择题

1. 新生儿缺血缺氧性脑病的病因主要是（　　）。
A. 围生期窒息　　B. 肺炎　　C. 病理性黄疸　　D. 硬肿症
E. 败血症
2. 新生儿缺血缺氧性脑病的临床表现是（　　）。
A. 神志改变，肌张力异常　　B. 高热惊厥
C. 呼吸急促三凹征　　D. 心率缓慢，心律不齐
E. 高胆红素血症
3. 中度缺氧缺血性脑病的临床表现是（　　）。
A. 出生 24h 内症状最明显　　B. 淡漠与激惹更替
C. 肌张力增加　　D. 瞳孔扩大
E. 出现惊厥，肌阵挛

参考答案

1. A　2. A　3. E

任务七　新生儿颅内出血的护理

学习目标

1. 知识目标：掌握新生儿颅内出血的临床表现、治疗要点、常见护理诊断/问题和护理措施；熟悉颅内出血的病因；了解颅内出血的发病机制。

2. 能力目标：能运用护理程序为新生儿颅内出血患儿实施整理护理。

3. 素质目标：对新生儿具有爱心、耐心，能与患儿家长进行有效沟通，帮助家长了解新生儿颅内出血及护理。

【案例】

早产儿，出生第 4 天，有窒息史。今天早晨患儿烦躁不安，高声尖叫，伴双眼凝视。查体：双侧瞳孔不等大，对光反应消失，前囟膨隆。

情景任务：

1. 该患儿首先考虑的情况是什么？
2. 最危险的潜在并发症是什么？
3. 如何对该患儿进行护理？

新生儿颅内出血（intracranial hemorrhage of the newborn）是围生期新生儿最严重的脑损伤，主要由缺氧或产伤引起，病死率高，预后差，存活者常留有神经系统后遗症。

一、病因与发病机制

1. 缺血缺氧性颅内出血

以早产儿多见，分娩前、分娩时及分娩后一切引起胎儿或新生儿缺血缺氧的因素如脐带绕颈、胎盘早剥、窒息等都可导致颅内出血。缺血缺氧可直接损伤毛细血管内皮细胞，使其通透性增加，同时也可使脑血管自主调节能力受损而出血，缺氧还可以引起脑室周围的管膜下生发层基质出血，血液进入脑室而引起脑室内出血。

2. 产伤性颅内出血

以足月儿多见，分娩过程中胎头所受压力过大、局部压力不均或头颅在短时间内变形过速者均可导致大脑镰、小脑幕撕裂致硬脑膜下出血；脑表面静脉撕裂常伴蛛网膜下腔出血。这种情况多见于头盆不称、胎头过大、使用高位产钳和吸引器助产等。

3. 其他

不适当地输入高渗液体、频繁吸引或气胸等均可使血压急剧上升引起脑血流变化而造成颅内出血。新生儿特别是早产儿肝功能不成熟，凝血因子不足，也是引起出血的原因。此外，一些出血性疾病也可引起新生儿颅内出血。

二、护理评估

（一）健康史

了解母亲妊娠期的健康情况，胎动情况，患儿出生时是否难产、有无窒息等。

（二）临床表现

1. 常见症状

颅内出血的临床表现与出血部位和出血量有关，轻者可无症状，大量出血者可在短期内死亡，多数在生后 2~3 天出现。

（1）神经系统症状：为本病的主要症状，一般先出现兴奋症状如激惹、烦躁不安、肢体抖动、脑性尖叫、呼吸增快，腱反射亢进、颈强直、惊厥及角弓反张。后出现神经系统抑制症状如反应低下、嗜睡、昏迷、肌张力减弱或消失，各种反射减弱或消失。

（2）眼部症状：凝视、斜视、眼球震颤及转动困难，严重者可出现瞳孔对光反应迟钝或消失、瞳孔大小不等或散大。

（3）伴随症状：如前囟张力增高、体温不稳、黄疸、贫血等。

2. 各类型颅内出血的特点

（1）硬脑膜下出血（subdural hemorrhage，SDH）：多数为产伤所致，天幕、大脑镰撕裂和大脑表浅静脉破裂所造成的急性大量出血，在数分钟或几小时内神经系统症状恶化、呼吸停止而死亡；亚急性者，在出生 24h 后出现症状，以惊厥为主，有局灶性脑征，如偏瘫、眼斜向瘫痪侧等；亦有症状在新生儿期不明显，而在出生数月后产生慢性硬脑膜下积液，有惊厥发作、发育迟缓和贫血等。

（2）原发性蛛网膜下腔出血（primary subarachnoid hemorrhage，SAH）：出血起源于蛛网膜下腔内的桥静脉，典型症状是在生后第 2 天发作惊厥，发作间歇情况良好，大多数预后良好，个别病例可因粘连而出现脑积水后遗症。少量出血者可无症状；大量出血者常于短期内死亡。

（3）脑室周围-脑室内出血（periventricular-intraventricular hemorrhage，PVH-IVH）：多见于早产儿。根据头颅 CT 图像分为 4 级：Ⅰ级，脑室管膜下出血；Ⅱ级，脑室内出血，无脑室扩大；Ⅲ级，脑室内出血伴脑室扩大；Ⅳ级，脑室内出血伴脑实质出血。大部分在出生 3 天内发病，最常见症状为拥抱反射消失，肌张力低下，淡漠及呼吸暂停。小量Ⅰ、Ⅱ级出血可无症状，预后较好；Ⅲ、Ⅳ级出血则神经系统症状进展快，在数分钟到数小时内意识状态从迟钝转为昏迷，瞳孔固定，对光反应消失，惊厥及去大脑强直状态，血压下降，心动过缓，呼吸停止而死亡。部分患儿在病程中有好转间隙，有的患儿病情不再加重。有的经过稳定期后，出现新的症状，存活者常留有脑积水和其他神经系统后遗症。

（4）颅内出血（intracranial hemorrhage，ICH）：多发生在胎龄<32 周的早产儿，常合并肺透明膜病、肺出血，临床症状不典型，大多数有频繁呼吸暂停、心动过缓，最后因呼吸衰竭而死亡。

（三）心理-社会状况

了解家长对本病严重性及预后的认识，如果患儿残疾，家长可能会出现悲伤、失望、焦虑等反应。

（四）辅助检查

1. 脑脊液检查

脑室内出血和蛛网膜下隙出血急性期可见均匀血性脑脊液，镜下可见皱缩红细胞，有助于诊断。

2. 影像学检查 B 超和 CT 检查

有助于发现出血部位、范围、出血量，协助诊断患儿预后。

3. 血液检查

黄疸者胆红素升高；出血多，周围血红细胞及血红蛋白降低。

（五）治疗要点

1. 止血

应用维生素 K_1、酚磺乙胺（止血敏）、卡巴克络（安络血）和血凝酶（立止血）等药物。

2. 镇静、止惊

选用苯巴比妥、地西泮等。

3. 降低颅内压

有颅内高压者可选用呋塞米。如有瞳孔不等大、呼吸节律不整、叹息样呼吸或双吸气等，可使用 20%甘露醇，剂量根据病情决定，不宜过大。

4. 脑代谢活性剂

出血停止后，可给予胞磷胆碱、脑活素等促进脑细胞代谢。

5. 其他

硬脑膜下出血者可进行穿刺；有脑积水者，可行脑室穿刺引流，无效时可考虑脑积水分流术。

三、常见护理诊断/问题

（1）潜在并发症：颅内压增高。
（2）低效型呼吸形态。与呼吸中枢受损有关。
（3）有窒息的危险。与惊厥、昏迷有关。
（4）营养失调：低于机体需要量。与吸吮力减弱有关。
（5）恐惧（家长）。与患儿病情危重有关。

【情景任务 1、2 解析】

1. 该患儿首先考虑的情况是新生儿颅内出血，诊断依据如下。

（1）患儿为早产儿，有窒息史。

（2）有颅内出血的临床表现。

2. 最危险的潜在并发症是颅内压升高。

四、护理目标

（1）住院期间患儿神志清醒，惊厥停止，前囟平坦。

（2）住院期间患儿呼吸型态正常，无呼吸停止。

（3）住院期间患儿呼吸道通畅，生命体征平稳。

（4）住院期间患儿能得到充分的营养和水分。

（5）住院期间家长紧张、焦虑心情缓解，能配合治疗。

五、护理措施

1. 生活护理

保持患儿安静，早期要绝对卧床休息，抬高头部，头偏向一侧，尽量减少对患儿的移动和刺激，各种操作集中进行，静脉穿刺最好用留置针，以减少反复穿刺，防止加重颅内出血。哺乳困难的可采用静脉营养，保证患儿能量的供给。

2. 对症护理

保持呼吸道通畅，及时清除呼吸道分泌物，避免外在因素引起窒息；根据缺氧情况给予不同形式的吸氧方法，维持血气在正常范围内。

3. 观察病情变化

注意生命体征的变化，观察患儿神志、瞳孔、呼吸、肌张力及囟门张力等改变，定时测量头围，及时记录阳性体征。

4. 用药护理

遵医嘱给予止血、镇静、止惊、降低颅内压等药物治疗；注意药物的疗效和不良反应。静脉输液时严格掌握输液量、速度等。

5. 心理护理

及时向家长解释病情，并给予支持和安慰，减轻其紧张和恐惧心理。

6. 健康教育

（1）积极防治引起缺氧的各种因素，注意早产儿生后要注射维生素 K_1，防止出血的发生。

（2）对有后遗症者，教家长学会患儿智力开发、肢体功能训练的方法，使其能坚持治疗。

【情景任务 3 解析】

该患儿的护理措施如下。

（1）生活护理：保持安静，嘱患儿绝对卧床休息，抬高头部，头偏向一侧，尽量减少对患儿的移动和刺激；备好留置针；保证患儿能量的供给。

（2）对症护理：保持呼吸道通畅，及时清除呼吸道分泌物；吸氧。

（3）观察病情变化：注意生命体征的变化，观察患儿神志、瞳孔、呼吸、肌张力及囟门张力等改变。

(4) 用药护理：遵医嘱给予止血、镇静、止惊、降低颅内压等药物治疗；注意药物的疗效和不良反应。

(5) 心理护理：及时向家长解释病情，并给予支持和安慰，减轻其紧张和恐惧心理。

六、护理评价

(1) 患儿颅内压增高症状是否消失。

(2) 患儿呼吸道是否通畅，生命体征是否平稳。

(3) 患儿是否得到充分的营养和水分。

(4) 家长紧张、焦虑心情是否缓解。

任务小结

1. 新生儿颅内出血病因：是新生儿时期最严重的脑损伤性疾病。主要因缺氧、早产、外伤引起，病死率高，存活者常留有神经系统后遗症。

2. 常见的临床表现：神经系统的表现常见，可有神志改变、眼征、颅内压力增高等表现。严重者可以并发脑疝导致死亡。

3. 治疗和护理要点：尽量少搬动；遵医嘱给予保持呼吸道通畅、镇静、止惊、降低颅内压等对症支持治疗。

思考题

单项选择题

1. 产伤性颅内出血常见于（　　）。

A. 早产儿　　B. 足月儿　　C. 巨大儿　　D. 未成熟儿

E. 低体重儿

2. 新生儿颅内出血的早期症状是（　　）。

A. 易激惹　　B. 前囟隆起　　C. 呼吸不规则　　D. 肌张力降低

E. 双侧瞳孔不对称

3. 为降低新生儿颅内压出血引起的颅内高压，可选（　　）。

A. 25%葡萄糖　　B. 50%葡萄糖　　C. 呋塞米　　D. 地塞米松

E. 大剂量甘露醇

4. 关于新生颅内出血的治疗原则，错误的是（　　）

A. 尽可能减少搬动　　B. 注射维生素 K_1 止血

C. 控制惊厥首选苯巴比妥　　D. 使用大剂量甘露醇降低颅内压

E. 必要时腰椎穿刺放脑脊液

5. 关于新生儿颅内出血的护理措施，错误的是（　　）。

A. 使用头皮静脉穿刺输液

B. 住院 3 天以内除臀部护理以外免除一切清洁护理

C. 不能进食者，应给予鼻饲

D. 密切观察患儿生命体征、神志、瞳孔的变化

E. 遵医嘱使用止血药

6. 早产儿，32 周，出现神经系统症状，诊断为新生儿颅内出血。护理措施正确的是（　　）。

A. 保持头低足高位
B. 惊厥时晃动患儿
C. 每小时测 1 次体温
D. 每 2h 喂奶一次
E. 避免搬动患儿

参考答案

1. B　2. A　3. C　4. D　5. A　6. E

任务八　新生儿败血症的护理

学习目标

1. 知识目标：掌握新生儿败血症的临床表现、治疗要点、常见护理诊断/问题和护理措施；熟悉败血症的病因；了解败血症的发病机制。

2. 能力目标：能运用护理程序为新生儿败血症患儿实施整理护理。

3. 素质目标：对新生儿具有爱心、耐心，能与患儿家长进行有效沟通，帮助家长了解新生儿败血症及护理。

【案例】

新生儿，出生 3 天，足月顺产，生后第 2 天出现黄疸，渐加重伴不吃、不哭、不动，体温不升。查体：重度黄染，精神萎靡，皮肤黏膜有散在瘀点，查心肺无明显异常，肝肋下 2cm，脾肋下 1cm，脐部局部红肿，有少许脓性分泌物。初步诊断为新生儿败血症。

情景任务：

1. 引起该患儿败血症的主要原因是什么？
2. 如何正确评估该患儿目前的身体状况？
3. 如何为患儿母亲进行健康教育？

新生儿败血症（neonatal septicemia）是指病原体侵入血液循环，并在其中生长繁殖、产生毒素而造成的全身感染。它是新生儿时期常见的感染性疾病之一，其发病率和死亡率较高。

一、病因与发病机制

1. 病原菌

我国以金黄色葡萄球菌最常见，其次是大肠杆菌；近年因低出生体重儿的存活率提高和各种导管、气管插管的普遍使用，表皮葡萄球菌、铜绿假单胞菌等条件致病菌引起的败血症有所增多。

2. 感染途径

新生儿败血症，可以发生在产前、产时和产后，以产后感染多见。产前感染是指孕妇体内的细菌感染进入胎儿体内，以羊膜腔的感染多见；产时感染指胎儿通过产道时被细菌感染，如产程延长、胎膜早破及助产过程消毒不严等；产后感染是指细菌经脐部、皮肤黏膜损伤处、呼吸道及消化道等部位侵入机体，其中以脐部感染最多见。

3. 新生儿免疫功能低下

（1）非特异性免疫功能：①屏障功能差，皮肤薄，黏膜柔嫩，脐部为天然伤口；②淋巴结发育不全，缺乏吞噬细菌的能力，不能将感染局限在局部淋巴结；③中性粒细胞储备量少，吞噬能力弱；④单核细胞产生粒细胞集落刺激因子、白细胞介素等细胞因子的能力低下。

（2）特异性免疫功能：①体内 IgG 主要来自母体，胎龄越小，IgG 水平越低；②IgM 和 IgA 分子量较大，不能通过胎盘，因此水平极低，易患革兰阴性杆菌感染；③T 细胞不能产生足量的细胞因子。

【情景任务 1 解析】

引起该患儿败血症的主要原因是脐部感染（脐部局部红肿，有少许脓性分泌物）。

二、护理评估

（一）健康史

了解母亲有无生殖系统、呼吸系统感染史，有无宫内窘迫、产时窒息、胎膜早破等，生后新生儿有无感染接触史。

（二）临床表现

1. 常见症状

患儿常无特异性表现，早期表现为精神不振、食欲不振、反应低下、发热等，以后出现精神萎靡、不吃、不哭、不动。早产儿常体温不升、体重不增，皮肤有瘀点、瘀斑等，伴随黄疸、肝脾大和出血倾向等。病情严重者常出现化脓性脑膜炎、中毒性休克、呼吸衰竭、弥散性血管内凝血（DIC）、胆红素脑病等。

2. 各类型的特点

根据发病时间可分为早发型和晚发型。早发型常于生后 7 天内起病，多由母亲垂直传播引起，病原菌以大肠杆菌等革兰阴性杆菌为主，常呈暴发性起病，病死率高。晚发型常于出生 7 天后起病，多由于脐部感染引起，病原菌以葡萄球菌为主，常有脐炎、肺炎或脑膜炎等局灶性感染，病死率较早发型低。

【情景任务 2 解析】

该患儿生后 3 天出现败血症的症状，属于早发型；目前患儿重度黄疸、皮肤有散在瘀点、肝脾存在增大的情况，病情较重，应警惕感染性休克、DIC 及胆红素脑病等并发症。

（三）心理-社会状况

评估家长对本病的了解程度，少数患儿病情严重，早产儿病死率较高，因此造成家长的焦虑和恐惧。

（四）辅助检查

1. 血常规

白细胞总数多升高，有中毒颗粒和核左移，少数重症患者也可出现白细胞减少。

2. 细菌培养

使用抗生素之前进行血细菌培养，呈阳性者可确诊。皮肤感染灶、脐部和外耳道分泌物等培养阳性可证实细菌感染，但不能确诊。

3. 病原菌抗原检查

采用对流免疫电泳、酶联免疫吸附试验和乳胶颗粒凝集试验，用已知抗体检测体液相应抗原。

4. 急相蛋白和血沉

C 反应蛋白（CRP）等在急性感染早期即可增加，在感染 6~8h 即上升，8~60h 达高峰，感染控制后迅速下降。血沉在感染期也会增快。

（五）治疗要点

1. 控制感染

早期、联合、足量、静脉应用抗生素，疗程要足，一般应用 10~14 天。病原体明确者，可按药敏试验用药；病原体未明确前，结合当地菌种流行病学特征和耐药菌株情况选择两种抗生素联合使用。

2. 对症支持治疗

保暖、供氧、纠正酸中毒及电解质紊乱；及时处理脐炎、脓疱疮等局部感染病灶；保证能量和水的供给；必要时输新鲜血浆或全血、粒细胞、血小板等；免疫力低下时可输注免疫球蛋白。

三、常见护理诊断/问题

（1）有体温改变的危险。与感染、环境变化有关。

（2）皮肤完整性受损。与脐炎、脓疱疮等感染性病灶有关。

（3）营养失调：低于机体需要量。与吸吮力减弱、食欲不振及摄入不足有关。

四、护理目标

（1）住院期间患儿体温维持在正常范围。

（2）住院期间患儿获得充足的营养，体重显示正常。

（3）住院期间患儿局部感染灶得以清除、皮肤保持完整。

（4）住院期间患儿无化脓性脑膜炎等并发症的出现。

五、护理措施

1. 生活护理

保持病房内环境清洁卫生，室内物品要定期更换，每天消毒，防止消毒不严的吸痰器、呼吸机及各种管道造成患儿医源性感染；吸吮能力尚可的患儿可经口喂养，少量多次，防止误吸引起窒息；无吸吮能力的患儿采取静脉营养或鼻饲；排便后及时清洗臀部，保持局部清洁、干燥。

2. 对症护理

（1）维持体温稳定：患儿体温易受环境因素影响，应保证病房温度在正常范围内，体温升高者给予物理降温、多喂开水等措施；当体温偏低或不升时及时放入暖箱保暖。

（2）清除局部感染灶：脐炎可用 0.5%碘伏或 75%乙醇消毒，从脐根部由内向外环形清洗，每天保持呼吸道通畅，及时清除呼吸道分泌物，避免外在因素引起窒息；根据缺氧情况给予不同形式的吸氧方法，维持血气在正常范围内。其他感染如鹅口疮、脓疱疮、皮肤破损等，亦应早日干预，促进皮肤早日愈合，防止感染继续蔓延扩散。

3. 观察病情变化

护士要加强巡视，密切观察患儿生命体征、哭声、反应情况等。如患儿出现面色青灰、脑性尖叫、前囟饱满、两眼凝视，提示有脑膜炎的可能。如患儿皮肤发绀、四肢厥冷、脉搏细弱、皮肤有出血点等应考虑感染性休克或 DIC，应立即通知医生，积极处理。

4. 用药护理

遵医嘱应用抗生素，注意用药前的过敏试验。应用青霉素类药物时，一定要现配现用，确保疗效；

用氨基糖苷类药物时，注意药物稀释浓度及对肾功能、听力的影响，定期检查肾功能。

5. 心理护理

向家长讲解病情及预后，及时解释家长遇到的问题，对其进行鼓励，增强家长的信心。

6. 健康教育

（1）预防妊娠期感染，提高助产技术，严格进行无菌操作，生后及时处理脐带，防止感染。

（2）保持口腔及皮肤的清洁卫生，对于新生儿生理现象如马牙、乳腺肿大等正确处理。

【情景任务 3 解析】

该患儿母亲的健康教育是正确护理患儿，保持脐部清洁。

六、护理评价

（1）患儿体温是否稳定。

（2）患儿是否得到充分的营养和水分。

（3）患儿皮肤是否恢复正常。

（4）患儿是否有并发症出现。

任务小结

1. 新生儿败血症：病原体以金黄色葡萄球菌最常见，感染途径以产后感染最为常见。

2. 常见的临床表现：患儿常无特异性表现，早期表现为精神不振、食欲不振、反应低下、发热等，以后出现精神萎靡、不吃、不哭、不动。早产儿常体温不升、体重不增，皮肤有瘀点、瘀斑等，伴随黄疸、肝脾大和出血倾向等。病情严重者常出现化脓性脑膜炎、中毒性休克、呼吸衰竭、DIC、胆红素脑病等。

3. 治疗和护理要点：遵医嘱早期、联合、足量、静脉应用抗生素，注意药物的疗效和不良反应；同时给予对症支持治疗和护理。

思考题

单项选择题

1. 我国新生儿败血症最常见的病原菌是（　　）。

A. 大肠杆菌　　B. 葡萄球菌　　C. 念珠菌　　D. 肠杆菌

E. B 族链球菌

2. 新生儿败血症的特点是（　　）。

A. 体温不升　　B. 外周血中白细胞增加

C. 常有宫内感染病史　　D. 缺乏特异症状

E. 以上都不是

3. 在新生儿败血症抗菌治疗中下列哪项是错误的是（　　）。

A. 病原不明时应针对革兰阳性和革兰阴性菌

B. 开始用药应选静脉途径

C. 药敏结果示所选的药物属不敏感者，若临床疗效好也可不换药

D. 需等培养结果出来后才使用抗生素

E. 若考虑患儿合并有颅内感染，抗生素疗程应更长

4. 关于新生儿败血症，下列哪项错误（　　）。

A. 不典型　　B. 可发生肝脾大　　C. 均有黄疸　　D. 可有发热
E. 血常规中白细胞可正常

参考答案

1. B　2. D　3. D　4. C

任务九　新生儿寒冷损伤综合征的护理

学习目标

1. 知识目标：掌握新生儿寒冷损伤综合征的临床表现、治疗要点、常见护理诊断/问题和护理措施；熟悉寒冷损伤综合征的病因；了解寒冷损伤综合征的发病机制。

2. 能力目标：能运用护理程序为新生儿寒冷损伤综合征患儿实施整理护理。

3. 素质目标：对新生儿具有爱心、耐心，能与患儿家长进行有效沟通，帮助家长了解新生儿寒冷损伤综合征及护理。

新生儿寒冷损伤综合征（neonatal cold injure syndrome）简称新生儿冻伤，主要由受寒引起，其临床特征是低体温和多器官功能损伤，严重者出现皮肤和皮下脂肪变硬及水肿，此时又称新生儿硬肿症。临床上以早产儿多见。

一、病因与发病机制

1. 体温调节中枢发育不成熟

新生儿体温调节中枢发育不成熟，且体表面积相对较大，血管丰富，皮下脂肪层少，易散热，造成低体温。

2. 棕色脂肪产热不足

新生儿主要靠棕色脂肪产热，而早产儿棕色脂肪储存量少，产热量少，在感染、窒息和缺氧时棕色脂肪产热不足，以致体温过低。

3. 新生儿皮下脂肪中饱和脂肪酸含量大

新生儿皮下脂肪中饱和脂肪酸含量大，其熔点高，寒冷时易凝固造成皮肤硬肿。

低体温和皮肤硬肿，可引起微循环障碍，致皮肤毛细血管通透性增加，出现水肿。低体温持续存在和（或）硬肿面积扩大，使缺氧和代谢性酸中毒加重，易引起多器官功能损害。因此，寒冷、早产、感染、窒息是引起新生儿寒冷损伤综合征的主要原因。

二、护理评估

（一）健康史

了解新生儿胎龄、体重、喂养及保暖等情况，了解新生儿有无窒息和感染病史。

（二）临床表现

多见于生后1周以内的新生儿，以早产儿多见，多发生在寒冷季节，夏季发生的大多由严重感染或窒息引起。

1. 一般表现

吸吮力弱，哭声低，反应低下、体温不升，体重不增。

2. 低体温

体核温度（肛门内5cm处温度）常低于35℃，严重者低于30℃。新生儿由于腋窝下含有较多棕色脂肪，寒冷时氧化产热，使局部温度升高，此时腋温高于或等于肛温（核心温度）。因此，腋温-肛温差（腋-肛温差，T_{A-R}）可作为判断棕色脂肪产热状态的指标。正常状态下，棕色脂肪不产热，$T_{A-R}<0$；新生儿硬肿症前期，棕色脂肪代偿产热增加，$T_{A-R}\geqslant 0$；严重硬肿症，因棕色脂肪耗尽，故T_{A-R}也<0。

3. 皮肤硬肿

有皮脂硬化和水肿形成，发生在全身皮下脂肪积聚的部位，其特点为皮肤发硬、水肿，紧贴皮下组织，颜色暗红，按之如橡皮样。硬肿为对称性，出现顺序依次为小腿→大腿外侧→整个下肢→臀部→面颊→两上肢→全身。硬肿范围的估算依据为头颈部20%、双上肢18%、躯干部28%、双下肢26%、臀部8%。

4. 多器官功能损害

早期可有心音低钝、心率缓慢、微循环障碍的表现；严重时可出现休克、心力衰竭、DIC、肾衰竭等多器官功能损伤，甚至威胁患儿的生命。

临床上根据体温及皮肤硬肿范围分为轻、中、重度（表2-9-1）。

表2-9-1 新生儿寒冷损伤综合征病情分度

分度	体温	皮肤硬肿范围
轻度	≥35℃	<20%
中度	<35℃	20%~50%
重度	<30℃	>50%，伴有器官功能障碍

（三）心理-社会状况

评估家长对本病病因、性质、护理、预后等知识的了解程度，评估其家庭居住环境及经济状况等。

（四）辅助检查

1. 血液检查

血小板数量常减少，有酸中毒、低血糖、尿素氮增高、凝血时间等，感染时可出现白细胞和中性粒细胞增高。

2. 胸部X线

了解肺部炎症、水肿及出血情况。

（五）治疗要点

1. 复温

低体温患儿治疗的关键，复温的原则是循序渐进，逐步复温。

2. 支持治疗

供给充足的热量有助于复温和维持正常体温，但有明显心肾功能损害者，注意严格控制输液速度和液体入量。

3. 合理用药

有感染者根据血培养和药敏结果应用抗生素，纠正代谢紊乱。有出血倾向者用止血药，高凝状态时考虑用肝素，但DIC已发生出血时不应用肝素。休克时除扩容纠正酸中毒外，可用多巴胺。

三、常见护理诊断/问题

（1）体温过低。与新生儿体温调节功能不足、寒冷等因素有关。

（2）皮肤完整性受损。与皮肤硬肿、局部血液供应不良有关。

（3）有感染的危险。与新生儿免疫功能、皮肤黏膜屏障功能低下有关。

（4）营养失调：低于机体需要量。与吸吮力差、热量摄入不足有关。

（5）潜在并发症：肺出血、DIC 等。

（6）知识缺乏（家长）：家长缺乏保暖等相关育儿知识。

四、护理目标

（1）患儿体温 12~24h 逐渐恢复正常。

（2）住院期间患儿获得充足的营养，体重逐渐增长。

（3）住院期间患儿皮肤硬肿消退，皮肤保持完整。

（4）住院期间患儿不发生感染、DIC、肺出血等并发症。

（5）住院期间家长能掌握本病发生的原因及正确保暖措施等护理要点。

五、护理措施

1. 生活护理

保持环境清洁卫生，温湿度适宜。保证患儿热量和液体的供给，根据患儿病情选择喂养方式，能吸吮者采用母乳或稀释牛乳喂养，少量多餐。无吸吮力的可选鼻饲或静脉营养，热量开始按每天 210 kJ/kg（50 kcal/kg），并逐渐增至 419~502 kJ/kg（100~120 kcal/kg），早产儿或伴产热衰竭患儿适当增加热量。伴有尿少、无尿或明显心肾功能损害者，应严格限制输液速度和输液量。

2. 对症护理

（1）复温

1）轻、中度：肛温>30℃，$T_{A-R}>0$，提示体温虽低，但是棕色脂肪产热较好，可以通过减少散热使体温回升。将患儿置入预热至 30℃的保暖箱内，每 1h 测量肛温 1 次，根据患儿体温的恢复情况调节箱温于 30~34℃，使患儿 6~12h 恢复正常体温。无保暖箱的农村、基层医疗单位可用热水袋、热炕、电热毯包裹等方法，但应防止烫伤，如无效立即转上级医院。

2）重度：肛温<30℃或 $T_{A-R}<0$，提示体温很低，棕色脂肪被耗尽，这样的患儿，先以高于患儿肛温 1~2℃的保暖箱温度开始复温，每 1h 提高箱温 1℃，最高箱温至 34℃，在 12~24h 恢复正常体温。

（2）皮肤护理：加强皮肤护理，保持清洁，经常更换体位，避免皮肤受压。衣服应宽松、质地柔软。护理动作要轻柔，尽量避免肌内注射。

3. 观察病情变化

在复温时，要观察患儿体温、呼吸、脉搏、心率和硬肿范围及程度的变化，详细记录 24h 液体出入量，备好抢救药品和设备（氧气、吸引器、复苏囊、呼吸器等）。如发现患儿出现面色青紫、呼吸增快、听诊肺部啰音增多提示肺出血；患儿若尿量明显减少提示肾功能损害；若出现皮肤瘀斑、呕血、便血等提示 DIC；若出现四肢冰凉、血压下降、心音低钝、脉搏细速等提示休克，出现上述现象时要及时通知医生并配合进行治疗。

4. 用药护理

根据医嘱用药治疗原发病及并发症，观察治疗效果及药物的副作用，静脉输液时将液体加温，严格控制输液的速度，防止过快引起心力衰竭和肺出血。

5. 心理护理

及时向家长讲解患儿病情，解答家长的问题，告知家长轻中度患儿预后都较好；重度患儿要告知家长医生会尽力治疗，提高家长的信心，但患儿出现病情危重时要及时向家长讲解。患儿有吸吮能力时，可进行母乳喂养，以缓解家长的焦虑。

6. 健康教育

（1）加强妊娠期保健，预防早产；加强助产技术，防止窒息、感染等；冬季出生的新生儿要注意保暖，鼓励母乳喂养，保证足够的热量。

（2）介绍疾病的相关知识及保暖的重要性，向家长讲解皮肤护理的方法，讲解体温、呼吸、皮肤硬肿的观察方法。

六、护理评价

（1）患儿体温是否恢复正常。

（2）患儿是否得到充分的营养和水分，体重有无增减。

（3）患儿皮肤硬肿是否消退，皮肤是否保持完整。

（4）患儿住院期间是否有并发症出现。

（5）家长是否掌握本病发生的原因及正确保暖措施等护理要点。

任务小结

1. 新生儿寒冷损伤综合征：主要由受寒引起，其临床特征是低体温和多器官功能损伤，严重者出现皮肤和皮下脂肪变硬及水肿，此时又称新生儿硬肿症。临床上以早产儿多见。

2. 治疗的关键和复温的要求：复温。肛温>30℃，$T_{A-R}>0$ 的轻中度患儿，置入 30~34℃的保温箱内，复温 6~12h。肛温<30℃或 $T_{A-R}<0$ 的重度患儿置于比肛温高 1~2℃的保暖箱内，复温 12~24h。

思考题

单项选择题

1. 新生儿寒冷损伤综合征硬肿最先出现在（　　）。

A. 小腿　　B. 大腿外侧　　C. 下肢　　D. 臀部

E. 上肢

2. 患儿，男，生后 15 天，因皮肤硬肿 2 天入院。查体：患儿精神差、反应差。T 32℃，P 120 次/min，R 25 次/min，皮肤有硬肿，硬肿部分为头颈部部、双下肢和臀部，根据患儿情况，其病情分度是（　　）。

A. 重度　　B. 危重度　　C. 中度　　D. 轻度

E. 极重度

3. 患儿，男，早产儿，胎龄 37 周，出生后 7 天，2 天来发现患儿不哭，拒食、反应低下。体温 34℃，双面颊、肩部、臀部、下腹部、大腿及小腿外侧皮肤发硬，按之如橡皮样，考虑为新生儿寒冷损伤综合征。首选的治疗是（　　）。

A. 支持治疗　　B. 合理用药　　C. 对症处理　　D. 复温

E. 控制感染

4. 患儿，男，生后 2 天，因拒乳、反应差、哭声低入院。查体：心音低钝，双下肢红肿，如橡皮样，测肛温 29.5℃。该患儿可能患（　　）。

A. 新生儿败血症　　B. 新生儿黄疸　　C. 新生儿颅内出血　　D. 新生儿寒冷损伤综合征

E. 肢体坏疽

5. 患儿，女，生后4天，足月顺产，现该患儿反应低下，拒乳，哭声低弱，下肢及臀部皮肤暗红、发硬，压之凹陷，拟诊为寒冷损伤综合征。评估资料中，对判断病情最有价值的是（　　）。

A. 体重　B. 体温　C. 呼吸　D. 脉搏

E. 血压

参考答案

1. A　2. A　3. D　4. D　5. B

任务十　新生儿脐炎的护理

学习目标

1. 知识目标：掌握新生儿脐炎的临床表现、治疗要点、常见护理诊断/问题和护理措施；熟悉新生儿脐炎的病因；了解新生儿脐炎的发病机制。

2. 能力目标：能运用护理程序为新生儿脐炎患儿实施整理护理。

3. 素质目标：对新生儿具有爱心、耐心，能与患儿家长进行有效沟通，帮助家长了解新生儿脐炎及护理。

【案例】

患儿，男，20天，烦躁哭闹，哺乳量少，脐周局部发红、肿胀，有脓性分泌物渗出。查体：体温37.1℃，脉搏142次/min，呼吸40次/min。神志清楚，腹肌软。

情景任务：

1. 该患儿首先考虑的情况是什么？

2. 最危险的潜在并发症是什么？

3. 如何对该患儿进行护理？

新生儿脐炎（neonatal omphalitis）主要是细菌从脐残端侵入并繁殖所引起的急性炎症，最常见的是金黄色葡萄球菌，其次为大肠埃希菌、铜绿假单胞菌、溶血性链球菌等。目前普遍对脐部的护理、消毒的重视，脐炎的发生率已有明显的下降。

一、病因与发病机制

多由于断脐消毒不严时或生后处理不当而引起，也可见于脐血管留置导管或换血时被细菌污染而导致发炎。

二、护理评估

（一）健康史

了解母亲妊娠期的健康情况，胎动情况，患儿出生时是否难产、有无窒息。

（二）临床表现

轻者出现脐部与脐周皮肤轻度红肿，或有少量脓性分泌物，体温正常，无全身症状。重者脐部及脐周皮肤明显红肿发硬，有大量脓性分泌物并伴有恶臭味，慢性脐炎常形成脐肉芽肿，表现为一小的樱红色肿物，表面可有脓性溢液，可经久不愈。病情危重者可形成败血症，并有全身中毒症状。可伴体温升高、拒乳、精神差、烦躁不安等。

（三）心理-社会状况

了解家长对本病严重性及预后的认识，家长可能会出现焦虑等反应。

（四）辅助检查

（1）血常规：白细胞数量升高，以中性粒细胞为主。
（2）脐部分泌物培养呈阳性。

（五）治疗要点

清除局部感染灶，有全身症状者可选用适宜抗生素，对症处理。

三、常见护理诊断/问题

（1）皮肤完整性受损。与脐部残端未愈合有关。
（2）营养失调：低于机体需要量。与摄入不足、消耗增多有关。
（3）知识缺乏（家长）：缺乏脐部护理知识。
（4）潜在并发症：败血症、腹膜炎。

【情景任务 1、2 解析】

1. 该患儿首先考虑的情况是新生儿脐炎，诊断依据如下。
（1）脐部及脐周皮肤明显红肿发硬。
（2）烦躁哭闹，哺乳量少等全身反应。
2. 最危险的潜在并发症是败血症。

四、护理目标

（1）住院期间患儿脐部感染得到控制，脐部残端愈合。
（2）住院期间患儿能得到充分的营养和水分。
（3）住院期间家长学会正确的脐部护理方法，焦虑缓解。

五、护理措施

1. 脐部护理

轻者用 0.5%碘伏或 75%乙醇消毒，从脐根部由内向外环形清洗，每天 2～3 次；重症者按医嘱使用抗生素治疗。同时要注意保持脐部干燥，沐浴后要用消毒棉签吸干脐窝内水，并用 75%乙醇消毒。若已形成脓肿，可及时切开引流；形成慢性肉芽肿者可用硝酸银局部烧灼。

2. 观察病情变化和用药护理

按医嘱使用抗生素控制感染。观察患儿体温情况、精神状态等，如出现体温异常、少吃、少哭、少动要考虑出现败血症。

3. 心理护理

及时向家长解释病情，并给予支持和安慰，缓解焦虑心理。

4. 健康教育

向家长宣教正确的消毒方法，必须从脐带的根部由内向外环形彻底清洗消毒。保持局部干燥；脐带残端脱落后，注意观察脐窝内有无樱红色的肉芽肿增生，应及早处理；避免大小便污染，选择使用吸水、透气性能好的消毒尿布；进行脐部护理时，应先洗手，注意腹部保暖。观察脐带有无潮湿、渗液或脓性分泌物，如有应及时治疗。

【情景任务 3 解析】

该患儿的护理措施如下。

(1) 脐部护理：用 0.5%碘伏或 75%乙醇消毒，从脐根部由内向外环形消毒，每天 2~3 次；注意保持脐部干燥。

(2) 病情观察：观察患儿体温、精神等症状。

(3) 心理护理：及时向家长解释病情，并给予支持和安慰，缓解焦虑心理。

(4) 健康教育：教会家长正确的脐部护理方法，保持局部干燥。

六、护理评价

(1) 患儿脐部残端是否愈合。

(2) 患儿是否得到充分的营养和水分。

(3) 家长是否学会正确的脐部护理方法，焦虑心情是否缓解。

任务小结

1. 新生儿脐炎的病因：细菌侵入脐带残端并繁殖而引起的急性炎症。

2. 常见的临床表现：轻者出现脐轮与脐周皮肤轻度红肿，或有少量脓性分泌物，体温正常，无全身症状。重者脐部及脐周皮肤明显红肿发硬，有大量脓性分泌物并伴有恶臭味，患儿会出现体温升高、拒乳、烦躁不安、精神差等全身反应。

3. 治疗和护理要点：正确的脐部护理；遵医嘱给予抗生素抗感染、保持充足的营养摄入等对症支持治疗。

思考题

单项选择题

1. 患儿，男，生后 3 天，因脐窝湿润、吃奶差来院就诊。护士为其父母进行健康教育，正确的是(　　)。

A. 指导家长正确的消毒方法　　B. 护理脐带时不用洗手

C. 脐带脱离前不需护理　　D. 用 95%乙醇清洗消毒脐部

E. 尿布应包于脐带上方

2. 患儿，女，足月儿，生后 5 天，母乳喂养，出生第 3 天食奶量明显减少，第 4 天出现黄疸就诊。查体：体温 37.8℃。脐部周围皮肤红肿，有臭味。该患儿可能的诊断是(　　)。

A. 新生儿脐炎　　B. 新生儿败血症

C. 新生儿肺炎　　D. 新生儿病理性黄疸

E. 新生儿生理性黄疸

3. 新生儿脐炎最常见的病原菌是(　　)。

A. 大肠杆菌　　B. 铜绿假单胞菌

C. 溶血性链球菌　　D. 金黄色葡萄球菌

E. 表皮葡萄球菌

4. 新生儿脐炎局部皮肤常用的消毒药物是（　　）。

A. 30%乙醇　　B. 75%乙醇

C. 0.1%新洁尔灭（苯扎溴铵）　　D. 3%双氧水

E. 2%碘酊

参考答案

1. A　2. A　3. D　4. B

任务十一　新生儿低血糖的护理

学习目标

1. 知识目标：掌握新生儿低血糖的临床表现、治疗要点、常见护理诊断/问题和护理措施；熟悉新生儿低血糖的病因；了解新生儿低血糖的发病机制。

2. 能力目标：能运用护理程序为新生儿低血糖患儿实施整理护理。

3. 素质目标：对新生儿具有爱心、耐心，能与患儿家长进行有效沟通，帮助家长了解新生儿低血糖及护理。

【案例】

新生儿，男，生后2天，35周剖宫产，出生体重2.2kg，哭声异常，阵发性青紫，肢体抖动。查体：反应差，四肢松软、肌张力低。实验室检查：血糖1.8mmol/L。

情景任务：

1. 该患儿首先考虑的情况是什么？依据是什么？

2. 最危险的潜在并发症是什么？

3. 如何护理该患儿？

目前认为新生儿凡全血血糖<40mg/dL（2.2mmol/L）都可诊断为新生儿低血糖症，不考虑患儿的胎龄、出生体重等。

一、病因与发病机制

1. 葡萄糖产生过少

早产儿、小于胎龄儿，主要与肝糖原、脂肪、蛋白质贮存不足和糖原异生功能低下有关是引起低血糖的主要原因。

2. 糖的消耗增多

败血症、寒冷损伤、先天性心脏病等，主要由于能量摄入不足，代谢率高，而糖的需要量增加，糖源异生作用低下所致使血糖下降；新生儿溶血症、胰岛细胞增生症、母亲患糖尿病的新生儿等都与高胰岛素血症有关。

3. 先天性内分泌疾病和代谢缺陷病

如糖原贮积症、半乳糖血症、先天性氨基酸和脂肪代谢缺陷。

二、护理评估

（一）健康史

了解母亲妊娠期的健康情况，胎动情况，患儿出生时是否难产、有无窒息等。

（二）临床表现

大多数患儿无症状或无特异性症状，表现为反应差或烦躁、嗜睡、喂养困难、哭声异常、肌张力低、激惹、惊厥、阵发性青紫、呼吸暂停等。经补充葡萄糖后症状消失、血糖恢复正常者应考虑本病。新生儿期一过性低血糖症多见，如低血糖反复发作需考虑先天性内分泌疾病和代谢缺陷引起。

（三）心理-社会状况

了解家长对本病严重性及预后的认识，家长可能会出现悲伤、焦虑等反应。

（四）辅助检查

1. 血糖测定

血糖测定是确诊和发现低血糖的主要依据，常用微量纸片法测定血糖，发现异常者静脉采血测定血糖以明确诊断。对可能发生低血糖者可在生后、3h、6h、12h、24h、48h 监测血糖。

2. 其他检查

对持续性低血糖者，可进一步做血胰岛素、胰高血糖素、TSH、生长激素及皮质醇等检查，以明确是否患有先天性内分泌疾病或代谢缺陷病。

（五）治疗要点

对可能发生低血糖者，生后 1h 开始喂糖水；无症状低血糖者可给予进食葡萄糖，如无效改为静脉输注葡萄糖；对有症状患儿都应静脉输注葡萄糖。对反复低血糖者可结合病情加用胰高血糖素肌内注射或氢化可的松静脉滴注，同时积极治疗原发疾病。

三、常见护理诊断/问题

（1）营养失调：低于机体需要量。与摄入不足、消耗增加有关。
（2）潜在并发症：呼吸暂停。

【情景任务解析】

1. 该患儿首先考虑的情况是新生儿低血糖，诊断依据如下。
（1）血糖 1.8mmol/L。
（2）有低血糖的临床表现。
2. 最危险的潜在并发症是呼吸暂停。

四、护理目标

（1）住院期间患儿血糖正常。
（2）住院期间患儿无呼吸暂停或能及时发现呼吸暂停并处理。
（3）住院期间患儿能得到充分的营养和水分。

（4）住院期间家长紧张、焦虑心情缓解，能配合治疗。

五、护理措施

1. 生活护理

出生后能进食者提倡尽早喂养，对有可能发生低血糖的患儿于生后 1h 给 10% 葡萄糖溶液 10mL/kg 每小时 1 次，连用 3~4 次，或及早吸吮母乳。无法进食的如早产儿或窒息儿尽快建立静脉通路，保证葡萄糖输入。注意保暖，保持环境清洁，减少探视。

2. 定期监测

定期监测血糖，使用输液泵控制调整葡萄糖的输注量和速度，每小时观察记录。

3. 观察病情

监测生命体征观察小儿反应。注意有无震颤、多汗、呼吸暂停等，并与滴注葡萄糖前后的状况做比较。如患儿出现呼吸暂停者应立即进行皮肤刺激、吸氧等处理并及时通知医生。

4. 健康教育

加强围生期保健，避免窒息、感染等的发生。母亲患糖尿病的定期监测出生后小儿的血糖水平；向家长介绍相关育儿知识，尽早进行母乳喂养；无法母乳喂养者，应给家长提供配方乳并指导其正确地进行哺乳；教会家长观察病情变化，如发现出现喂养困难、精神差、多汗、呼吸暂停现象，可给小儿口服葡萄糖溶液或及时就诊；对于遗传代谢性疾病要注意患儿的饮食指导。

【情景任务 3 解析】

该患儿的护理措施如下。

（1）生活护理：出生后提倡尽早喂养，对有可能发生低血糖的患儿于生后喂 10% 葡萄糖液或及早吸吮母乳。早产儿或窒息儿静脉输入葡萄糖。

（2）定期监测血糖，及时调整葡萄糖的输注量和速度。

（3）观察病情：监测生命体征。注意有无震颤、多汗、呼吸暂停等及时通知医生并处理。

（4）健康教育：加强围生期保健，向家长介绍相关育儿知识，提倡尽早进行母乳喂养；教会家长观察病情变化有异常及时就诊。

六、护理评价

（1）患儿血糖是否恢复正常。

（2）患儿呼吸道是否通畅，生命体征是否平稳。

（3）患儿是否得到充分的营养和水分。

（4）家长紧张、焦虑心情是否缓解。

任务小结

1. 低血糖病因：新生儿凡全血血糖<40mg/dL（2.2mmol/L）都可诊断为新生儿低血糖；早产儿、小于胎龄儿、败血症、寒冷损伤、先天性心脏病、糖尿病母亲婴儿、Rh 溶血病、先天性内分泌和代谢缺陷病为高危儿。

2. 常见的临床表现：无症状或无特异性症状，表现为反应差或烦躁、喂养困难、哭声异常、肌张力低、激惹、惊厥、阵发性青紫、呼吸暂停等。

3. 治疗和护理要点：①生活护理，出生后能提倡尽早喂养，对有可能发生低血糖的患儿于生后 1h 喂 10% 葡萄糖溶液或及早吸吮母乳。早产儿或窒息儿静脉输入葡萄糖。②定期监测血糖，及时调整葡萄糖的输注量和速度。③观察病情，监测生命体征。注意有无震颤、多汗、呼吸暂停等及时通知医生并处理。④健康教育，加强围生期保健，向家长介绍相关育儿知识，提倡尽早进行母乳喂养；教会家长观察病情变化，如发现出现喂养困难、精神差、多汗、呼吸暂停现象，可给小儿口服葡萄糖溶液或及时就诊。

思考题

单项选择题

1. 新生儿低血糖的叙述中错误的是（　　）。

A. 可有惊厥　　B. 血糖<2.2mmol/L

C. 血糖低于正常者均应治疗　　D. 可用泼尼松

E. 对早产儿而言，暂时性低血糖可先观察，严密监测血糖，不必立即治疗以防止高血糖

2. 下列关于新生儿低血糖临床表现中正确的是（　　）。

A. 有症状者多见　　B. 可表现为前囟凹陷、脱水

C. 低血糖导致脑损伤临床少见　　D. 可表现为惊厥

E. 以上均正确

3. 符合新生儿暂时性低血糖原因的一项是（　　）。

A. 胰高血糖素缺乏　　B. 先天性心脏病

C. Beckwith 综合征　　D. 先天性垂体功能不全

E. 以上都不是

4. 早产儿（胎龄 33 周），娩出经过尚顺利，送入婴儿室护理，每 2h 予以血糖检测。请问新生儿低血糖的诊断标准（　　）。

A. 血糖低于 1.1mmol/L　　B. 血糖低于 2.75mmol/L

C. 血糖低于 1.65mmol/L　　D. 血糖低于 3.3mmol/L

E. 血糖低于 2.2mmol/L

参考答案

1. E　2. E　3. B　4. E

模块三　儿童常见疾病及急危重症的护理

任务一　蛋白质-能量营养不良患儿的护理

学习目标

1. 知识目标：掌握蛋白质-能量营养不良的临床表现、治疗要点、常见护理诊断/问题和护理措施；熟悉蛋白质-能量营养不良的病因；了解蛋白质-能量营养不良的发病机制。

2. 能力目标：能运用护理程序为蛋白质-能量营养不良患儿实施整理护理。

3. 素质目标：具有爱心、耐心，能与患儿家长进行有效沟通，帮助家长了解蛋白质-能量营养不良及护理。

【案例】

患儿，女，2岁，体重7kg，身长75cm，近1个月来反复腹泻，大便呈稀水样，每天10次左右。查体：神志清楚，智力正常。腹部皮下脂肪消失，皮肤苍白，弹性消失，肌肉萎缩。

情景任务：

1. 该患儿首先考虑的情况是什么？

2. 如何对该患儿进行护理？

蛋白质-能量营养不良（protein-energy malnutrition，PEM）是指因缺乏能量和（或）蛋白质所引起的一种营养缺乏症，多见于3岁以下的婴幼儿。主要表现为体重减轻、皮下脂肪减少和皮下水肿，常伴有各器官不同程度的功能紊乱。临床上常见三种类型：以能量供应不足为主的消瘦型；以蛋白质供应不足为主的水肿型；介于两者之间的消瘦-水肿型。

一、病因与发病机制

（一）病因

1. 长期摄入不足

喂养不当是导致婴儿营养不良的主要原因，如母乳不足而未及时添加其他乳品或辅食；突然断奶后未及时添加辅食；人工喂养的奶粉或牛奶配制过稀；长期喂养单一的淀粉类食品（粥、米粉、奶糕等）。较大小儿的营养不良多为婴儿期营养不良的继续，或因为不良的饮食习惯，如偏食、挑食、吃零食过多、早餐过于简单或不吃早餐等引起。

2. 需要量增多

急、慢性传染病（如麻疹、伤寒、结核、肝炎）后的恢复期，双胎、早产、生长发育快速时期等均可因营养需要量增多而造成相对不足。

3. 消耗量过大

长期发热、糖尿病、大量蛋白尿、甲状腺功能亢进症、恶性肿瘤等均可使蛋白质消耗或丢失增多。

4. 消化吸收障碍

消化系统解剖或功能的异常，如唇裂、腭裂、幽门梗阻、过敏性肠炎、迁延性腹泻、肠吸收不良综合征等均可影响食物的消化和吸收。

（二）病理生理

长期能量与蛋白质摄入不足，导致自身组织消耗，如蛋白质摄入不足或蛋白质丢失过多致血清蛋白下降，当血清总蛋白<40g/L、白蛋白<20g/L时，可引起低蛋白性水肿；能量摄入不足时，体内的脂肪大量消耗以维持生命活动的需要，从而导致血清胆固醇下降、脂肪肝；由于供能营养素摄入不足或吸收不良，糖原储存不足或消耗过多而出现血糖偏低，轻者时症状不明显，重者可引起昏迷甚至猝死；皮下脂肪薄造成散热快，氧耗量低，脉率和周围循环血量减少，导致体温偏低。同时还发生各器官、系统（呼吸、消化、循环、泌尿、免疫和中枢神经系统等）功能低下，如患儿极易并发感染，结核菌素试验可呈阴性反应。

二、护理评估

（一）健康史

了解患儿的喂养史、患病史及生长发育史。注意是否存在母乳不足、喂养不当及不良的饮食习惯；是否有消化道解剖或功能上的异常；是否为早产或双胎等。

（二）身体状况测量

患儿身高（长）体重并与同年龄、同性别健康儿童正常标准相比较，判断有无营养不良及其程度；测量皮下脂肪厚度；检查有无精神改变、水肿、肌张力下降等情况。

（三）临床表现

体重不增是营养不良的早期表现，继之出现体重下降，皮下脂肪逐渐减少甚至消失。皮下脂肪层厚度是判断营养不良程度的重要指标之一。皮下脂肪消耗的顺序首先是腹部，其次为躯干、臀部、四肢，最后为面颊，严重者皮下脂肪消失。其次可出现患儿皮肤干燥、苍白、逐渐失去弹性，肌张力减低、肌肉萎缩等。

根据营养不良轻度、中度、重度的划分，儿童的临床症状不同。初期营养不良时身高并无影响，但随着病情加重，身高亦低于正常。重度营养不良可有精神萎靡，反应差、抑郁与烦躁交替、食欲低下、腹泻、便秘交替、体温偏低、脉细无力等表现。也可有重要脏器功能损害，如心脏功能下降，出现心音低钝、血压偏低、脉搏变缓、呼吸浅表等。蛋白质严重缺乏时，可有凹陷性水肿（表3-1-1）。

表3-1-1　婴幼儿营养不良的分度

项目	Ⅰ度（轻度）	Ⅱ度（中度）	Ⅲ度（重度）
体重低于正常均值	15~25	25~45	>40
皮下脂肪厚度	0.4~0.8cm	<0.4cm	消失
肌张力	正常	降低、肌肉松弛	低下、肌肉萎缩
身高（长）	正常	低于正常	明显低于正常
精神状态	无明显变化	烦躁	萎靡、抑郁与烦躁交替

注：腹部皮下脂肪厚度的测量方法为在过脐的平行线与乳头线的交点，左右旁开3cm与皮肤垂直，将其捏起量其上缘。正常值为0.8cm。

（四）心理-社会状况

了解家长对本病严重性及预后的认识，家长可能会出现悲伤、失望、焦虑等反应。

（五）辅助检查

1. 蛋白质测定

血清白蛋白浓度降低，但由于其半衰期较长（19～21天）故不够灵敏。视黄醇结合蛋白、前白蛋白、甲状腺素结合前白蛋白和转铁蛋白等代谢周期较短的血浆蛋白具有早期诊断价值。

2. 胰岛素样生长因子1（IGF-1）

IGF-1水平下降，由于它不仅反应灵敏而且受其他因素影响较少，是诊断蛋白质-能量营养不良的较好指标。此外，多种血清酶活性降低，经治疗后可迅速恢复正常。

3. 其他

胆固醇、各种电解质及微量元素浓度均可下降；生长激素水平升高。

（六）治疗要点

尽早发现，早期治疗，采取综合性治疗措施，包括调整饮食及补充营养物质；祛除病因，积极治疗原发病；控制继发感染；促进消化和改善代谢功能；治疗并发症。

三、常见护理诊断/问题

（1）营养失调：低于机体需要量。与能量、蛋白质摄入不足、需要量增多、消耗过多、消化吸收障碍有关。

（2）生长发育迟缓。与营养物质缺乏，不能满足生长发育的需要有关。

（3）潜在并发症：缺铁性贫血、感染、维生素A缺乏症、低血糖。

（4）知识缺乏（家长）。与患儿家长缺乏营养知识及正确喂养知识有关。

（5）有感染的危险。与机体免疫力低下有关。

【情景任务1解析】

该患儿首先考虑的情况是蛋白质-能量营养不良，诊断依据如下

（1）患儿身高体重均低于正常值。

（2）患儿腹部皮下脂肪消失，皮肤苍白，弹性消失，肌肉萎缩。

四、护理目标

（1）住院期间患儿体重增长。

（2）住院期间患儿摄入充分的蛋白质和能量

（3）住院期间患儿肠道功能恢复正常，无腹泻。

（4）住院期间患儿无感染。

（5）住院期间家长掌握相关营养知识及正确喂养知识。

五、护理措施

1. 生活护理

（1）饮食管理：调整饮食，补充营养物质。根据营养不良的程度、消化吸收能力和病情，逐渐增加蛋白质及能量的摄入，饮食调整的原则是：由少到多、由稀到稠、循序渐进，逐渐增加饮食，直到恢复正常。

1）对于Ⅰ度（轻度）营养不良患儿，能量每日可从60~80kcal（250~330kJ/kg）开始，蛋白质每日从3g/kg开始，Ⅱ、Ⅲ度（中、重度）能量每日可从40~60kcal（165~250kJ/kg）开始，蛋白质每日从2g/kg开始，根据患儿食欲及大便情况，逐渐增加至每日120~170kcal（500~710kJ/kg），蛋白质每日3~4.5g/kg。待体重恢复正常后，再恢复至正常需要量。

2）对于食欲很差、吞咽困难、吸吮力弱的患儿可用鼻胃管喂养。病情严重或完全不能进食的患儿，遵医嘱用葡萄糖、氨基酸、脂肪乳剂等静脉滴注。低蛋白水肿的患儿可静脉输注白蛋白。

3）鼓励母乳喂养，无母乳或母乳不足时可给予稀释牛奶，少量多次喂哺，若消化吸收好，逐渐增加牛奶量及浓度。及时添加含优质蛋白、维生素和铁等营养素的辅食，以满足生长发育需要。

4）注意食物的色、香、味、形，促进食欲，帮助患儿建立良好的饮食习惯，纠正偏食、挑食、吃零食的不良习惯。

（2）促进消化、改善食欲：遵医嘱给予各种消化酶（胃蛋白酶、胰酶等）和B族维生素口服，促进消化；给予蛋白同化类固醇制剂如苯丙酸诺龙肌内注射，以促进蛋白质的合成和增进食欲；胰岛素每日一次皮下注射2~3U，注射前先服葡萄糖20~30g，每1~2周为一疗程，可降低血糖，增加饥饿感，提高食欲；给予锌制剂，每日口服元素锌0.5~1.0mg/kg，可提高味觉的敏感度，增加食欲。

（3）提供舒适的环境，促进生长发育：提供舒适的环境，合理安排生活，减少不良的刺激，保证患儿精神愉快和充足的睡眠；及时纠正先天畸形，进行适当的户外活动和体格锻炼，促进新陈代谢，利于生长发育。

2. 对症护理

保持皮肤清洁、干燥，防止皮肤破损；做好口腔护理，保持生活环境舒适卫生，注意做好保护性隔离，防止交叉感染。

3. 观察病情变化

密切观察患儿尤其是重度营养不良患儿的病情变化。观察有无低血糖、维生素A缺乏、酸中毒等临床表现，发现病情变化应及时通知医生，并做好急症抢救准备。治疗及护理开始后应每日记录进食情况及对食物的耐受情况，定期测量体重、身高及皮下脂肪的厚度，以判断治疗效果。定期体检，每周测量体重一次，每月测身高（长）及腹部皮下厚度一次，便于医生判断治疗效果，及时调整饮食。

4. 心理护理

对住院治疗的患儿，鼓励父母陪伴。

5. 健康教育

（1）向患儿的家长解释导致营养不良的原因，介绍科学育儿的知识，指导母乳喂养、混合喂养和人工喂养的具体执行方法，纠正小儿的不良饮食习惯。

（2）合理安排生活作息制度，坚持户外活动，保证充足的睡眠。

（3）预防感染，做好消毒隔离，按时进行预防接种。

（4）先天畸形的患儿应及时手术治疗。

（5）做好生长发育监测。

【情景任务 2 解析】

该患儿的护理措施如下。

(1) 调整饮食：根据营养不良的程度、消化吸收能力和病情，逐渐增加蛋白质及能量的摄入。

(2) 促进消化、改善食欲。遵医嘱给予各种消化酶、B 族维生素、苯丙酸诺龙、锌元素。

(3) 预防感染：保持皮肤清洁、干燥，防止皮肤破损；做好口腔护理，防止交叉感染。

(4) 观察患儿有无低血糖、维生素 A 缺乏、酸中毒等临床表现。

(5) 每周测量体重一次，每月测身高（长）及腹部皮下厚度一次。

(6) 合理安排生活，减少不良的刺激，保证患儿精神愉快和充足的睡眠。

(7) 健康教育：介绍科学育儿的知识，指导母乳喂养、混合喂养和人工喂养的具体方法，纠正小儿的不良饮食习惯。

六、护理评价

(1) 患儿腹泻是否停止。

(2) 患儿体重是否增长。

(3) 患儿精神、食欲是否改善。

(4) 患儿是否发生感染。

(5) 家长是否掌握正确的喂养方法。

任务小结

1. 蛋白质-能量营养不良病因：①长期摄入不足。②需要量增多。③消耗量过大。④消化吸收障碍。

2. 蛋白质-能量营养不良常见的临床表现：体重不增是营养不良的早期表现，继之出现体重下降，皮下脂肪逐渐减少甚至消失。重度营养不良可有精神萎靡、反应差、抑郁与烦躁交替、食欲低下、腹泻、便秘交替、体温偏低、脉细无力等表现；也可有重要脏器功能损害。蛋白质严重缺乏时，可有凹陷性水肿。

3. 蛋白质-能量营养不良治疗和护理要点：①调整饮食，根据营养不良的程度、消化吸收能力和病情，逐渐增加蛋白质及能量的摄入。②促进消化、改善食欲。③预防感染。④观察患儿有无低血糖、维生素 A 缺乏、酸中毒等临床表现。⑤每周测量体重一次。⑥合理安排生活。⑦健康教育。

思考题

单项选择题

1. 营养不良患儿最先出现的临床表现是（　　）。

A. 皮下脂肪少　　B. 消瘦　　C. 体重不增　　D. 肌肉松弛

E. 运动和智力发育障碍

2. 营养不良患儿皮下脂肪消减的顺序是（　　）。

A. 躯干—臀部—四肢—腹部—面颊部　　B. 四肢—躯干—腹部—面颊部—臀部

C. 腹部—躯干—臀部—四肢—面颊部　　D. 面颊部—腹部—躯干—臀部—四肢

E. 腹部—躯干—腹部—面颊部

3. 患儿，男，10 个月，体重低于正常均 20%，腹部皮下脂肪厚度 0.6cm，皮肤稍干燥，身高正常，无明显消瘦，精神状态尚可，此时患儿最可能是（　　）。

A. 轻度营养不良　　B. 中度营养不良　　C. 重度营养不良　　D. 重度脱水
E. 发育正常

4. 患儿，女，2岁半，重度营养不良，不属于该患儿的症状是（　　）。
A. 体重低于正常>40%　　B. 身高正常
C. 腹壁皮下脂肪消失　　D. 肌肉萎缩
E. 皮肤弹性消失

参考答案

1. C　2. C　3. A　4. B

任务二　维生素D缺乏病患儿的护理

学习目标

1. 知识目标：掌握维生素D缺乏性佝偻病、手足搐搦症的临床表现、治疗要点、常见护理诊断/问题和护理措施；熟悉维生素D缺乏性佝偻病、手足搐搦症的病因；了解维生素D缺乏性佝偻病、手足搐搦症的发病机制。

2. 能力目标：能正确指导维生素D缺乏性佝偻病患儿补充维生素D，能对维生素D缺乏性手足搐搦症的患儿实施急救。

3. 素质目标：对维生素D缺乏病患儿具有爱心、耐心、同理心。

子任务一　维生素D缺乏性佝偻病患儿的护理

【案例】

患儿，男，10个月，乳牙一直未萌出，方颅，胸部出现肋膈沟。辅助检查：血钙1.78mmol/L，血磷0.8mmol/L。X线表现：长骨钙化带消失，干骺端呈杯口状改变，骨骺软骨带增宽，骨密度降低。

情景任务：

1. 该患儿的临床诊断是什么？
2. 主要的病因有哪些？
3. 如何对该患儿进行护理？

维生素D缺乏性佝偻病（rickets of vitamin D deficiency）简称佝偻病，是由于维生素D缺乏导致钙、磷代谢失常，从而使正在生长的骨骺端软骨板不能正常钙化，造成以骨骼病变为特征的一种全身慢性营养性疾病。它主要见于2岁以下的婴幼儿，是我国儿童保健重点防治的“四病”之一。我国佝偻病患病率北方高于南方，随着社会经济文化水平的提高，其发病率已逐年降低且多数患儿病情较轻。

一、病因与发病机制

（一）病因

1. 日光照射不足

天然食物供应的维生素D远不能满足人体的需要，体内维生素D的主要来源是皮肤内7-脱氢胆固醇经紫外线照射内生合成。一般情况下每日接受日光照射 2h 以上，佝偻病的发病率则明显降低，但日光中的紫外线经常被尘埃、煤烟、衣服及普通玻璃所遮挡或吸收，影响其作用。又或居住在北方，因寒冷季节长，小儿户外活动少，紫外线量明显不足，均可使内源性维生素 D 生成不足。

2. 围生期维生素 D 不足

早期新生儿体内维生素 D 的量和母体内维生素 D 的营养状况与胎龄有关，如母亲严重营养不良、肝肾疾病、慢性腹泻，以及早产、双胎均可导致婴儿体内维生素 D 贮存不足。

3. 维生素 D 摄入不足

天然食物（包括乳类）含维生素 D 少，不能满足婴幼儿的需要。虽然人乳中钙磷比例适宜（2∶1），有利于钙的吸收，但纯母乳喂养儿若户外活动少或未及时添加鱼肝油，也易患佝偻病。

4. 生长过速

早产或双胎婴儿体内贮存的维生素 D 不足，出生后生长速度较足月儿快，需要维生素 D 多，若未及时补充，易发生佝偻病。生长迟缓的婴幼儿发生佝偻病者不多。

5. 疾病与药物的影响

胃肠道或肝胆疾病影响维生素 D 及钙磷的吸收和利用；肝、肾严重损害影响维生素 D 的羟化作用；长期服用抗惊厥药物可使维生素 D 加速分解为无活性的代谢产物而导致体内维生素 D 不足；服用糖皮质激素可对抗维生素 D 对钙转运的调节。

【情景任务 1、2 解析】

1. 该患儿的临床诊断是维生素 D 缺乏性佝偻病。

2. 主要的病因有：① 日光照射不足，使内源性维生素 D 生成不足。②围生期维生素 D 不足。③维生素 D 摄入不足。④小儿生长过速，需要维生素 D 多，未及时补充，易发生佝偻病。

（二）发病机制

维生素 D 是一组具有生物活性的脂溶性类固醇衍生物，包括维生素 D_2（麦角固化醇）和维生素 D_3（胆钙化醇）。前者存在于植物中，由麦角固醇经紫外线照射后转变而成，此外还包括鱼肝油等维生素制剂，是婴幼儿维生素 D 的外源性来源。后者则由人和动物皮肤内的 7-脱氢胆固醇经日光中紫外线的光化学作用转变而成，为内源性维生素 D，是人类维生素 D 的主要来源。另外，胎儿可通过胎盘从母体获得维生素 D。

维生素 D_2 和维生素 D_3 均无生物活性，被人体吸收进入血循环后，再与血浆中的维生素 D 结合蛋白结合，被转运后贮存在肝、脂肪和肌肉等组织内，经过两次羟化作用后形成 1，25-$(OH)_2D_3$，运送到相关靶器官（肠、肾、骨）发挥生物效应：①促进小肠黏膜合成钙结合蛋白，增加肠道对钙的吸收；②促进肾小管对钙、磷的重吸收，特别是磷的重吸收，提高血磷浓度，有利于骨的钙化；③促进成骨细胞的增殖和破骨细胞分化，直接作用于骨的矿物质代谢（沉积与重吸收）。

维生素 D 缺乏时，肠道吸收钙、磷减少，血钙、血磷水平降低。血钙降低刺激甲状旁腺激素（PTH）分泌增加，从而加速旧骨溶解，释放骨钙入血，以维持血钙正常或接近正常水平。但因甲状旁腺激素同时也抑制肾小管对磷的重吸收而使尿磷排出增加，导致血磷降低，最终骨样组织钙化受阻，成骨细胞代偿性增生，局部骨样组织堆积，碱性磷酸酶分泌增多，从而形成骨骼病变和一系列佝偻病的症状体征，以及血液生化改变（图 3-2-1）。

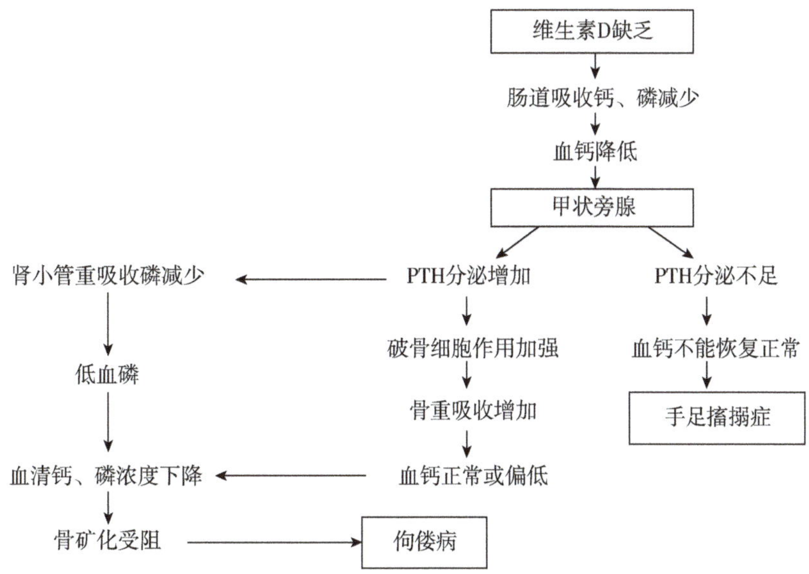

图 3-2-1　维生素 D 缺乏性佝偻病和手足搐搦症的发病机制

二、护理评估

（一）健康史

了解母亲妊娠期的营养状况，患儿饮食情况、营养状态、日常活动情况等。

（二）临床表现

本病好发于 3 个月至 2 岁的小儿，主要表现为生长中的骨骼改变、肌肉松弛和非特异性神经精神症状。重症佝偻病患儿可见消化功能紊乱、心肺功能障碍并可影响智力发育、行为发育及免疫功能等。临床上可分期如下。

1. 初期

本病多见于 3 个月以内小婴儿，主要表现为非特异性神经精神症状，如易激惹、烦躁、睡眠不安、夜间啼哭等。常伴有与室温季节无关的多汗，尤其头部多汗而刺激头皮，致婴儿常摇头擦枕，出现枕秃（图 3-2-2 和图 3-2-3）。

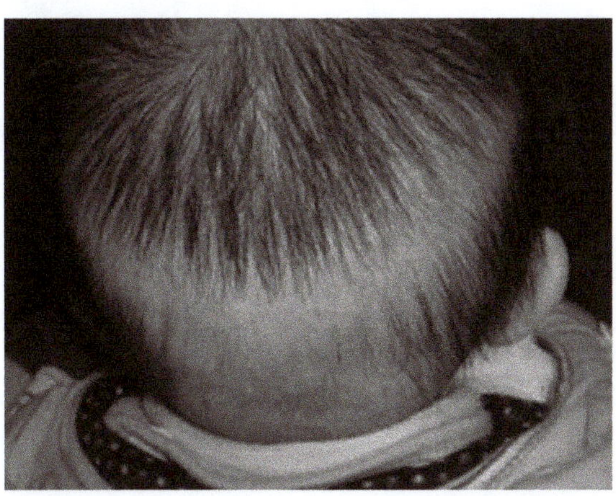

图 3-2-2　枕秃

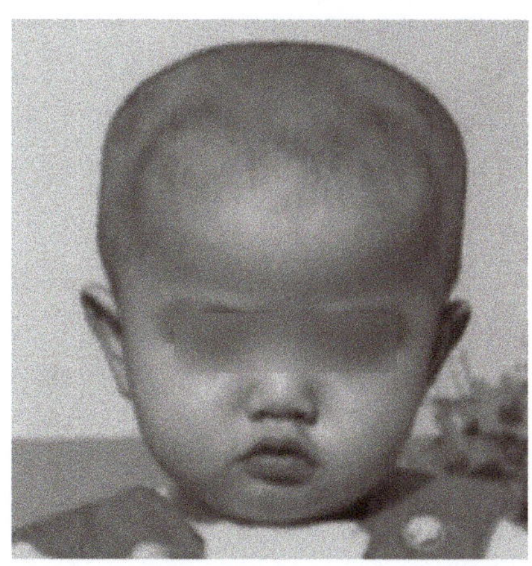

图 3-2-3　方颅

2. 激期

初期患儿若未经适当治疗，可发展为激期（活动期）。患儿除有上述症状外，主要表现为骨骼改变、运动功能及智力发育迟缓。

（1）骨骼改变

1）头部：3~6个月患儿可见颅骨软化，重者可出现乒乓球样的感觉，即用手指轻压枕骨或顶骨后部可感觉颅骨内陷；7~8个月患儿可有方颅（图3-2-3），即额骨和顶骨双侧骨样组织增生呈对称性隆起，严重时呈鞍状或十字状颅形；前囟增宽或闭合延迟，重者可延迟至2~3岁方才闭合；出牙延迟或出牙顺序颠倒，牙釉质缺乏并易患龋齿。

2）胸部：胸廓畸形多见于1岁左右小儿。肋骨与肋软骨交界处骨骺端因骨样组织堆积而膨大呈钝圆形隆起，上下排列如串珠状，可触及或看到，称为肋骨串珠（图3-2-4），以两侧第7~10肋最明显。膈肌附着部位的肋骨长期受膈肌牵拉而内陷，形成一条沿肋骨走向的横沟，称为肋膈沟或郝氏沟（图3-2-5）。第7、8、9肋骨与胸骨相连处软化内陷，致胸骨柄前突，形成鸡胸（图3-2-6）；如胸骨剑突部向内凹陷，可形成漏斗胸（图3-2-7）。这些胸廓病变均会影响呼吸功能。

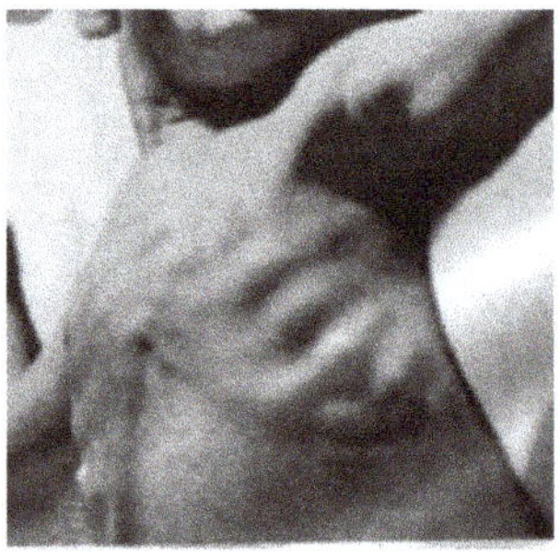
图3-2-4　肋骨串珠

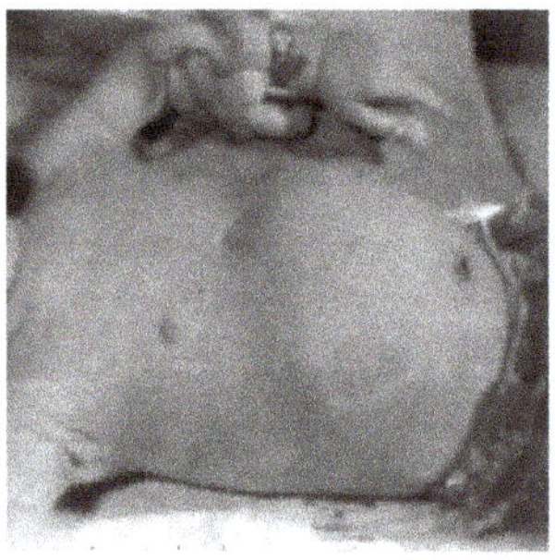
图3-2-5　肋膈沟

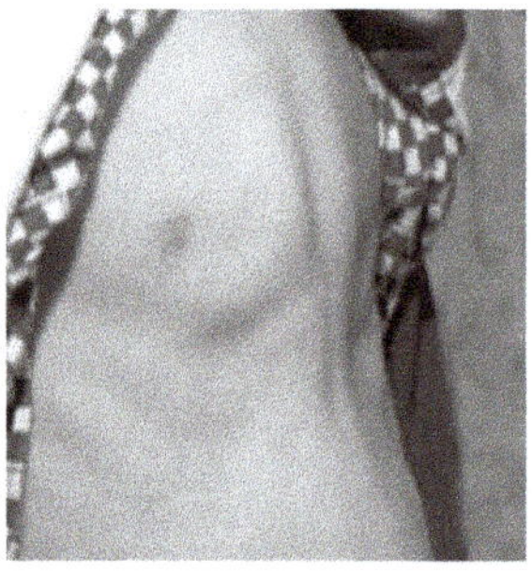
图3-2-6　鸡胸

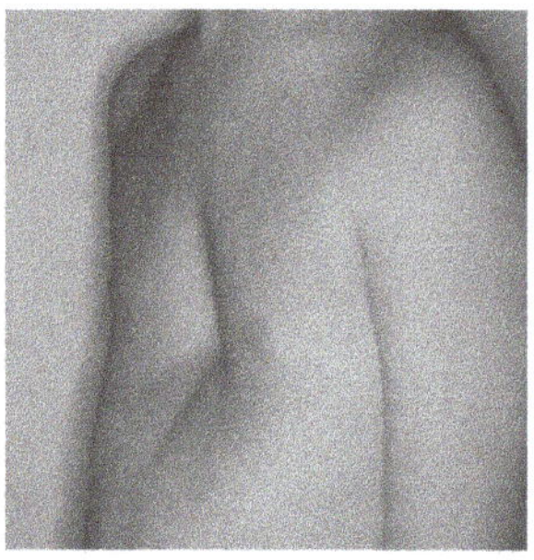
图3-2-7　漏斗胸

3）四肢：6月以上小儿腕、踝部肥厚的骨骺形成钝圆形环状隆起，称为佝偻病手镯征（图3-2-8）或脚镯征。小儿开始行走后，由于骨质软化，因负重可出现下肢弯曲，形成O形腿（图3-2-9）或X形腿（图3-2-10）畸形。严重时轻微外伤易引起长骨骨折。长久坐位者有脊柱后突或侧弯畸形。

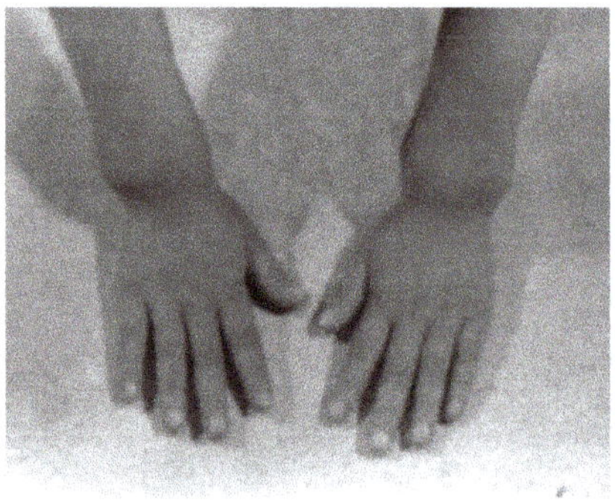
图3-2-8　手镯征

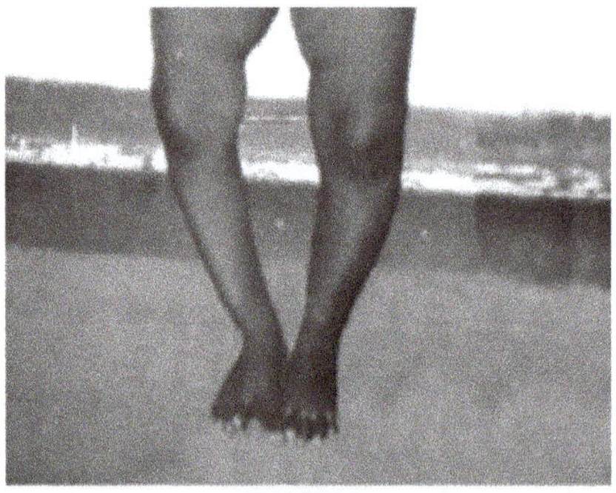
图3-2-9　O形腿

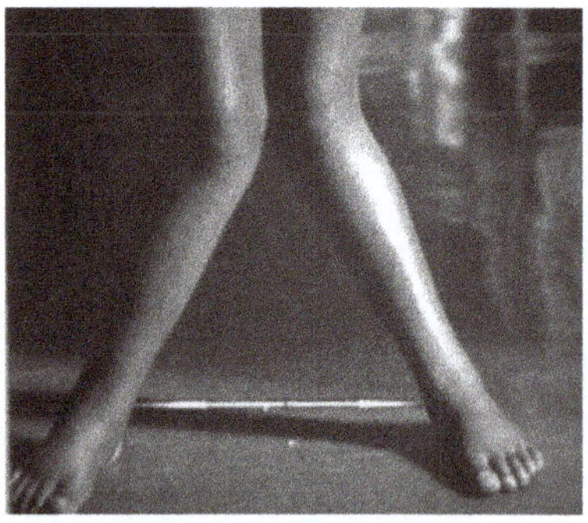
图3-2-10　X形腿

（2）运动功能发育迟缓：患儿的肌肉发育不良，肌张力低下，韧带松弛，表现为头颈软弱无力，坐、立、行等运动功能落后。腹肌张力下降，腹部膨隆如蛙腹。

（3）神经精神发育迟缓：重症患儿脑发育受累，条件反射形成缓慢，患儿表情淡漠，语言发育迟缓，免疫功能低下，常伴发感染。

3. 恢复期

经适当治疗后患儿临床症状和体征减轻或接近消失，精神活泼，肌张力恢复正常。

4. 后遗症期

多见于3岁以后小儿，临床症状消失，其他表现均正常，仅遗留不同程度的骨骼畸形。

（三）心理-社会状况

3岁以上出现骨骼畸形，对自身形象和运动能力的认识，以及与同龄儿产生的差异，容易引起自卑等不良心理活动，影响其心理健康及社会交往。患儿家长因担心骨骼畸形而焦虑。

（四）辅助检查

1. 血生化检查

初期血清25-（OH）D_3下降，PTH升高，血钙下降，血磷降低，碱性磷酸酶正常或稍高。激期除血清钙稍低外，其余指标改变更加明显。恢复期血钙、磷逐渐恢复正常，碱性磷酸酶需1~2个月降至正常。后遗症期血生化正常。

2. X线检查

初期常无明显骨骼改变，X线检查可正常或临时钙化带稍模糊；激期患儿血钙稍降低，血磷和钙磷沉积明显降低，碱性磷酸酶增高。X线检查长骨钙化带模糊或消失，干骺端呈毛刷样、杯口状改变，骨骺软骨带增宽（>2mm），骨密度减低，骨皮质变薄。重症者可有骨干弯曲畸形或青枝骨折。治疗2~3周后有所改善，出现不规则的钙化线，骨骺软骨带小于2mm，逐渐恢复正常。后遗症期X线检查骨骼干骺端病变消失，可有骨骼畸形。治疗1个月后应复查效果。

（五）治疗要点

治疗目的在于控制病情活动，防止骨骼畸形。治疗应以口服维生素D为主，剂量为每日50~100μg（2000~4000U）或1，25-（OH）$_2D_3$ 0.5~2.0μg。根据临床和X线检查情况，1个月以后改为预防量，每日400U。对于有并发症的或无法口服者，一次肌内注射维生素D 20万~30万U，2~3个月后预防量。

除采用维生素D治疗外，应注意加强营养，及时添加辅食，坚持每日户外活动。膳食中钙摄入不足时，应适当补充钙剂。严重骨骼畸形者需外科手术矫治。

三、护理诊断/问题

（1）营养失调：低于机体需要量。与日光照射不足和维生素D摄入不足有关。

（2）有感染的危险。与免疫功能低下有关

（3）潜在并发症：骨骼畸形、维生素D中毒等。

（4）知识缺乏（家长）。与患儿家长缺乏佝偻病的预防及护理知识有关。

四、护理目标

（1）住院期间患儿能得到充分的营养和水分。

（2）住院期间患儿未发生感染。

（3）住院期间患儿未发生并发症。

（4）出院之前患儿家属知晓佝偻病预防及护理的相关知识。

五、护理措施

1. 生活护理

（1）户外活动：指导家长每日带患儿进行一定时间的户外活动，直接接受阳光照射。一般越早越好，生后2~3周后即可带婴儿户外活动，活动时间每次可从数分钟开始逐渐延长至1h以上。夏季气温太高，应避免太阳直射，可在阴凉处活动，尽量多暴露皮肤。紫外线不能透过玻璃，冬季在室内活动时应开窗照射。

（2）预防感染：保持室内空气清新，温湿度适宜，阳光充足，避免交叉感染。

（3）补充维生素D丰富的食物：提倡母乳喂养，按时添加辅食，给予富含维生素D、钙、磷和蛋白质的食物。

2. 对症护理

（1）预防骨骼畸形和骨折：衣着柔软、宽松，床铺松软，避免早坐、久坐，以防脊柱后突畸形；避免早站、久站和早行走，以防下肢弯曲形成O形或X形腿。严重佝偻病患儿肋骨、长骨易发生骨折，护理操作时应避免重压和强力牵拉。

（2）对已有骨骼畸形的患儿可采取主动和被动运动的方法矫正：如有胸廓畸形，可做俯卧位抬头扩胸运动；下肢畸形可施行肌肉按摩，O形腿按摩外侧肌，X形腿按摩内侧肌，以增加肌张力，矫正畸形。严重骨骼畸形者需行外科手术矫治。

3. 观察病情变化

密切观察患儿的精神、骨骼、运动功能及智力发育等情况，监测血生化、X线检查的变化，以及用药后的疗效和不良反应。

4. 用药护理

遵医嘱供给维生素D制剂，注意维生素D过量的中毒表现，如遇过量时应立即停服维生素D制剂。

5. 心理护理

及时向家长解释病情，并给予支持和安慰，减轻其紧张和恐惧心理。

6. 健康教育

给孕妇及患儿父母介绍有关佝偻病的预防及护理知识，鼓励孕妇多进行户外活动和晒太阳，选择富含维生素D、钙、磷和蛋白质的食物，在妊娠后3个月酌情给予维生素D预防量口服。宣传提倡母乳喂养，尽早开始户外活动。新生儿出生2周后每日给予维生素D 400~800U。对于处于生长发育高峰的婴幼儿更应加强户外活动，给予预防量维生素D和钙剂，并及时添加辅食。在预防用药的同时，必须告知家长过量服用可造成中毒。

【情景任务3解析】

该患儿的护理措施如下。

（1）加强生活护理，指导家长每日带患儿进行一定时间的户外活动，同时避免感染。

（2）对症护理：轻症患儿预防骨骼畸形和骨折；对已有骨骼畸形的患儿可采取主动和被动运动的方法矫正。

（3）补充维生素D。

（4）加强体格锻炼。

（5）心理护理：及时向家长解释病情，并给予支持和安慰，减轻其紧张和恐惧心理。

六、护理评价

（1）患儿能否得到充分的营养和水分。

（2）患儿是否发生感染。

（3）患儿是否发生并发症。

（4）家长是否知晓佝偻病预防及护理的相关知识，紧张、焦虑心情是否缓解。

子任务小结

1. 维生素 D 缺乏性佝偻病的病因：日光照射不足；围生期维生素 D 不足；维生素 D 摄入不足；生长过速；疾病与药物的影响。

2. 常见的临床表现：不同时期表现各有不同，也可同时存在多种表现。主要集中在骨骼系统、运动功能发育迟缓、神经精神发育迟缓等方面，未及时治疗者可有后遗症。

3. 治疗和护理要点：增加户外活动；补充维生素 D；预防骨骼畸形和骨折；加强体格锻炼；预防感染。

思考题

单项选择题

1. 人类维生素 D 的最主要来源是（　　）。

A. 日光照射皮肤产生　　B. 食入动物肝产生
C. 食入蔬菜类提供　　D. 食入水果类提供
E. 食入蛋类提供

2. 维生素 D 缺乏性佝偻病最主要的发病原因是（　　）。

A. 体内贮存维生素 D 不足　　B. 维生素 D 摄入不足
C. 生长发育过快　　D. 日光照射不足
E. 疾病与药物的影响

3. 足月新生儿，生后 2 周。为防止维生素 D 缺乏佝偻病的发生，应建议每日口服维生素 D 的剂量是（　　）。

A. 200U　　B. 400U　　C. 1000U　　D. 1500U
E. 2000U

4. 患儿，男，2 个月，人工喂养，易激惹，夜间常常啼哭，睡眠不安，头部出现枕秃，无其他异常表现，考虑该患儿目前为（　　）。

A. 营养不良　　B. 佝偻病初期　　C. 佝偻病活动期　　D. 佝偻病恢复期
E. 佝偻病后遗症期

5. 患儿，男，1 岁，查体可见方颅，乳牙迟迟未萌出，手腕部及脚踝部有钝圆形环状隆起，肋骨串珠，考虑该患儿现在是（　　）。

A. 营养不良　　B. 佝偻病初期　　C. 佝偻病激期　　D. 佝偻病恢复期
E. 佝偻病后遗症期

6. 患儿，男，10 个月，查体可见方颅、肋膈沟，医生诊断为佝偻病激期，下列护理措施正确的是（　　）。

A. 减少日光的照射　　B. 加大站立和行走的训练
C. 减少辅食的添加量　　D. 多吃富含维生素 D 的食物
E. 每天给予治疗量维生素 D 400U

参考答案

1. A　2. D　3. B　4. B　5. C　6. D

子任务二　维生素 D 缺乏性手足搐搦症患儿的护理

维生素 D 缺乏性手足抽搐症（tetany of vitamin D deficiency）又称佝偻病性手足搐搦症或佝偻病性低

钙惊厥。主要是由于维生素 D 缺乏，血钙降低导致神经肌肉兴奋性增高，出现惊厥、喉痉挛或手足抽搐等症状。它多见于6个月以内的小婴儿。由于预防工作的开展，本病已较少发生。

一、病因和发病机制

（一）病因

（1）维生素 D 缺乏致钙吸收减少，血钙降低，而甲状旁腺代偿功能也反应迟钝，使血钙进一步降低。

（2）春夏季户外活动增多或近期补充大量维生素 D，大量钙沉积于骨骼，而肠道吸收钙相对不足，使血钙降低。

（3）感染、发热、饥饿时组织分解，磷从细胞内释放，使血磷增加，与钙结合沉积于骨骼，造成血钙降低。

（二）发病机制

维生素 D 缺乏时，血钙降低，而甲状旁腺代偿功能不全，骨骼不能脱钙以维持正常的血钙浓度，血钙继续降低，当总血钙在 1.75～1.88mmol/L（7.0～7.5mg/dL）及以下，或离子钙低于 1.0mmol/L（4mg/dL）时，导致神经肌肉兴奋性增高。

二、护理评估

（一）健康史

了解患儿的营养状况、健康状况、日常活动情况等。

（二）临床表现

1. 隐匿型

血清钙多在 1.75～1.88mmol/L，没有典型发作症状，但可通过刺激神经肌肉引出下列体征。

（1）面神经征（Chvostek sign）：以指尖或叩诊锤轻叩患儿颧弓与口角间的面颊部，引起眼睑和口角抽动者为阳性，新生儿期可呈假阳性。

（2）腓反射（peroneal reflex）：以叩诊锤叩击膝下外侧腓骨小头处的腓神经，引起足向外展者为阳性。

（3）陶瑟征（Trouseau sign）：以血压计袖带包裹上臂，充气使血压维持在收缩压与舒张压之间，5min 之内出现手痉挛症状者为阳性。

2. 典型发作

血清钙低于 1.75mmol/L 时可出现惊厥、喉痉挛和手足搐搦。

（1）惊厥：多见于婴儿期，突然发作，表现为四肢抽动，两眼上翻，面肌颤动，神志不清，发作时间可短至数秒钟，或长达数分钟。发作时间长者可伴口周发绀。缓解后多入睡，醒后活泼如常。发作次数可数日 1 次或 1 日数次。一般不发热，发作轻时仅有短暂的眼球上窜和面肌抽动，神志清楚。

（2）手足搐搦：多见较大婴幼儿，发作时手足痉挛呈弓状，双手腕部屈曲，手指强直，拇指向掌心内收；足部踝关节伸直，足趾同时向下弯曲呈“芭蕾舞足”。

（3）喉痉挛：婴儿多见，喉部肌肉及声门突发痉挛，呼吸困难，有时可突然发生窒息，甚至死亡。三种症状以无热惊厥最常见。

（三）心理-社会状况

评估患儿和家长对本病的认识程度，评估患儿和家长有无焦虑和恐惧心理。

（四）辅助检查

血清钙浓度在 1.75～1.88mmol/L 或以下，游离钙低于 1.0mmol/L，血磷正常或升高。

（五）治疗要点

1. 急救处理

立即吸氧，保证呼吸道通畅；控制惊厥与喉痉挛，可用 10%水合氯醛，每次 40～50mg/kg，保留灌肠；或用地西泮，每次 0.1～0.3mg/kg，肌内注射或静脉注射。

2. 钙剂治疗

常用 10%葡萄糖酸钙 5～10mL，以 10%～25%葡萄糖液稀释 1～3 倍后缓慢推注（10min 以上）。

3. 维生素 D 治疗

症状控制后按维生素 D 缺乏性佝偻病补充维生素 D。

三、常见护理诊断/问题

（1）有窒息的危险。与惊厥、喉痉挛有关。
（2）有受伤的危险。与惊厥、手足搐搦有关。
（3）营养失调：低于机体需要量。与维生素 D 缺乏有关。
（4）知识缺乏（家长）。与患儿家长缺乏有关手足搐搦症的预防及护理知识有关。

四、护理目标

（1）正确处理惊厥、喉痉挛的发作，防止出现窒息。
（2）预防痉挛、手足搐溺发作时引起的受伤。
（3）及时得到维生素 D 的补充。
（4）家长能正确应用痉挛和喉痉挛发作时的护理知识。

五、护理措施

1. 生活护理

指导患儿家长合理喂养，合理安排小儿日常生活，坚持每天有一定时间的户外活动。

2. 对症护理

（1）控制惊厥和喉痉挛：遵医嘱立即使用镇静剂和钙剂。静脉注射钙剂时需缓慢推注（10min 以上）或滴注，并监测心率，以免因血钙骤升，发生呕吐甚至心跳骤停；避免药液外渗，不可皮下或肌内注射，以免造成局部坏死。

（2）防止窒息：密切观察惊厥和喉痉挛的发作情况，做好气管插管或气管切开的术前准备。一旦发现症状应立即吸氧，喉痉挛者需立即将舌拉出口外，同时将患儿头偏向一侧，清除口鼻分泌物，保持呼吸道通畅，避免吸入窒息；对已出牙的小儿，应在上下门齿间放置牙垫，避免舌被咬伤，必要时行气管插管或气管切开。

（3）预防受伤：抽搐发作时避免家长将患儿抱紧、摇晃，以免加重抽搐，而造成机体缺氧引起脑损伤。勿对患儿强加约束，牙关紧闭时勿强行撬开，以免引起损伤。若患儿坐位时出现抽搐，应立即将患儿轻置于床上或地上，头下垫柔软物品，防止摔伤。患儿床栏可用棉质护围保护，选用软质材料制作的玩具，为患儿创造安全的环境。

3. 观察病情变化

注意生命体征的变化，观察患儿神志、肢体活动等改变。

4. 用药护理

遵医嘱给予维生素 D、钙剂、止惊镇静等药物治疗；注意药物的疗效和不良反应。静脉输液时严格掌握输液量、速度等，避免药物外渗。

5. 心理护理

及时向家长解释病情，并给予支持和安慰，减轻其紧张和恐惧心理。

6. 健康教育

向家长讲解本病的原因及预后，以取得家长的配合和理解。指导患儿家长合理喂养、户外运动、补充维生素 D 和钙剂的重要性。教会患儿家长惊厥、喉痉挛发作时的处理方法，如使患儿平卧，松开衣领，颈部伸直，头后仰，以保持呼吸道通畅。同时呼叫医护人员或急送医院。

六、护理评价

（1）患儿惊厥、喉痉挛发作时是否得到正确处理，未出现窒息。

（2）患儿发作时是否引起受伤。

（3）患儿维生素 D 是否得到补充。

（4）家长是否掌握发作时的护理知识。

子任务小结

1. 维生素 D 缺乏性手足搐溺症的病因：血清离子钙浓度降低。

2. 典型的临床表现：惊厥（最常见）、手足搐溺（最典型）、喉惊厥（最严重）。

3. 治疗和护理要点：预防窒息、预防受伤，遵医嘱给予维生素 D、钙剂、止惊镇静等药物治疗；注意药物的疗效和不良反应。

思考题

单项选择题

1. 导致维生素 D 缺乏性手足搐搦症发病的直接原因是（　　）。

A. 维生素 D 缺乏　　B. 血钙降低

C. 发热、感染　　D. 春季接受大量日光照射

E. 大剂量使用维生素 D 治疗

2. 患儿，男，7 个月，维生素 D 缺乏性手足搐搦症发作，护士急救护理错误的是（　　）。

A. 立即搬送至抢救室　　B. 松开患儿衣领

C. 将患儿头偏向一侧　　D. 遵医嘱立即给予镇静剂

E. 清除口鼻分泌物，保持呼吸道通畅

3. 患儿，男，9 个月，维生素 D 缺乏性手足搐搦症发作，正确的治疗步骤是（　　）。

A. 止惊→补钙→补充维生素 D　　B. 补钙→止惊→补充维生素 D

C. 止惊→补充维生素 D→补钙　　D. 补钙→补充维生素 D→止惊

E. 补充维生素 D→止惊→补钙

参考答案

1. B　2. A　3. A

任务三　口炎患儿的护理

学习目标

1. 知识目标：掌握鹅口疮、疱疹性口炎及溃疡性口炎的临床表现、治疗要点、常见护理诊断/问题和护理措施；熟悉鹅口疮、疱疹性口炎及溃疡性口炎的病因；了解鹅口疮、疱疹性口炎及溃疡性口炎的发病机制。

2. 能力目标：能正确为口炎患儿进行口腔护理。

3. 素质目标：为口炎患儿护理时动作轻柔、具有耐心。

【案例】

患儿，男，6个月，因发热、咳嗽半个月，拟诊“支气管炎”，给予口服头孢拉定治疗。近2天发现口腔有白色点片乳凝块样物，不易拭去。

情景任务：

1. 请说出本病的致病菌是什么？

2. 应选用哪种药物为患儿清洁口腔？

口炎（stomatitis）是指口腔黏膜的炎症。病变限于局部如舌、齿龈、口角亦可称舌炎、牙龈炎或口角炎等。本病以婴幼儿多见，可单独发生，亦可继发于全身性疾病，食具不洁、口腔卫生不良及机体抵抗力下降亦可引致口炎的发生。

一、病因和发病机制

1. 病因

婴幼儿口腔黏膜柔嫩，血管丰富，涎腺分泌少，口腔黏膜较干燥，利于微生物的繁殖，易患口炎。不注意口腔卫生或各种疾病导致机体抵抗力下降等因素，均可导致口炎的发生。

2. 临床类型

常见口炎有鹅口疮、疱疹性口炎及溃疡性口炎三种类型。

（1）鹅口疮又名雪口病，为白念珠菌感染所致，多见于新生儿、营养不良、腹泻、长期应用广谱抗生素或糖皮质激素的患儿，新生儿多由使用不洁奶具或出生时经产道而感染。

（2）疱疹性口炎：由单纯疱疹病毒感染引起，多见于婴幼儿，全年均可发病，传染性强，在卫生条件差的家庭和集体托幼机构容易传播，可在集体托幼机构引起小流行。

（3）溃疡性口炎：由链球菌、金黄色葡萄球菌、肺炎链球菌等引起，多见于婴幼儿，常发生于急性感染、长期腹泻等抵抗力低下时，口腔卫生不洁时更易发病。

【情景任务1解析】

本病的致病菌为白念珠菌。

二、护理评估

（一）健康史

了解患儿饮食情况、喂养情况、卫生习惯、营养状态、日常活动情况等。

（二）临床表现

1. 鹅口疮

鹅口疮特征是口腔黏膜表面出现白色乳凝块样物（图3-3-1），初呈点状或小片状，可逐渐融合成大片，不宜擦去，强行拭去可见充血性创面。患处不痛，不流涎，不影响进食。一般无全身症状。严重者可累及消化道或呼吸道，引起真菌性肠炎或真菌性肺炎，出现拒食、吞咽困难等。

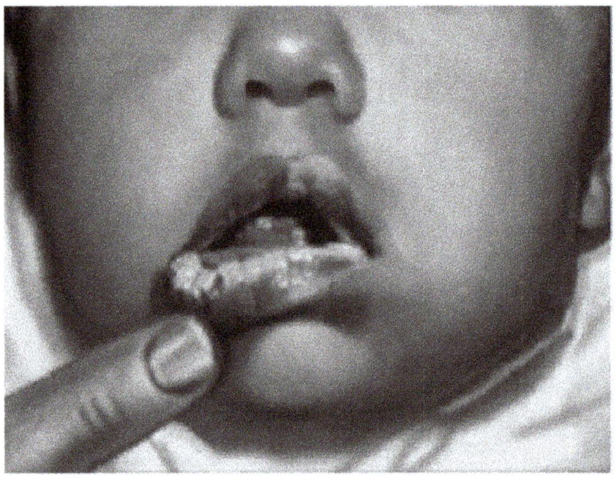

图 3-3-1　鹅口疮

2. 疱疹性口炎

起病时发热，体温可达 38~40℃，1~2 天后口腔黏膜处出现散在或成簇的小疱疹，疱疹迅速破溃后形成浅溃疡，上面覆盖黄白色渗出物，周围有红晕。有时累及上腭及咽部。局部疼痛、拒食、流涎、烦躁，颌下淋巴结肿大，病程为 1~2 周。注意和疱疹性咽峡炎鉴别，后者由柯萨奇病毒引起，好发于夏秋季，不累及牙龈和颊黏膜，淋巴结不肿大。疱疹性口炎传染性强，常在托幼机构引起流行。

3. 溃疡性口炎

初起时口腔黏膜充血、水肿，继而形成大小不等的糜烂面或浅溃疡，散在或融合成片，表面有纤维性炎性渗出物形成的灰白色假膜，易拭去，露出溢血创面。全身表现为患儿因局部疼痛而哭闹、烦躁、拒食、流涎，常有发热，体温可达 39~40℃，颌下淋巴结肿大。

（三）心理-社会状况

患儿口腔疼痛拒食、哭闹，家长出现焦虑。疱疹性口炎传染性强，可在托幼机构引起小流行，应注意评估托幼机构有无相应的预防措施；了解家长对该病病因和护理方法认识程度。

（四）辅助检查

（1）鹅口疮：取白膜涂片，加 10%氢氧化钠 1 滴，在显微镜下可见真菌的菌丝孢子。

（2）疱疹性口炎：外周血白细胞总数正常或偏低。

（3）溃疡性口炎：白细胞总数及中性粒细胞增多，假膜涂片染色可见大量细菌。

（五）治疗要点

（1）控制感染：严重者可全身用药，但是鹅口疮一般不需要口服抗真菌药，可口服微生态制剂。

（2）对症治疗：清洁口腔，局部涂药（针对病原体选药）。

（3）注意水分及营养的补充。

三、常见护理诊断/问题

（1）口腔黏膜受损。与口腔感染、机体抵抗力低下等有关。

（2）疼痛。与口腔黏膜炎症、溃疡有关。

（3）体温过高。与感染有关。

四、护理目标

（1）住院期间患儿口腔黏膜完整、无缺损。

（2）住院期间患儿疼痛得到有效缓解。

（3）住院期间患儿体温维持在正常水平。

（4）住院期间患儿能得到充分的营养和水分。

五、护理措施

1. 生活护理

鼓励患儿多饮水，进食后漱口，保持口腔黏膜湿润和清洁。清洁口腔每天 2~4 次，以餐后 1h 清洗为宜，减少继续感染，促进口腔黏膜愈合。

2. 对症护理

（1）疼痛的护理：以高热量、高蛋白、富含维生素的温凉流质或半流质为宜，避免酸、粗、硬、辣、热等刺激性食物。清洁口腔及局部涂药时，动作轻柔，以免加重疼痛。局部疼痛重者可在遵医嘱在进食前局部涂 2%利多卡因。

（2）发热的护理：体温超过 38.5℃，给予松解衣服、冷敷、置冰袋等物理降温,必要时给予药物降温。

3. 观察病情变化

密切观察患儿的体温变化和溃疡面的情况。

4. 用药护理

体温过高时可采用物理降温措施或遵医嘱应用退热药物，注意观察药物的疗效和不良反应。涂药前应先清洗口腔，然后将纱布或干棉球垫于颊黏膜腮腺管口或舌系带两侧，以隔断唾液；干棉球蘸干溃疡表面后再涂药，涂药时应用棉签在溃疡面上滚动式涂药，不可上下涂擦；涂药后嘱患儿闭口 10min 再去除隔离唾液的纱布或棉球，嘱患儿不可立即漱口、饮水或进食。

5. 心理护理

及时向家长解释病情，并给予支持和安慰，减轻其紧张和恐惧心理。

6. 健康教育

（1）指导家长教育儿童养成良好的卫生习惯，不吮指，多喝水，教会年长儿正确的刷牙方式，避免损伤口腔黏膜。

（2）食具专用，定期煮沸消毒或高压灭菌消毒，鹅口疮患儿使用过的水杯、奶瓶及奶嘴应放入 5%碳酸氢钠溶液浸泡 30min 后，洗净再煮沸消毒。

（3）向家长及患儿讲解疾病的相关防治要点及护理知识，讲解并示教口腔局部涂药的方法。

（4）强调疱疹性口炎的传染性较强，应注意隔离。

【情景任务 2 解析】

为患儿清洁口腔应选用 2%碳酸氢钠溶液。

六、护理评价

（1）患儿口腔黏膜是否完整、是否缺损。

（2）患儿疼痛是否得到有效缓解。

（3）患儿体温是否维持在正常水平。

（4）患儿是否得到充分的营养和水分

任务小结

1. 口炎的病因：不注意口腔卫生或各种疾病导致机体抵抗力下降。

2. 常见的临床表现：①鹅口疮特征是口腔黏膜表面出现白色乳凝块样物。②疱疹性口炎口腔黏膜处出现散在或成簇的小疱疹，疱疹迅速破溃后形成浅溃疡，上面覆盖黄白色渗出物，周围有红晕。③溃疡性口炎，初起时口腔黏膜充血、水肿，继而形成大小不等的糜烂面或浅溃疡，散在或融合成片，表面有纤维性炎性渗出物形成的灰白色假膜，易拭去，露出溢血创面。

3. 治疗和护理要点：清洁口腔；局部用药。

思考题

单项选择题

1. 疱疹性口炎的病原是（　　）。

A. 白念珠菌　　B. 单纯疱疹病毒

C. 链球菌　　D. 金黄色葡萄球菌

E. 腺病毒

2. 小儿生理性流涎多发生在（　　）。

A. 5~6 个月　　B. 7~8 个月

C. 9~10 个月　　D. 1 岁后

E. 2 岁后

（3~4 题共用题干）患儿，男，1 岁半，患口炎，食欲差，口腔黏膜有大小不等的糜烂面。

3. 患儿进食时口痛，可缓解疼痛的药物是（　　）。

A. 0.1%依沙吖啶

B. 2%利多卡因

C. 3%过氧化氢

D. 5%金霉素鱼肝油

E. 10 万 U/mL 制霉菌素鱼肝油

4. 护士给家长做健康指导，不恰当的是（　　）。

A. 勤喂水

B. 进普食

C. 避免擦拭口腔

D. 注意保持口周皮肤清洁

E. 涂药时应用棉签在溃疡面上滚动式涂药

参考答案

1. B　2. A　3. B　4. B

任务四　腹泻患儿的护理

学习目标

1. 知识目标：掌握腹泻的临床表现、治疗要点、常见护理诊断/问题和护理措施；熟悉腹泻的病因；了解腹泻的发病机制。

2. 能力目标：能正确为腹泻患儿进行肛周皮肤护理。

3. 素质目标：为腹泻患儿护理时动作轻柔、具有耐心。

【案例】

患儿，女，6个月，呕吐、腹泻2天伴口渴。粪便为黄色稀水样。尿少12h入院。门诊以婴儿腹泻伴脱水入院。入院查体：精神萎靡、表情淡漠、前囟极度凹陷，皮肤弹性极差，呼吸深快。口唇樱桃红色。

情景任务：

1. 该患儿脱水的程度是什么？

2. 该患儿入院月份如果为11月，引起腹泻的原因应考虑是什么？

3. 医嘱为患儿给予静脉补液治疗，护士护理的重点是什么？

腹泻（diarrhea）是由多病原、多因素引起的以大便次数增多和性状改变的消化道综合征。发病年龄多在6个月至2岁，1岁以内者约占50%。一年四季均可发病，以夏秋季发病率最高。腹泻是我国儿童保健重点防治的“四病”之一。

一、病因和发病机制

（一）病因

1. 易感因素

（1）小儿消化系统发育不成熟：胃酸和消化酶分泌量少，消化酶的活性低，对食物的耐受力差。

（2）机体防御功能差：①胃内酸度低，而且婴儿胃排空较快，对进入胃内的细菌杀灭能力减弱；②血液中免疫球蛋白和胃肠道sIgA均较低，对感染的防御能力差。

2. 感染因素

（1）肠道内感染：可由病毒、细菌、真菌、寄生虫等引起，以病毒和细菌多见。

1）病毒感染：秋冬季节的婴幼儿腹泻80%由病毒感染引起，最常见的是轮状病毒，其次是腺病毒、埃可病毒和柯萨奇病毒等。

2）细菌感染：细菌性肠炎（不包括法定传染病）的主要病原体为致腹泻大肠杆菌最多见，其次为空肠弯曲菌、耶尔森菌、鼠伤寒沙门菌等。

3）真菌感染：长期应用广谱抗生素或肾上腺糖皮质激素，使机体免疫力降低，可发生真菌性肠，最常见为白念珠菌。

4）寄生虫感染：常见的有蓝氏贾第鞭毛虫、阿米巴原虫和隐形孢子虫等。

（2）肠道外感染：如患中耳炎、上呼吸道感染肺炎、肾盂肾炎、皮肤感染及急性传染病时可伴腹泻，可由于发热及病原体的毒素作用使消化功能紊乱，肠道外感染的某些病原体可同时感染肠道。

3. 非感染因素

（1）饮食因素：喂养不定时、喂养不当、过早喂给淀粉或脂肪类食物、突然改变食物品种或骤然断乳等均可引起腹泻；对牛奶、豆浆或某些食物成分过敏或不耐受等也可引起腹泻。

（2）气候因素：腹部受凉使肠蠕动增加；天气过热使消化液分泌减少，均可引起腹泻。

（二）发病机制

1. 感染性腹泻

病原体侵入消化道，可致肠黏膜发生充血、水肿、炎症细胞浸润、溃疡和渗出等病变，使食物的消化、吸收发生障碍，未消化的食物被细菌分解（腐败、发酵），其产物引起肠蠕动亢进及肠腔内渗透压升高引起腹泻。另外，病原体产生毒素，使小肠液分泌增加，超过结肠的吸收能力导致腹泻。腹泻后丢失大量的水和电解质，引起脱水、酸中毒及电解质紊乱。

2. 非感染性腹泻

主要由饮食不当引起，消化、吸收不良的食物堆积于小肠上部，使局部酸度减低，肠道下部的细菌上移并繁殖，使未消化的食物发生腐败和发酵造成消化功能紊乱、肠蠕动亢进，引起腹泻、脱水、电解质紊乱。

二、护理评估

（一）健康史

评估患儿的喂养史，包括喂养方式、人工喂养儿乳品的种类及配制方法、喂哺次数、量及添加辅食和断奶情况；有无不洁饮食史和食物过敏史；有无其他疾病及长期使用抗生素；了解腹泻开始时间、大便次数、颜色、性状、量及气味等。

（二）临床表现

腹泻根据病程分为急性腹泻（病程在 2 周以内）、迁延性腹泻（病程在 2 周至 2 个月）和慢性腹泻（病程在 2 个月以上）。根据病情可分为轻型（无脱水及中毒症状）及重型（重度脱水或有明显中毒症状）腹泻。

1. 轻型腹泻

轻型腹泻多为饮食因素或肠道外感染引起，以消化道症状为主，主要表现为食欲不振，偶有恶心、呕吐、溢乳，每天大便多在 10 次以下，呈黄色或黄绿色，稀糊状或蛋花样，有酸臭，可有少量黏液及未消化的奶瓣。精神尚好，体温大多正常，无明显水、电解质紊乱及全身中毒症状，多在数日内痊愈。

2. 重型腹泻

重型腹泻多由肠道内感染所致或由轻型腹泻发展而来，消化道症状重，还伴有明显的水、电解质紊乱和酸碱平衡失调和全身中毒症状。

（1）消化道症状及全身中毒症状：表现为严重的消化道症状，腹泻频繁，每天大便 10 次以上，多者可达数十次，粪便水样或蛋花样，有黏液，量多，可使肛周皮肤发红或糜烂；伴有呕吐，甚至吐出咖啡渣样物；全身中毒症状明显，高热或体温不升，烦躁不安，精神萎靡，嗜睡，甚至昏迷、惊厥。

（2）水、电解质紊乱及酸碱平衡失调表现：主要表现为脱水、代谢性酸中毒、低钾血症、低钙血症和低镁血症等。

1）脱水：由于丢失体液过多和摄入量不足，使体液总量尤其是细胞外液量减少明显。除丢失水分外，还有电解质丢失。

依据体液丢失量的多少不同，将脱水分为三度（表 3-4-1）。

表 3-4-1　不同程度脱水的临床表现

项目	轻度	中度	重度
失水占体重百分比	3%~5%	5%~10%	>10%
累积损失量	30~50mL/kg	50~100mL/kg	100~120mL/kg
精神状态	稍差	烦躁或萎靡	昏睡或昏迷
皮肤弹性	稍差	差	极差
口腔黏膜	稍干燥	干燥	极干燥
眼窝及前囟	稍凹陷	明显凹陷	深凹陷
眼泪	有	少	无
尿量	稍减少	明显减少	极少或无尿
代谢性酸中毒	无	有	严重
周围循环衰竭	无	不明显	有

【情景任务 1、2 解析】

1. 该患儿尿量减少、精神萎靡、表情淡漠、前囟极度凹陷，皮肤弹性极差，呼吸深快，口唇樱桃红色。考虑存在代谢性酸中毒和周围循环衰竭，判断其脱水的程度是中毒性脱水。

2. 该患儿入院月份如果为 11 月，是秋冬交界季节，常引起腹泻的原因考虑为病毒感染。

根据脱水时水与电解质丢失比例的不同，将脱水性质分为等渗性、低渗性、高渗性脱水三种（表 3-4-2），其中以等渗性脱水最常见。

表 3-4-2　不同性质脱水的表现

项目	低渗性脱水	等渗性脱水	高渗性脱水
主要病因	营养不良伴慢性腹泻	急性呕吐、腹泻	腹泻时补含钠液过多
水、电解质丢失比例	电解质丢失多于水	水、电解质成比例丢失	水丢失多于水
血钠浓度	<130mmol/L	130~150mmol/L	>150mmol/L
主要丧失液区	细胞外液	细胞外液	细胞内脱水
临床表现	一般脱水征	脱水征+循环衰竭	口渴、烦躁、高热、惊厥

2）代谢性酸中毒：腹泻丢失大量碱性物质；进食少和肠吸收不良，热量不足，体内脂肪分解增加，酮体生成增多；脱水致血容量减少，血液浓缩，血流缓慢，组织缺氧，无氧代谢增加而乳酸堆积；肾血流量不足，尿量减少，排酸减少致酸性代谢产物堆积体内。

酸中毒的表现为呼吸深快、精神萎靡、口唇樱红、恶心、呕吐、呼吸有丙酮味等，新生儿和小婴儿酸中毒时临床表现可不典型，往往仅有精神萎靡、拒食和面色苍白等。

临床将酸中毒分为轻度、中度、重度三种程度（表 3-4-3）。

表 3-4-3　代谢性酸中毒的分度

项目	轻度	中度	重度
CO_2CP（mmol/L）	13~18	9~13	<9
呼吸改变	呼吸稍快	呼吸深长	呼吸深快、有烂苹果味

续表

项目	轻度	中度	重度
口唇颜色	正常	樱桃红	发绀
精神状态	正常	萎靡、烦躁	昏睡、昏迷

3）低钾血症：呕吐和腹泻导致钾大量丢失；进食少，钾的入量不足；肾保钾的功能比保钠差，血钾虽低，而尿中仍有一定量的钾继续排出。久泻和营养不良的患儿低钾表现更为明显。

当低钾伴有脱水、代谢性酸中毒时，由于血液浓缩，尿少而致钾排出量减少，且酸中毒时钾由细胞内转移至细胞外等原因，体内钾总量虽然降低但血清钾浓度多可正常，低钾症状也不明显；而当脱水、代谢性酸中毒被纠正后，排尿后钾排出量增多、大便继续失钾、输入葡萄糖合成糖原时消耗钾等原因使血钾降低，可出现不同程度的低钾症状。表现为神经肌肉兴奋性降低，精神萎靡，肌无力，腱反射减弱或消失，腹胀、肠鸣音减弱或消失，心率增快、心音低钝、心律不齐，心电图显示 T 波低平或倒置、QT 间期延长、ST 段下降、出现 U 波。

4）低钙血症和低镁血症：腹泻患儿进食少，吸收不良，从大便丢失钙、镁，可使体内钙、镁减少，但一般多不严重，腹泻较久、营养不良或有活动性维生素 D 缺乏病的患儿更多见。多在脱水和酸中毒纠正后，出现低钙症状如手足搐搦或惊厥；长期腹泻和营养不良患儿经补钙后症状仍不见好转者，应考虑可能有低血镁，其表现为烦躁不安、震颤、惊厥等。

3. 不同病因所致肠炎的临床特点

不同病因导致的腹泻的临床表现各有特点（表 3-4-4）。

表 3-4-4　不同病因所致腹泻的临床特点

分型	发病特点	全身症状	粪便特点	粪便镜检
轮状病毒肠炎又称秋季腹泻	秋冬季多见，以 6~24 个月小儿为多	常伴有上呼吸道感染，中毒症状不明显	黄色水样或蛋花汤样，含少量黏液，无腥臭味	少量白细胞
大肠埃希菌肠炎	多见于气温较高季节	伴有发热、水电解质紊乱及全身中毒症状	水样便、血水便或黏液脓血便，有腥臭味	大量脓细胞和红细胞、白细胞
金黄色葡萄球	长期使用广谱抗生素、菌群失调所致	不同程度的全身中毒症状及水电解质紊乱，甚至发生休克	暗绿色似海水样，含黏液和假膜	大量脓细胞和成簇革兰阳性球菌
真菌性肠炎	多为白念珠菌感染	病程迁延，常伴鹅口疮	稀黄，泡沫较多，有时可见豆腐渣样细块	可见真菌孢子和假菌丝

4. 迁延性腹泻和慢性腹泻

迁延性腹泻和慢性腹泻多与营养不良和急性期治疗不彻底有关，以人工喂养儿多见。表现为腹泻迁延不愈，病情反复，大便次数、性状极不稳定，常出现水及电解质紊乱。

5. 生理性腹泻

生理性腹泻多见于 6 个月以下婴儿，外观虚胖，常有湿疹，表现为出生后不久即出现腹泻，但除大便次数增多外，无其他症状、食欲好，不影响生长发育。添加辅食后，粪便即逐渐转为正常。

（三）心理-社会状况

评估家长对疾病的心理反应和认识程度、文化程度、喂养及护理知识等；评估患儿家庭的居住环境、经济状况及卫生习惯等。

（四）辅助检查

1. 外周血白细胞计数

白细胞总数及中性粒细胞增多提示细菌感染，病毒感染时白细胞总数多在正常范围或降低，嗜酸粒细胞增多属寄生虫感染或过敏性病变。

2. 粪便检查

粪便中无或偶有白细胞、红细胞者，粪便培养可检出致病菌；真菌性肠炎时粪便涂片可发现念珠菌孢子及假菌丝；疑为病毒感染者应做病毒学相关检查。

3. 血液生化检查

血钠测定可提示脱水性质，血钾测定可反映体内缺钾的程度，血气分析及测定二氧化碳结合力可了解体内酸碱平衡的性质。

（五）治疗要点

治疗原则是调整饮食、控制感染、预防和纠正水、电解质紊乱及酸碱平衡失调。

1. 调整饮食

提供足够、适宜的营养预防营养不良，以满足生理需要，补充疾病消耗，缩短恢复时间。需根据病情进行适当的调整。

2. 纠正水、电解质紊乱及酸碱平衡失调

口服补液盐（ORS）可用于预防脱水及纠正轻、中度脱水，中、重度脱水伴周围循环衰竭者需静脉补液。

3. 药物治疗

（1）控制感染：根据临床特点，结合粪便培养及药敏试验结果选用有效的抗生素。病毒性肠炎以饮食疗法和支持疗法为主。

（2）微生态疗法：常选用双歧杆菌、嗜酸乳杆菌等制剂，有利于恢复肠道正常菌群的生态平衡。

（3）黏膜保护剂：如蒙脱石粉可能吸附病原体和毒素，增强肠黏膜的屏障功能，阻止病原体的攻击。早期避免用止泻剂，延缓了腹泻病原体的排出可增加细菌繁殖和毒素的吸收。

（4）其他药物：避免使用止泻剂；可给予补锌治疗。

4. 预防和治疗并发症

对于迁延性和慢性腹泻要积极查找原因，采取综合治疗措施。

三、常见护理诊断/问题

（1）腹泻。与喂养不当、感染等因素有关。

（2）体液不足。与丢失体液过多和摄入量不足有关。

（3）体温过高。与感染有关。

（4）有皮肤完整性受损的危险。与大便次数增多刺激臀部皮肤有关。

（5）潜在并发症：酸中毒、低血钾、低血钙。

（6）知识缺乏。与患儿家长缺乏合理喂养知识、卫生知识及腹泻患儿护理知识有关。

四、护理目标

（1）住院期间患儿腹泻次数减少，得到有效缓解。

（2）住院期间患儿能得到充分的营养和水分。

（3）住院期间患儿体温维持在正常水平。

（4）住院期间患儿肛周皮肤完整，无缺损，无破溃。

（5）住院期间患儿未发生并发症。

（6）出院之前患儿家长知晓喂养、卫生及腹泻护理等相关知识。

五、护理措施

1. 生活护理

（1）调整饮食：母乳喂养者继续喂哺母乳，暂停辅食；人工喂养者，可喂稀释牛奶或其他代乳品；病毒性肠炎若有继发性双糖酶（主要是乳糖酶）缺乏，可暂停乳类喂养，改喂豆制代乳品或酸奶，以减轻腹泻缩短病程；对牛奶和大豆过敏者应改用其他饮食；腹泻停止后逐渐恢复营养丰富的食物，每天加餐 1 次，持续 1 周。严重呕吐者可暂禁食 4~6h（不禁水），腹泻患儿应继续进食，食用有营养和易消化的日常食物，少量多次。避免含粗纤维的蔬菜和水果，高糖食物会加重腹泻。

（2）维持皮肤完整性：每次便后须用温水清洗臀部并吸干，局部皮肤发红处涂以 5% 鞣酸软膏或 40% 氧化锌油并按摩片刻，促进血液循环；应选用消毒软棉尿布并及时更换；避免使用不透气塑料布或橡皮布，防止尿布皮炎发生。皮肤糜烂或溃疡者可采用暴露法或用鹅颈灯或红外线灯照射，以促进愈合。

2. 对症护理

密切观察患儿体温变化，体温过高应给予多饮水、头部冰敷、温水擦浴等物理降温措施或遵医嘱给予药物降温。

3. 观察病情变化

观察并记录大便次数、颜色、气味、性状及量，并做好动态比较，为治疗和输液方案提供可靠依据；监测生命体征，如神志、体温、脉搏、呼吸、血压等；观察水、电解质紊乱和酸碱平衡失调症状，如代谢性酸中毒表现、低钾血症表现、脱水情况及程度等。

4. 用药护理

液体疗法是纠正脱水和电解质紊乱，以恢复机体的正常生理功能的重要措施。在液体疗法实施前需要综合分析、判定水、电解质紊乱和酸碱平衡失调的性质和程度，制定合理的液体疗法方案。液体疗法包括口服补液和静脉补液，补充的液体包含生理需要量、累积损失量和继续损失量。

（1）口服补液：口服补液主要适用于轻、中度脱水而无严重呕吐者。按轻度脱水 50mL/kg、中度脱水 80~100mL/kg 喂服，于 4~6h 多次喂完；继续损失量根据排便次数和量而定。服用 ORS 液期间应让患儿照常饮水，防止高钠血症的发生；如患儿眼睑出现水肿，应停止服用 ORS 液，改用白开水；新生儿或心、肾功能不全，休克及明显腹胀者不宜应用 ORS 液。

口服补液的护理：正确配制口服补液盐，超过 24h 未饮完应丢弃。如患儿出现眼睑水肿，应停服 ORS 液，改用母乳或白开水，水肿消退后再继续服用。口服补液过程中，如患儿呕吐，停 10min 后再喂；若呕吐频繁、腹泻次数多、脱水加重，则应及时报告医师。

（2）静脉输液：适用于中度以上脱水、吐泻严重或腹胀的患儿。补液时应遵循以下原则：三定原则（定输液总量，定溶液性质，定补液速度）；三先原则（先快后慢，先盐后糖，先浓后淡）；三见原则（见酸补碱，见尿补钾，见惊补钙）。第一天补液总量包括累积损失量、继续损失量和生理需要量三部分。如第二天仍需静脉补充，只需补充继续损失量和生理需要量，以均匀的速度补给。患儿一般采用头皮静脉输液法进行体液补充，具体操作详见表 3-4-5。

表 3-4-5　小儿头皮静脉输液法指导评分标准

考核内容		考核点及评分要求	分值	扣分	得分
评估及准备（20 分）	患儿（7 分）	核对信息	1		
		评估患儿全身情况：营养状况、身体状况、了解有无静脉输液的禁忌证	2		
		评估患儿局部情况：了解头部皮肤有无破损、硬结、瘢痕，皮肤是否有感染	2		
		评估患儿心理状况：对静脉输液的认识与配合程度，解释并取得合作	2		
	环境（1 分）	光线明亮、清洁、安静、温湿度适宜，关闭门窗，备床帘或屏风，30min 前停止打扫，符合静脉输液要求	1		
	操作者（2 分）	着装整洁，佩戴挂表	1		
		指甲已修剪，洗手方法正确，戴口罩	1		
	用物（10 分）	用物准备：清洁治疗盘、无菌治疗巾无菌棉签、一次性输液器、一次性注射器、吉尔碘、手消毒液、输液胶贴、备皮刀、输液卡、不干胶瓶签、弯盘、护士表、笔、小枕头、利器盒。按医嘱备药和液体，用物准备齐全（少或准备错误一个扣 0.5 分，扣完 3 分为止）	3		
		核对医嘱和输液卡，查对输液用药的药名、浓度、剂量、有效期，检查液体有无沉淀、浑浊、变质、有无絮状物，瓶口有无松动、瓶身有无裂缝，拉环良好	2		
		填写输液贴，并将填好的输液贴倒贴于输液瓶上，打开瓶盖中心部分，常规消毒瓶塞，待干后加药	2		
		检查输液器，将输液器的插头插入瓶塞直至插头根部	1		
		逐一对用物进行评估，质量符合要求；按操作先后顺序摆放	2		
实施（60 分）	输液前准备（10 分）	将用物推至患儿床旁，核对患儿床号、姓名（少一项扣 1 分）	2		
		告知患儿家长输液的目的、用药、方法及配合要点：取得患儿家长合作（少一项扣 2 分）	2		
		协助患儿取舒适卧位，放小枕头（少一项扣 1 分）	3		
		选择头皮静脉，评估穿刺部位，剃去周围毛发（一项不符合要求扣 2 分）	3		
	输液方法（35 分）	洗手或手消毒，准备输液贴（一项未作扣 1 分）	3		
		再次核对输液卡，挂输液瓶于输液架上（未核对不得分）	3		
		一次性排净输液管内空气，调节器阻断液体将输液管末端放入输液器包装袋内，置于治疗盘中（一次排气不成功扣 4 分，输液装置污染扣 3 分，管内有少量气泡酌情扣分）	4		
		75%乙醇或吉尔碘两次消毒穿刺部位的皮肤，消毒范围大于 5cm，待干（一项不符合要求扣 2 分）	4		
		检查输液管下端有无气泡，确定无气泡后排出少许液体（排液入弯盘）；取下护针帽（未作不得分）	3		
		再次查对，穿刺（左手拇指、示指分别固定静脉两端，右手持针沿静脉向心方向平行刺入）（穿刺时退一针扣 2 分，重新穿刺扣 5 分，穿刺失败扣 10 分）	10		
		推进回血无肿胀及发白，打开开关，固定（一项不符合要求扣 2 分）	4		
		根据年龄、病情、药物性质调节滴速（一项不符合要求扣 2 分）	4		
	输液后指导（15 分）	再次查对、签名；观察患儿全身情况（一项不符合要求扣 2 分）	3		
		整理患儿衣、被；取安全、相对舒适体位（一项不符合要求扣 2 分）	3		
		向家属或年长儿交代注意事项；根据情况进行健康教育（一项不符合要求扣 2 分）	3		
		用物整理及时正确	3		
		消毒双手方法正确，记录	3		

续表

考核内容	考核点及评分要求	分值	扣分	得分
评价 （20分）	无菌观念强，无污染，符合无菌技术操作原则（不符合要求不得分）	4		
	操作规范，动作熟练、轻柔，操作细心准确，注意保护隐私（做不到不得分）	4		
	滴速符合要求，输入通畅，局部无肿胀、渗透（做不到不得分）	4		
	语言亲切，沟通有效，配合良好，健康指导内容和方式合适	2		
	操作过程中能做到关心患儿，家属或年长儿：对操作满意。（做不到不得分）	2		
	在规定时间内完成，每超过1分钟扣1分，扣完4分为止	4		
总分		100		

1）补液量：①累积损失量，按脱水程度估计，轻度脱水50mL/kg，中度脱水50~100mL/kg，重度脱水100~120mL/kg。如为重度脱水伴有循环衰竭，首先应用2：1等张含钠液20mL/kg（总量不超过300mL），在0.5~1h输入，以扩充血容量。②继续损失量，原则是丢失多少补多少，根据实际损失量补充，一般约10~40mL/kg。③生理需要量，为60~80mL/kg。以上三部分液体量合计，第一个24h应供给的液体总量为：轻度脱水90~120mL/kg，中度脱水120~150mL/kg，重度脱水150~180mL/kg。

2）液体种类：补充累积损失量时，应根据脱水的性质来确定补液的性质，低渗性脱水时补2/3张含钠液，等渗性脱水时补1/2张含钠液，高渗性脱水时补1/5~1/3张含钠液。如临床上判断脱水性质有困难时，可先按等渗性脱水处理。常用混合溶液的配制方法及应用见表3-4-6。

表3-4-6　常用混合溶液的组成

溶液种类	0.9%氯化钠	5%~10%葡萄糖	1.4%碳酸氢钠	张力
2：1含钠液	2		1	等张
1：1含钠液	1	1		1/2
1：2含钠液	1	2	—	1/3
1：4含钠液	1	4	—	1/5
2：3：1	2	3	1	1/2
4：3：2	4	3	2	2/3

3）补液速度：①累积损失量，应于8~12h补完，继续损失量和生理需要量可在12~16h输入，如需扩容应在0.5~1h完成。②纠正酸中毒，轻度酸中毒随循环情况及肾功能的改善可自行恢复，一般不必另外补给碱性液。中、重度酸中毒患儿须另外补给碱性液来纠正，首选碳酸氢钠（1.4%碳酸氢钠为等渗溶液，5%碳酸氢钠高渗溶液，可用5%或10%葡萄糖注射液稀释3.5倍，即为等渗液）。③纠正低钾，补钾时应注意见尿补钾；含钾溶液严禁静推；静脉补钾浓度不超过0.3%；每天静脉补钾时间不短于8h，一般补钾需持续4~6天，能口服尽量口服补钾。

4）补液的护理：①严格掌握输液速度，为防止输液速度过速或过缓，最好使用输液泵控制速度；合理安排24h输液量，依病情需要及输液原则分期分批输入。②保证静脉输液通畅，观察局部有无红肿、渗液。③密切观察补液效果，观察生命体征，监测体重变化，如出现变化及时通知医生。观察脱水情况，注意观察患儿的意识状态，有无口渴、皮肤黏膜干燥程度、眼窝和前囟的凹陷程度、尿量多少等，若补液合理，患儿3~4h应排尿，表明血容量恢复；若24h患儿皮肤弹性及前囟、眼窝凹陷恢复、说明脱水已纠正；若仅是尿量多而脱水未纠正，可能是输入的液体中葡萄糖比例过高；若补液后患儿出现眼睑水肿，可能是电解质溶液比例过高。观察低血钾表现，注意有无肌张力低下、心音低钝、腹胀、肠鸣音减弱等。观察酸中毒表现，注意观察面色、呼吸改变及精神状态。④特殊情况静脉补液的护理，当腹泻患儿伴随肺炎、重症营养不良、新生儿等特殊情况时，补液总量及电解质量要相应减少约1/3，速度宜慢。

5. 心理护理

了解患儿及家长的心态及对本病的认识程度，做好健康宣教，使家长和患儿消除焦虑和沮丧情绪，树立战胜疾病的信心，积极配合治疗和护理。

6. 健康教育

（1）向家长介绍患儿腹泻的原因、治疗要点及护理措施等相关知识。指导如何调整饮食。指导家长准确配置和使用ORS溶液的方法，强调少量多次饮用；指导家长在服用微生态制剂时，注意避开抗生素使用时间，间隔至少1h。指导服用蒙脱石散时不能和其他药物同时服用，应在两次奶或餐中间的时间服用。

（2）指导如何预防小儿腹泻，合理喂养，提倡母乳喂养，指导喂养方法等。培养良好卫生习惯，注意饮食卫生，食物要新鲜，食具、奶具应定期煮沸消毒。培养儿童饭前便后洗手。增强体质，适当进行户外活动，气候变化时防止受凉或过热。避免长期滥用广谱抗生素。

【情景任务3解析】

该患儿护理的重点为补液的护理。

六、护理评价

（1）患儿腹泻次数是否减少，是否得到有效缓解。

（2）患儿是否得到充分的营养和水分。

（3）患儿体温是否维持在正常水平。

（4）患儿肛周皮肤是否完整，无缺损，无破溃。

（5）患儿是否发生并发症。

（6）患儿家长是否知晓喂养、卫生及腹泻护理等相关知识。

任务小结

1. 腹泻病因：易感因素；感染性因素（细菌、病毒、真菌等）；非感染性因素（饮食、气候）。

2. 常见的临床表现：轻型（无脱水及中毒症状）及重型（重度脱水或有明显中毒症状）腹泻。

3. 治疗和护理要点：控制感染；补充体液；维持皮肤完整；维持体温正常；加强病情观察；预防并发症等对症支持治疗。

思考题

单项选择题

1. 婴儿腹泻的易感因素，不包括（　　）。

A. 消化系统发育不成熟　　B. 母乳喂养儿的发生率高
C. 婴儿胃酸偏低，胃排空快　　D. 胃酸和消化酶分泌少，酶活力偏低
E. 生长发育快，所需营养物质较多，胃肠道负担重

2. 引起夏季婴儿腹泻的主要病原是（　　）。

A. 轮状病毒　　B. 大肠埃希菌　　C. 变形杆菌　　D. 幽门螺杆菌
E. 金黄色葡萄球菌

3. 婴儿腹泻发生中度脱水时，失水量占体重的百分比为（　　）。

A. <5%　　B. 5%～10%　　C. 11%～15%　　D. 16%～20%
E. 21%～25%

4. 患儿，女，8个月，呕吐、腹泻3天，眼窝轻度凹陷，口唇略干，皮肤弹性稍差，尿量略少，血清钠145mmol/L。护士判断该患儿的脱水程度是（　　）。

A. 无脱水　　B. 轻度脱水

C. 中度脱水　　D. 重度脱水

E. 极重度脱水

5. 患儿，女，6个月，因腹泻5天入院。入院查体：皮肤弹性差，呼吸深而快，口唇樱桃红色，该患儿可能出现了（　　）。

A. 轻度脱水，酸中毒　　B. 中度脱水，酸中毒

C. 中度脱水，碱中毒　　D. 重度脱水，酸中毒

E. 重度脱水，低钾血症

6. 小儿腹泻重症区别于轻症的要点是（　　）。

A. 蛋花汤样大便　　B. 粪便腥臭有黏液

C. 每天大便可达十余次　　D. 粪便镜检有脂肪球

E. 有水、电解质紊乱和酸中毒

7. 患儿，男，3个月，母乳喂养，腹泻2个月，大便3~6次/天，稀或糊状，无脓血，食欲好，面部湿疹，体重5.6kg，考虑该患儿是（　　）。

A. 慢性腹泻　　B. 迁延性腹泻

C. 生理腹泻　　D. 饮食性腹泻

E. 感染性腹泻

8. 患儿，女，10个月，因腹泻、呕吐频繁，医嘱禁食，护士告诉家长禁食时间不超过（　　）。

A. 2~4h　　B. 4~6h　　C. 6~8h　　D. 8~10h

E. 10~12h

9. 患儿，女，9个月，呕吐、腹泻3天，眼窝轻度凹陷，口唇略干，皮肤弹性稍差，尿量略少，血清钠145mmol/L，判断该患儿的脱水程度是（　　）。

A. 无脱水　　B. 轻度脱水

C. 中度脱水　　D. 重度脱水

E. 极重度脱水

10. 患儿，男，11个月，呕吐、腹泻3天，补液治疗后患儿出现低血钾症状，护士给患儿补钾。下列处理不正确的是（　　）。

A. 患儿有尿后在补钾　　B. 必要时可将含钾液静脉缓慢推注

C. 滴注速度不可过快　　D. 最好用输液泵控制输液速度

E. 静脉补钾的浓度不超过0.3%

11. 患儿，男，1岁，腹泻5天，大便4~5次/天，为黄色稀水便，含黏液脓血。体温38.7℃，皮肤弹性尚可，心肺正常。粪便镜检：大量红白细胞。考虑患儿腹泻的原因可能是（　　）。

A. 肠内细菌感染　　B. 轮状病毒感染

C. 肠道菌群失调　　D. 消化酶分泌减少

E. 肠道外感染导致

（12~13题共用题干）女婴，6个月，6.2kg，母乳喂养，未添加任何辅食，大便5~6次/天，黄色糊状便，无臭味。粪便细菌培养阴性。

12. 根据粪便现有资料，初步判断为（　　）。

A. 病毒性肠炎　　B. 生理性腹泻

C. 迁延性腹泻　　D. 真菌性肠炎
E. 消化不良
13. 下列治疗措施中正确的是（　　）。
A. 庆大霉素　　B. 利巴韦林
C. 氨苄西林　　D. 诺氟沙星（氟哌酸）
E. 添加辅食及助消化药

参考答案

1. B　2. B　3. B　4. B　5. B　6. E　7. C　8. B　9. B　10. B　11. A　12. B　13. E

任务五　急性上呼吸道感染患儿的护理

学习目标

1. 知识目标：掌握急性上呼吸道感染的临床表现、护理诊断、护理措施；熟悉急性上呼吸道感染的病因、治疗原则；了解急性上呼吸道感染的辅助检查。

2. 能力目标：能运用护理程序为急性上呼吸道感染患儿实施整理护理。

3. 素质目标：关心患儿，具备同理心，能够从患儿和家长的角度思考问题；具备较强的沟通能力与风险防范意识。

【案例】

患儿，男，2岁，因发热、咳嗽、流涕2天，加重1天就诊。患儿2天前出现发热，体温高达39.5℃，同时伴有咳嗽和流涕，肺部听诊未闻及哮鸣音和湿啰音。家长曾自行给患儿服用退热药，但症状未缓解，遂来院就诊。

情景任务：

1. 该患儿可能的诊断是什么？
2. 应警惕该患儿发生的潜在并发症是什么？
3. 如何对该患儿进行护理？

急性上呼吸道感染（acute upper respiratory infection，AURI）指由于各种病原体引起的上呼吸道的急性感染，俗称“感冒”。本病是儿童时期最常见的急性呼吸道感染性疾病，根据主要感染部位的不同，常诊断为急性鼻炎、急性咽炎和急性扁桃体炎等。该病一年四季均可发生，以冬春季节及气候骤变时多见。

一、病因与发病机制

各种病毒和细菌均可引起，但90%以上为病毒所致，主要有鼻病毒、呼吸道合胞病毒、流感病毒、副流感病毒、腺病毒、柯萨奇病毒、埃可病毒、冠状病毒、单纯疱疹病毒、EB病毒等。病毒感染后可继发细菌感染，最常见的是溶血性链球菌，其次为肺炎球菌、流感嗜血杆菌等。肺炎支原体也可引起感染。

婴幼儿时期由于其呼吸道的解剖生理和免疫特点，易患上呼吸道感染。营养不良、维生素D缺乏性佝偻病、先天性心脏病或缺乏锻炼、过度疲劳及有过敏体质的儿童，由于身体抵抗能力下降，易患上呼吸道感染。另外，儿童生活环境不良如通风不良、空气严重污染、被动吸烟或护理不当、气候改变等因素，均易诱发本病或使病情迁延。

二、护理评估

（一）健康史

询问患儿发病前是否有“受凉”史，有无类似疾病接触史；是否有佝偻病、营养不良、先天性心脏病、贫血病史；有无反复上呼吸道感染史。

（二）临床表现

临床症状轻重不一，与年龄、病原体及机体抵抗力不同有关。年长儿症状较轻，以局部症状为主；婴儿病情大多较重，常有明显的全身症状。

1. 一般类型上呼吸道感染

（1）潜伏期：常于劳累，受凉后1~3天出现症状。

（2）轻症：患儿只有局部症状和体征，主要表现为鼻咽部症状，如鼻塞、流涕、喷嚏、干咳、咽痒、咽痛等，多于3~4天自然痊愈。新生儿和小婴儿可因鼻塞而出现张口呼吸或拒乳。体检可见咽部充血、扁桃体可肿大、充血并有渗出物，颌下淋巴结肿大、触痛。肠道病毒引起者可出现不同形态的皮疹。肺部听诊一般正常。

（3）重症：表现为全身症状重，尤其婴幼儿起病急，多有高热，体温可高达39~40℃，常持续2~3天至1周左右，常伴有呕吐、腹泻，烦躁不安，甚至高热惊厥。年长儿也表现为发热、头痛、全身不适、乏力等。部分患儿发病早期，可有阵发性脐周疼痛，有的类似急腹症，与发热所致肠痉挛或肠系膜淋巴结炎有关。

2. 流行性感冒

流行性感冒由流感病毒、副流感病毒引起，简称流感，有明显的流行病学史，潜伏期一般为1~3天，起病初期传染有的可引起支气管炎、中耳炎、肺炎等并发症及恶心、呕吐等呼吸道外的各种病症。

3. 两种特殊类型上呼吸道感染

（1）疱疹性咽峡炎：病原体为柯萨奇病毒A组，好发于夏秋季。起病急，临床表现为高热、咽痛、流涎、拒食、呕吐等。体检可见咽部充血、咽腭弓、悬雍垂、软腭等处黏膜可见多个2~4mm大小灰白色的疱疹，周围有红晕，疱疹破溃后形成小溃疡。病程为1周左右。

（2）咽-结膜热：病原体为腺病毒3、7型，常发生于春夏季，散发或发生小流行。以发热、咽炎、结膜炎为特征。临床主要表现为高热、咽痛、眼部刺痛、咽部充血、一侧或双侧滤泡性眼结膜炎，以及颈部、耳后淋巴结肿大，有的伴胃肠道症状。病程为1~2周。

4. 并发症

并发症以婴幼儿多见，上呼吸道感染可并发鼻窦炎、中耳炎、喉炎、咽后壁脓肿、颈淋巴结炎、支气管炎、支气管肺炎等，其中肺炎是婴幼儿时期最严重的并发症。年长儿若患A组β溶血性链球菌咽峡炎可引起急性肾小球肾炎、风湿热等。

（三）心理-社会状况

家长在患儿起病初多不重视，当患儿出现严重表现后，因担心病情恶化而产生焦虑、抱怨等情绪。另外，有些上呼吸道感染与当地空气污染及被动吸烟有关，应做好社区及家庭生活环境的评估。

（四）辅助检查

病毒感染时白细胞计数偏低或正常，中性粒细胞减少，淋巴细胞计数相对增高。病毒分离和血清学检查可明确病原菌。细菌感染时白细胞计数和中性粒细胞增高，咽拭子培养可发现致病菌。C反应蛋白升高。

（五）治疗要点

以支持疗法和对症处理为主，预防并发症。

1. 一般治疗

病毒性上呼吸道感染为自限性疾病，无须特殊治疗。注意休息、多饮水、居室通风，做好呼吸道隔离，预防交叉感染和并发症的发生。

2. 抗感染治疗

（1）抗病毒药物：普通感冒目前尚无特异性抗病毒药物。若为流行性感冒病毒感染，可在病初（症状出现48h内）应用磷酸奥司他韦口服。病毒性结膜炎可用0.1%阿昔洛韦滴眼。

（2）抗菌药物：如为细菌感染或发生并发症者可选用抗菌药物，常用青霉素类、头孢菌素类及大环内酯类抗生素，疗程为3~5天。如为链球菌感染或既往有肾炎或风湿热病史者，青霉素疗程应为10~14天。

3. 对症治疗

高热者给予物理降温或药物降温，高热惊厥者给予镇静、止惊处理；咽痛者可含服咽喉片。

三、常见护理诊断/问题

（1）舒适度减弱：咽痛、鼻塞。与上呼吸道炎症有关。

（2）体温过高。与上呼吸道感染有关。

（3）潜在并发症：热性惊厥。

【情景任务1、2解析】

1. 该患儿首先考虑的情况是上呼吸道感染。
2. 应警惕的潜在并发症是高热惊厥。

四、护理目标

（1）住院期间患儿咽痛、鼻塞等症状消失。

（2）住院期间患儿体温恢复正常。

（3）住院期间患儿未发生热性惊厥或发生热性惊厥时能及时发现并妥善处理。

五、护理措施

1. 生活护理

注意休息，减少活动。采取分室居住和佩戴口罩等方式进行呼吸道隔离。保持室温18~22℃，湿度50%~60%，保持室内空气清新，但应避免空气对流，减少空气对呼吸道黏膜的刺激。保持口腔清洁，婴幼儿饭后喂少量的温开水以清洗口腔，年长儿饭后漱口，口唇涂油类以免干燥。

2. 对症护理

（1）发热护理：保持室内安静、温度适中、通风良好。衣被不可过厚，以免影响机体散热。保持皮肤清洁，及时更换被汗液浸湿的衣被。加强口腔护理。根据患儿的舒适感受选择物理降温或遵医嘱给予药物降温方式，若有高热惊厥病史者则应及早给予处置。退热处置30min至1h后复测体温，并随时注意有无新的症状或体征出现，以防惊厥发生或体温骤降。发热呼吸增快会增加水分消耗，所以要注意保证充足的水分摄入，入量不足者必要时可进行静脉补液。

(2) 鼻塞护理：及时清除鼻腔及咽喉部分泌物和干痂，保持鼻孔周围的清洁，并用凡士林、液状石蜡等涂抹鼻翼部的黏膜及鼻下皮肤，以减轻分泌物的刺激。嘱患儿不要用力擤鼻，以免炎症经咽鼓管向中耳发展引起中耳炎。如婴儿因鼻塞而妨碍吸吮，可在哺乳前15min用0.5%麻黄碱液滴鼻，使鼻腔通畅，保证吸吮。

(3) 有呼吸困难者，应少食多餐。婴儿哺乳时取头高位或抱起，呛咳重者用滴管或小勺慢慢喂，以免进食用力或呛咳加重病情。咽部不适时可给予润喉含片或雾化吸入。

3. 观察病情变化

密切观察病情变化，注意咳嗽的性质、神经系统症状、口腔黏膜改变及皮肤有无皮疹等，以便早期发现麻疹、猩红热、手足口病、流行性脑脊髓膜炎等急性传染病。注意观察咽部充血、水肿、化脓情况，疑有咽后壁脓肿时，应及时报告医师，同时要注意防止脓肿破溃后脓液流入气管引起窒息。有可能发生惊厥的患儿应加强巡视，密切观察体温变化，床边设置床挡，以防患儿坠床，备好急救物品和药品。

4. 用药护理

使用解热剂后应注意多饮水，以免大量出汗引起虚脱；高热惊厥的患儿使用镇静剂时，应注意观察止惊的效果及药物的不良反应；使用青霉素等抗生素时，应注意观察有无过敏反应的发生。

5. 心理护理

及时向家长解释病情，并给予支持和安慰，减轻其紧张和恐惧心理。

6. 健康教育

指导家长学习预防上呼吸道感染的知识，掌握相应的处理措施，如穿衣要适当，以逐渐适应气温的变化，避免过热或过冷；做好呼吸道隔离，接触者应戴口罩，在集体儿童机构中，应早期隔离患儿。增强体质，提倡母乳喂养，按时预防接种，加强体育锻炼，多进行户外活动，不要到人群拥挤的公共场所；要积极防治佝偻病、营养不良及贫血等各种慢性疾病。

六、护理评价

(1) 患儿咽痛、鼻塞等症状是否消失。

(2) 患儿体温是否恢复正常。

(3) 患儿是否发生热性惊厥。

任务小结

1. 上呼吸道感染病因：各种病毒和细菌均可引起，但90%以上为病毒所致。

2. 常见的临床表现：流涕、鼻塞、咽痛等局部症状，发热、畏寒、呕吐、腹泻等全身症状，可并发热性惊厥、支气管炎、肺炎等。

3. 治疗和护理要点：多休息，多饮水，室内通风；做好发热、鼻塞、咽痛等症状护理，遵医嘱给予退热、抗感染等对症支持治疗。

思考题

单项选择题

1. 下列属于年长儿上呼吸道感染主要症状的是（　　）。

A. 发热、乏力　　B. 流涕、咳嗽　　C. 畏寒、发热　　D. 烦躁不安

E. 头痛、惊厥

2. 疱疹性咽峡炎的病原体为（　　）。

A. 柯萨奇 A 组病毒　　B. 流感病毒　　C. 疱疹病毒　　D. 呼吸道合胞病毒

E. 鼻病毒

3. 某婴儿 2 天前受凉后出现发热、鼻塞严重、烦躁不安等上呼吸道感染症状，护士为患儿用 0.5% 麻黄碱滴鼻的时间为哺乳前（　　）。

A. 5min　　B. 10min　　C. 15min　　D. 20min

E. 30min

参考答案

1. B　2. A　3. C

任务六　肺炎患儿的护理

学习目标

1. 知识目标：掌握支气管肺炎的临床表现、辅助检查、治疗原则、护理诊断、护理措施；熟悉肺炎的定义、分类、病因；了解肺炎的发病机制、不同病原体所致肺炎的特点。

2. 能力目标：能运用护理程序为支气管肺炎的患儿实施整理护理。

3. 素质目标：关注患儿的身心需求；具有高度的敬业精神；具备较强的责任心及敏锐的观察能力。

【案例】

患儿，男，4 岁，因发热 1 周，咳嗽 2 天入院。患儿 1 周前开始出现发热，最高体温为 40℃，咳嗽，咳痰，痰液不易咳出，咳嗽剧烈时有胸痛。查体：体温 39.6℃，脉搏 140 次/min，呼吸 32 次/min，血压 92/60mmHg，双肺呼吸音可闻及粗湿啰音。辅助检查：X 线示双肺斑片状阴影，WBC 15.2×10^9/L。

情景任务：

1. 该患儿可能的诊断是什么？

2. 该患儿主要护理诊断有哪些？

3. 如何对该患儿进行护理？

肺炎（pneumonia）是指不同病原体及其他因素（如吸入羊水、过敏等）所引起的肺部炎症。临床上以发热、咳嗽、气促、呼吸困难和肺部固定湿啰音为主要表现。严重者可出现循环系统、神经系统、消化系统的相应症状。肺炎是婴幼儿时期的常见病，多由急性上呼吸道感染或支气管炎向下蔓延所致。早产并发症和肺炎是 5 岁以下儿童死亡的首要原因。

一、病因与发病机制

1. 分类

（1）病理分类：为支气管肺炎、大叶性肺炎和间质性肺炎等。

（2）病原体分类：①感染性肺炎，如病毒性肺炎、细菌性肺炎、支原体肺炎、衣原体肺炎、原虫性肺炎、真菌性肺炎等。②非感染因素引起的肺炎，如吸入性肺炎、坠积性肺炎、嗜酸性粒细胞肺炎等。

（3）病程分类：急性肺炎（病程在 1 个月以内）、迁延性肺炎（病程在 1~3 个月）、慢性肺炎（病程在 3 个月以上）。

（4）按病情分类：轻症肺炎（以呼吸系统症状为主，无全身中毒症状）和重症肺炎（除呼吸系统严重受累外，其他系统也受累，全身中毒症状明显）。

（5）其他分类：按临床表现典型与否分类，分为典型肺炎和非典型肺炎；按发生地区分为社区获得性肺炎和院内获得性肺炎。

支气管肺炎（bronchopneumonia）是儿童常见的肺炎，故本节重点介绍。

2. 病因

常见的病原体为病毒和细菌。病毒以呼吸道合胞病毒最多见，其次是人鼻病毒、副流感病毒等；细菌以肺炎链球菌多见，其他有流感嗜血杆菌、金黄色葡萄球菌、表皮葡萄球菌等。近年来，肺炎支原体、衣原体及流感嗜血杆菌肺炎日见增多。肺炎链球菌、金黄色葡萄球菌和流感嗜血杆菌是重症肺炎的主要病因。目前发达国家儿童肺炎以病毒感染为主，发展中国家以细菌为主。

3. 发病机制

病原体常由呼吸道入侵，少数由血行入肺。其病理改变以肺组织充血、水肿、炎性细胞浸润为主，影响通气和换气功能。通气不足引起 PaO_2 和 SaO_2 降低（低氧血症）及 $PaCO_2$ 增高（高碳酸血症）；换气功能障碍则主要引起低氧血症。为代偿缺氧，患儿出现呼吸与心率增快；为加深呼吸深度，辅助呼吸肌也参与活动，出现鼻翼扇动和三凹征。重症者可产生呼吸衰竭。缺氧、二氧化碳潴留及病原体毒素和炎症产物吸收产生的毒血症，可导致循环系统、消化系统、神经系统的一系列改变，以及酸碱平衡失调和电解质紊乱。

二、护理评估

（一）健康史

新生儿询问出生时是否足月顺产，有无窒息史；婴幼儿了解有无上呼吸道感染或麻疹、百日咳等呼吸道传染病接触史；询问是否按时接种疫苗，患儿生长发育是否正常，家庭成员是否有呼吸道疾病病史。了解有无营养不良、维生素 D 缺乏性佝偻病、先天性心脏病及免疫功能低下等病史。

（二）临床表现

1. 支气管肺炎

（1）轻症肺炎：仅表现为呼吸系统的症状和相应的肺部体征。主要表现为发热、咳嗽、呼吸增快和肺部出现固定的中、细湿啰音。①发热：热型不一，多数为不规则热，亦可为弛张热或稽留热，早产儿、重度营养不良儿可不发热或体温不升。②咳嗽：较频，初为刺激性干咳，以后咳嗽有痰，新生儿、早产儿仅表现为口吐白沫。③呼吸增快：呼吸可达 40～80 次/min，重者可有鼻翼扇动、点头呼吸、三凹征、唇周发绀。④典型体征为肺部可闻及较固定的中、细湿啰音，新生儿、小婴儿常不易闻及湿啰音。除上述症状外，患儿常有精神不振、食欲减退、烦躁不安、轻度腹泻或呕吐等全身症状。

（2）重症肺炎：除全身中毒症状及呼吸系统的症状加重外，尚出现循环、神经、消化系统的功能障碍。

1）循环系统：常见心肌炎、心力衰竭，前者主要表现为面色苍白、心动过速、心音低钝、心律不齐及心电图 ST 段下移、T 波平坦或倒置。后者表现为突然呼吸困难加重，呼吸频率加快（>60 次/min）；心率增快（幼儿>160 次/min、婴儿>180 次/min）；突然极度烦躁不安，明显发绀，面色发灰；心音低钝、奔马律，颈静脉怒张；肝短期内迅速增大等。

2）神经系统：轻症表现为精神萎靡、嗜睡或烦躁不安，脑水肿时出现意识障碍、惊厥、前囟膨隆，可有脑膜刺激征，呼吸不规则，瞳孔对光反射迟钝或消失。

3）消化系统：轻者表现为食欲减退、呕吐、腹泻等，重者可发生中毒性肠麻痹时，表现为严重腹胀、呼吸困难加重、肠鸣音消失。有消化道出血时，可吐咖啡渣样物，粪便潜血试验阳性或柏油样便。

4）弥散性血管内凝血（DIC）：重者可出现 DIC，表现为血压下降、四肢凉、脉细数，以及皮肤、黏膜及胃肠道出血。

（3）并发症：早期合理治疗者并发症少见，若延误诊断或病原体致病力强者，可引起脓胸、脓气胸及肺大疱等。

2. 几种不同病原体所致肺炎的特点（表 3-6-1）

表 3-6-1　病原体所致肺炎的特点

项目	呼吸道合胞病毒肺炎	腺病毒肺炎	金黄色葡萄球菌肺炎	肺炎支原体肺炎
病原体	呼吸道合胞病毒	腺病毒（3、7 型）	金黄色葡萄球菌	肺炎支原体
好发年龄	<2 岁，2~6 月龄多见	6 月龄至 2 岁多见	婴幼儿及免疫力低下多见	学龄儿童多见
临床特点	起病急，干咳，低至中度发热，喘憋为突出表现，迅速出现呼吸困难及缺氧症状	起病急，全身中毒症状明显，稽留高热，咳嗽频繁，可出现喘憋、呼吸困难、发绀等，易发生心肌炎、心力衰竭、中毒性脑病等	起病急、进展快，全身中毒症状重，呈弛张热，皮肤常见猩红热样皮疹，易并发休克、败血症、化脓病灶等	起病缓慢，常有发热，可持续 1~3 周，以刺激性咳嗽为突出表现
肺部体征	肺部听诊以哮鸣音为主，肺底可闻及细湿啰音	肺部体征出现较晚，多在高热 3~7 天后才出现湿啰音	肺部体征出现较早，可闻及中、细湿啰音	肺部体征常不明显，少数可闻及干、湿啰音
实验室检查	白细胞总数大多正常	白细胞总数正常或偏低	白细胞总数及中性粒细胞增多，可伴核左移	白细胞数正常或增多，血清冷凝集试验多阳性
胸部 X 线	以肺间质病变为主，常有肺气肿和支气管周围炎	大小不等的片状阴影或融合成大病灶，多伴有肺气肿	小片浸润阴影，可很快出现肺脓肿、肺大疱或脓胸等	支气管肺炎改变、间质性肺炎改变或肺门阴影增浓
治疗	抗病毒药物	抗病毒药物	苯唑西林等抗生素	大环内酯类抗生素

（三）心理-社会状况

了解患儿既往是否有住院的经历，家庭经济情况如何，父母的文化程度、对本病的认识程度等。评估患儿是否有因发热、缺氧等不适及对环境陌生产生焦虑和恐惧，是否有哭闹等表现。评估家长的心理状态，患儿家长是否有因患儿住院时间长、知识缺乏等产生的焦虑不安、抱怨的情绪。

（四）辅助检查

1. 外周血检查

白细胞总数和中性粒细胞计数增高，通常提示细菌性肺炎；病毒性肺炎白细胞总数大多正常或降低，有时可见淋巴细胞计数的增高或出现异型淋巴细胞。

2. 病原学检查

采集痰液、血液、气管分泌物、胸腔穿刺液。肺穿刺液等做细菌培养和鉴定；鼻咽拭子或气管分泌物做病毒分离鉴定；免疫学方法进行病原特异性抗原检测；冷凝集试验、病原特异性抗体测定，聚合酶链反应或特异性的基因探针检测病原体的 DNA。

3. 胸部 X 线检查

早期可见肺纹理增粗，逐渐出现大小不等的斑片状阴影，可融合成片，以双肺下野、中内带多见。可有肺气肿及肺不张。

（五）治疗要点

采用综合的治疗措施，原则是控制炎症，改善通气功能，对症治疗，治疗和预防并发症。

1. 控制感染

明确为细菌感染或病毒感染继发细菌感染者，根据不同病原体选择抗生素。

（1）使用原则：根据病原菌选用敏感药物；早期治疗；联合用药；选用渗入下呼吸道浓度高的药物；足量、足疗程。重症宜静脉给药。

（2）用药时间：一般用至热退且平稳，全身症状明显改善，呼吸道症状改善后3~5天。一般肺炎链球菌肺炎疗程为7~10天。支原体肺炎，衣原体肺炎疗程平均为10~14天，个别严重者可适当延长。葡萄球菌肺炎在体温正常后2~3周可停药，一般总疗程≥6周。

（3）抗病毒治疗：目前有肯定疗效的抗病毒药物很少，加之副作用大，使得抗病毒治疗受到很大制约。若为流感病毒感染，可用磷酸奥司他韦口服。

2. 对症治疗

有缺氧症状时应及时吸氧；发热、咳嗽、咳痰者，给予退热、祛痰、止咳，保持呼吸道通畅；喘憋严重者可用支气管解痉剂；腹胀伴低钾者及时补钾，中毒性肠麻痹者应禁食和胃肠减压，也可使用酚妥拉明静脉注射等；纠正水电解质紊乱、酸碱平衡失调。

3. 其他

中毒症状明显或严重喘憋、脑水肿感染性休克、呼吸衰竭者，可短期应用糖皮质激素。防治心力衰竭、中毒性肠麻痹、中毒性脑病等，积极治疗脓胸、脓气胸等并发症。

三、常见护理诊断/问题

（1）气体交换受损。与肺部炎症有关。

（2）清理呼吸道无效。与呼吸道分泌物过多、黏稠，患儿体弱、无力排痰有关。

（3）体温过高。与肺部感染有关。

（4）营养失调：低于机体需要量。与摄入不足、消耗增加有关。

（5）潜在并发症：心力衰竭、中毒性脑病、中毒性肠麻痹。

【情景任务1、2解析】

1. 该患儿可能的诊断是重症肺炎。

2. 该患儿主要护理诊断有气体交换受损、清理呼吸道无效、体温过高、营养失调：低于机体需要量、潜在并发症：心力衰竭等。

四、护理目标

（1）患儿气促、发绀症状逐渐改善甚至消失，呼吸平稳。

（2）患儿能顺利有效地咳出痰液，呼吸道通畅。

（3）患儿体温恢复正常。

（4）患儿住院期间能得到充足的营养。

（5）患儿不发生并发症或发生时得到及时发现和处理。

五、护理措施

1. 生活护理

（1）休息：保持室内空气清新，室温控制在18～20℃、湿度60%。嘱患儿卧床休息，减少活动。注意被褥要轻暖，穿衣不要过多，以免引起不安和出汗；内衣应宽松，以免影响呼吸；勤换尿布，保持皮肤清洁，使患儿感觉舒适，以利于休息。

（2）补充营养及水分：给予足量的维生素和蛋白质，少量多餐。婴儿哺喂时应耐心，每次喂食须将头部抬高或抱起，以免呛入气管发生窒息。进食确有困难者，可按医嘱静脉补充营养。鼓励患儿多饮水使呼吸道黏膜湿润，以利于痰液的咳出，同时防止发热导致的脱水。

2. 对症护理

（1）发热护理：密切监测体温变化，采取相应的护理措施。

（2）改善呼吸功能：治疗护理应集中进行，尽量使患儿安静，以减少机体的耗氧量。烦躁、口唇发绀等缺氧表现的患儿应及早给氧，以改善低氧血症。一般采用鼻前庭导管给氧，氧流量为0.5～1L/min，氧浓度不超过40%；缺氧明显者用面罩或头罩给氧，氧流量为2～4L/min，氧浓度在50%～60%或以下。出现呼吸衰竭时，应使用人工呼吸器。吸氧过程中应经常检查导管是否通畅，患儿缺氧症状是否改善，发现异常及时处理。

（3）保持呼吸道通畅：及时清除患儿口鼻分泌物，根据病情采取相应的体位，病情许可的情况下可进行体位引流。经常变换体位，以减少肺部淤血，促进炎症吸收。协助翻身拍背以助排痰，指导患儿进行有效咳嗽，排痰前协助转换体位，帮助清除呼吸道分泌物。痰液黏稠者可进行雾化吸入，使痰液变稀薄利于咳出，必要时予以吸痰。

3. 观察病情变化

（1）注意观察患儿神志、面色、呼吸、心音、心率等变化。当患儿出现烦躁不安、面色苍白、呼吸加快>60次/min，心率>180次/min、心音低钝、奔马律、肝在短时间内急剧增大时，应警惕心力衰竭的发生；若患儿咳粉红色泡沫样痰为急性肺水肿的表现；均应及时报告医师，并减慢输液速度，为患儿摇高床头，给予氧气吸入，准备强心剂、利尿剂，做好抢救的准备。

（2）密切观察意识、瞳孔、囟门及肌张力等变化，若有烦躁或嗜睡、惊厥、昏迷、呼吸不规则、肌张力增高等颅内高压表现时，应立即报告医师，并共同抢救。

（3）观察有无腹胀、肠鸣音是否减弱或消失、呕吐的性质、是否有便血等，以便及时发现中毒性肠麻痹及胃肠道出血。

（4）如患儿病情突然加重，出现剧烈咳嗽、呼吸困难、烦躁不安、面色青紫、胸痛及一侧呼吸运动受限等，提示出现了脓胸、脓气胸，应及时报告医师并配合胸腔穿刺或胸腔闭式引流。

4. 用药护理

遵医嘱使用退热药、抗生素或抗病毒药物、祛痰剂、平喘剂等，观察药物疗效及副作用。重症患儿，应准确记录24h出入量，要严格控制静脉点滴速度，最好使用输液泵，保持液体均匀输入，以免发生心力衰竭。

5. 心理护理

及时向家长解释病情，并给予支持和安慰，减轻其紧张和恐惧心理。

6. 健康教育

指导家长合理喂养，提倡母乳喂养；多做户外运动，提高抗病能力；注意保暖，避免受凉；养成良好的个人卫生习惯，减少呼吸道感染的发生；教会家长处理呼吸道感染的方法，使患儿在疾病早期能得到及时控制；定期健康检查，按时预防接种。

情景任务 3 解析

该患儿的护理措施如下。

（1）生活护理：注意休息，补充营养及水分。

（2）对症护理：做好发热护理，改善呼吸功能。

（3）观察病情变化，警惕并发症的发生。

（4）用药护理：遵医嘱给予退热、抗生素、止咳等药物，注意药物的疗效和不良反应。

（5）心理护理：及时向家长解释病情，并给予支持和安慰，减轻其紧张和恐惧心理。

（6）做好健康教育。

六、护理评价

（1）患儿气促、发绀症状是否逐渐改善甚至消失，呼吸平稳。

（2）患儿是否能顺利咳出痰液，呼吸道通畅。

（3）患儿体温是否恢复正常。

（4）患儿能否得到充足的营养。

（5）患者是否发生心力衰竭、中毒性脑病、中毒性肠麻痹等并发症。

任务小结

1. 肺炎分类：包括病理、病原体、病程、病情等多种分类方法。儿童以支气管肺炎最常见。

2. 肺炎病因：常见的病原体为病毒和细菌。病毒以呼吸道合胞病毒最多见。

3. 常见的临床表现：轻症肺炎仅表现为呼吸系统的症状和相应的肺部体征。重症肺炎除全身中毒症状及呼吸系统症状加重外，尚可出现循环、神经、消化系统的功能障碍。

4. 治疗和护理要点：治疗以控制感染、改善肺的通气功能、对症和防治并发症为主。注意休息，补充充足的营养和水分，维持正常体温，保持呼吸道通畅，严密观察有无心力衰竭、中毒性脑病、中毒性肠麻痹等并发症。遵医嘱给予退热、抗感染、化痰、平喘等对症支持治疗，做好心理护理及健康宣教。

思考题

单项选择题

1. 按病理分类，婴幼儿最常见的肺炎是（　　）。

A. 大叶性肺炎　　B. 支气管肺炎
C. 间质性肺炎　　D. 干酪性肺炎
E. 原虫性肺炎

2. 区别轻症肺炎与重症肺炎的重要依据是（　　）。

A. 发热程度　　B. 年龄大小
C. 呼吸困难程度　　D. 肺部啰音的多少
E. 有其他系统受累的表现

3. 小儿肺炎合并心力衰竭的表现错误的是（　　）。

A. 呼吸加快（>60 次/min）　　B. 心率增快（160~180 次/min 及以上）
C. 肝迅速增大　　D. 突然极度烦躁不安
E. 突然出现犬吠样咳嗽

4. 肺炎患者如果并发严重腹胀及肠鸣音消失，最可能的原因是（　　）。

A. 低钾血症　　B. 高钙血症
C. 肠套叠　　D. 消化功能紊乱
E. 中毒性肠麻痹

5. 迁延性肺炎的病程为（　　）。

A. <1 个月　　B. 1 个月
C. 2 个月　　D. 1~3 个月
E. ≥3 个月

参考答案

1. B　2. E　3. E　4. E　5. D

任务七　先天性心脏病患儿的护理

学习目标

1. 知识目标：理解正常胎儿血液循环和出生后血液循环的改变；掌握先天性心脏病的病因、分类及治疗原则；掌握室间隔缺损、房间隔缺损、动脉导管未闭、法洛四联症的临床表现，了解上述疾病的辅助检查；熟悉先天性心脏病的护理诊断及护理措施。

2. 能力目标：能运用护理程序为先天性心脏病患儿实施整理护理。

3. 素质目标：能够理解先天性心脏病患儿及其家庭所面临的挑战和困难，具备同理心，能够从患儿和家长的角度思考问题；形成坚定的职业责任感和使命感。

【案例】

患儿，女，1 岁，生后即发现口唇、指（趾）端发青，哭闹后气急，青紫加重，被抱起时双下肢常呈屈曲状。入院当日剧烈哭闹出现严重青紫、晕厥、抽搐约 2min。体检：体格瘦小，颜面及四肢末梢发绀，胸骨左缘第 2~4 肋间闻及全收缩期粗糙杂音。

情景任务：

1. 该患儿可能患有哪种先天性心脏病？
2. 患儿为何会发生抽搐？
3. 患儿晕厥、抽搐发作时该如何处理？

先天性心脏病（congenital heart disease，CHD）简称先心病，是儿童时期一种严重的心血管畸形，源于胎儿时期心脏血管发育异常。它是儿童中最常见的心血管系统疾病，其发病率在早产儿中是足月儿的 2~3 倍，而在死胎中更是活产儿的 10 倍。随着胎儿疾病筛查的普及，先天性心脏病的发病率得到了显著降低。近年来，随着心导管检查、心血管造影术和超声心动图等先进技术的应用，以及介入性导管术、低温麻醉和体外循环下心脏直视手术的进步，多数患儿得以根治，先天性心脏病的预后得到了极大的改善。然而，先天性心脏病仍然是儿童因先天发育异常导致死亡的重要原因之一。

一、儿童循环系统解剖生理特点

（一）心脏的胚胎发育

心脏于胚胎第 2 周开始形成，约于第 4 周起有循环作用，至第 8 周形成具有四腔的心脏。因此，妊娠第 2~8 周是心脏胚胎发育的关键时期，也是预防先天性心血管畸形的重要时期。

（二）胎儿血液循环和出生后的改变

1. 正常胎儿血液循环

胎儿血液循环系统与成人有着显著的不同，主要原因在于气体交换的部位差异。由于胎儿不存在有效的呼吸，其肺部的循环血量相对较少。而且，卵圆孔和动脉导管保持开放状态，因此几乎所有的血液都通过主动脉输送到全身。胎儿期，来自胎盘的含氧量较高的动脉血通过脐静脉进入胎儿体内，并在肝下缘分为两支。一支进入肝与门静脉汇合，然后经肝静脉进入下腔静脉；另一支则直接经静脉导管进入下腔静脉，与来自下半身的静脉血混合，共同流入右心房。这部分混合血（以动脉血为主）约 1/3 经卵圆孔流入左心房，再经左心室流入升主动脉，主要供应心脏、头部和上肢（上半身）；而其余的血量则流入右心室。从上腔静脉回流的来自上半身的静脉血，进入右心房后绝大部分流入右心室，再转入肺动脉。但胎儿的肺没有呼吸功能，肺血管阻力较高，因此肺动脉的血液只有少量流入肺内，大部分经动脉导管与来自升主动脉的血液汇合后进入降主动脉（以静脉血为主），主要供应腹腔器官和下肢（下半身）。最终，血液通过两条脐动脉回到胎盘，进行营养与气体的再次交换（图 3-7-1）。因此，胎儿期供应脑、心、肝和上肢的血液的氧气含量远比下半身高。

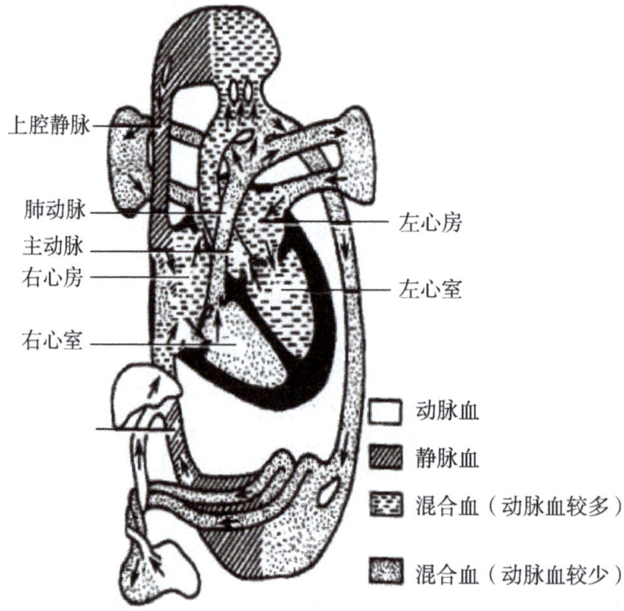

图 3-7-1　胎儿的血液循环示意图

2. 出生后血液循环的改变

（1）脐血管的改变：脐血管在脐带结扎 6~8 周完全闭锁，形成韧带。

（2）卵圆孔关闭：随着自主呼吸的建立，肺血流量明显增多，由肺静脉回到左心房的血液增多，左心房压力因而增高，当左心房压力超过右心房压力时，卵圆孔形成功能性关闭，生后 5~7 个月形成解剖性闭合。

（3）动脉导管关闭：出生后，由于肺循环压力降低，体循环压力增高，使流经动脉导管内的血流逐渐减少，最后停止。自主呼吸使体循环血氧饱和度增高，直接促使动脉导管壁平滑肌收缩，前列腺素 E 浓度下降，故导管逐渐闭塞，生后 15h 形成动脉导管功能性关闭。生后 3~4 个月 80% 的婴儿、1 岁时 95% 的婴儿形成解剖性闭合。

（三）胎儿血液循环和出生后的改变

1. 心脏大小和位置

儿童心脏体积相对比成人大，随着年龄的增长，心脏重量与体重的比值下降。儿童心脏在胸腔的位置随年龄而改变，新生儿和小于2岁的婴幼儿的心脏多呈横位，心尖冲动位于左侧第4肋间，锁骨中线外侧，心尖部主要为右心室；以后心脏逐渐由横位转为斜位，3~7岁心尖冲动已位于左侧第5肋间、锁骨中线处，左心室形成心尖部；7岁以后心尖位置逐渐移到锁骨中线以内0.5~1cm。

2. 心率

由于儿童新陈代谢旺盛和交感神经兴奋性较高，故心率较快。随着年龄增长，心率逐渐减慢。进食、活动、哭闹和发热可影响儿童心率，因此应在儿童安静或睡眠时测量心率和脉搏。一般体温每升高1℃，心率增加10~15次/min。凡脉搏显著增快，而且在睡眠时不见减慢者，应怀疑有器质性心脏病。不同年龄儿童的心率见表3-7-1。

表3-7-1　不同年龄儿童心率

年龄	新生儿	<1岁	2~3岁	4~7岁	8~14岁
心率（次/min）	120~140	110~130	100~120	80~100	70~90

3. 血压

新生儿由于心搏出量较少，动脉壁的弹性较好和血管口径相对较大，血压偏低，但随着年龄的增长血压逐渐升高。新生儿收缩压为60~70mmHg，1岁时为70~80mmHg，2岁以后收缩压约为年龄×2+80mmHg，收缩压的2/3为舒张压。收缩压高于此标准20mmHg为高血压，低于此标准20mmHg为低血压。正常情况下，下肢的血压比上肢高约20mmHg.

二、病因与发病机制

1. 病因

绝大多数先天性心脏病患者的病因尚不清楚，目前认为可能是遗传因素与环境因素相互作用的结果。

（1）遗传因素：包括染色体易位与畸形、单一基因突变、多基因病变和先天性代谢紊乱等，如21-三体综合征患儿，40%合并有心血管畸形。

（2）环境因素：主要是母体的感染和疾病。妊娠早期宫内感染，如风疹、流行性感冒、流行性腮腺炎和柯萨奇病毒感染等，可能对胎儿的心脏发育造成影响。孕妇与大剂量的放射线接触和服药史，如抗肿瘤药、甲苯磺丁脲等，也可能对胎儿的心脏发育造成影响。此外，孕妇患代谢紊乱性疾病，如糖尿病、高钙血症等，引起子宫内缺氧的慢性疾病；妊娠早期饮酒、吸食毒品等也可能增加先天性心脏病的发病风险。

2. 发病机制

虽然引起先天性心脏病的病因尚未完全明确，但加强孕妇的保健工作，特别是在妊娠早期积极预防风疹、流感等病毒性感染疾病和避免与发病相关的高危因素接触，慎用药物，对预防先天性心脏病具有非常重要的意义。

3. 分类

根据左、右心腔及大血管之间有无分流和分流方向，可将先天性心脏病分为以下3类。

（1）左向右分流型（潜伏青紫型）：左、右心或主、肺动脉间有异常通道和分流，由于体循环压力高于肺循环，血液自左向右分流而不出现青紫，但在剧烈哭闹、屏气或病理情况下致使肺动脉或右心压力增高并超过左心时，可使血液自右向左分流而出现暂时性青紫。常见的有室间隔缺损、房间隔缺损和动脉导管未闭等。

（2）右向左分流型（青紫型）：某些原因（如右心室流出道狭窄）致使右心压力增高并超过左心，使血液自右向左分流，或因大动脉起源异常，使大量静脉血流入体循环，可出现持续性青紫。例如，法洛四联症和大动脉错位等。

（3）无分流型（无青紫型）：指心脏左、右两侧或动、静脉之间无异常通路或分流，故无青紫现象，只有在心力衰竭发生时才发生青紫。例如，肺动脉狭窄和主动脉缩窄等。

三、护理评估

（一）健康史

了解母亲妊娠史，尤其妊娠前3个月内有无感染史、接触射线、用药史、吸烟史及饮酒史。母亲是否患有代谢性疾病，家族中是否有先天性心脏病患者。了解发现患儿心脏病的时间，详细询问有无青紫，出现青紫的时间，儿童发育的情况，体重的增加情况，与同龄儿相比活动耐力是否下降，有无喂养困难、声音嘶哑、苍白多汗、反复呼吸道感染，是否喜欢蹲踞、有无阵发性呼吸困难或突然昏厥发作。

（二）临床表现

1. 室间隔缺损（ventricular septal defect，VSD）

它是最常见的先天性心脏病，是由于心脏胚胎发育异常而形成左右心室间的异常通道（图3-7-2），它可单独存在，也可与其他心脏畸形同时存在。缺损可以只有一个，也可同时存在几个缺损。根据缺损的大小可分为：小型缺损（缺损<0.5cm）、中型缺损（缺损为0.5~1.0cm）和大型缺损（缺损>1.0cm）。室间隔缺损所引起的分流是自左向右，所以一般无青紫。分流致肺循环血量增加，回流至左心房和左心室的血量增多，使左心房和左心室的负荷加重，导致左心房和左心室肥大。随着病情的发展或分流量大时，可产生肺动脉高压。当肺动脉高压显著，产生自右向左分流时，临床出现持久性青紫，称为艾森曼格综合征。

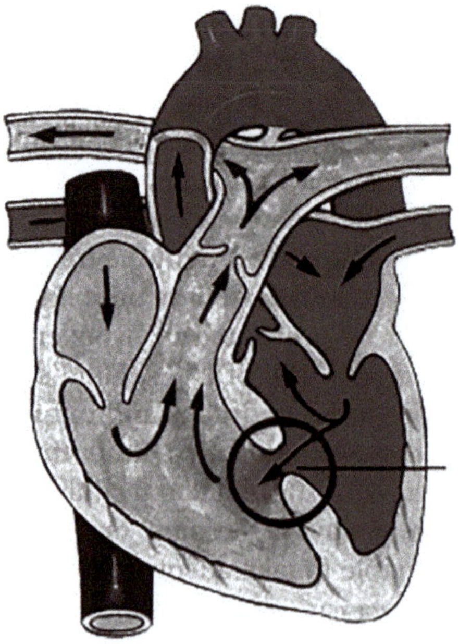

图3-7-2　室间隔缺损

（1）症状：取决于缺损的大小和肺循环的阻力。小型室间隔缺损，患儿无明显症状，生长发育正常，胸廓无畸形，临床上多于体检时发现杂音。大、中型缺损在新生儿后期及婴儿期即可出现症状，表现为喂养困难，吸吮时常因气急而中断，面色苍白，多汗，生长发育落后，反复出现肺部感染及充血性心力衰竭。

（2）体征：可见心前区隆起，心界向左下扩大，胸骨左缘第3~4肋间可闻及Ⅲ~Ⅴ级粗糙的全收缩期杂音，向心前区广泛传导，并可在杂音最响处触及收缩期震颤，肺动脉瓣区第二心音增强。明显肺动脉高压者，肺动脉瓣区第二心音显著亢进而心脏杂音较轻。

（3）并发症：易并发支气管炎、支气管肺炎、充血性心力衰竭、肺水肿和感染性心内膜炎。

2. 房间隔缺损（atrial septal defect，ASD）

在胚胎发育过程中房间隔发育不良、吸收过度或心内膜垫发育障碍，导致两心房之间存在通路的先天性心脏病（图3-7-3）。根据解剖病变的不同可分为原发孔型缺损（占5%~10%）、继发孔型缺损（约占70%）和静脉窦型缺损（较少见）。新生儿及婴儿早期，由于左、右两侧心室充盈压相似，通过房间隔缺损的分流量受到限制。随年龄增长，体循环压力增高，肺阻力及右心室压力降低，心房水平自左向右的分流增加。分流造成右心房和右心室负荷过重而产生右心房和右心室增大、肺循环血量增多和体循环血量减少。分流量大时可产生肺动脉压力升高，晚期当右心房压力大于左心房压力时，则可产生右向左分流，出现持续性青紫。

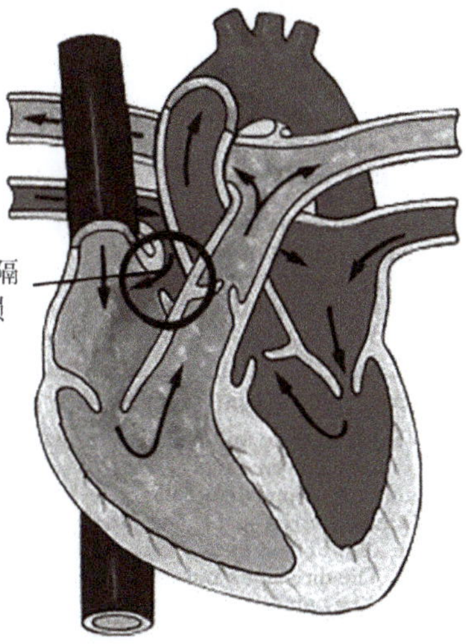

图3-7-3　房间隔缺损

（1）症状：因缺损的大小而不同。缺损小者可无症状，仅在体检时发现杂音。缺损大者由于分流量大，使体循环血量减少而表现为易感乏力、体型瘦长、面色苍白，由于肺循环血量的增多使肺充血，患儿活动后气促、易患呼吸道感染，当哭闹、患肺炎或心力衰竭时，右心房压力可超过左心房，出现暂时性青紫。

（2）体征：心前区隆起，心尖冲动弥散，心浊音界扩大，胸骨左缘第2~3肋间可闻及Ⅱ~Ⅲ级收缩期喷射性杂音，肺动脉瓣区第二心音增强或亢进。分流量大时，胸骨左缘下方可闻及舒张期隆隆样杂音。

（3）并发症：常见为肺炎，至青中年期可合并心律失常、肺动脉高压和心力衰竭。

3. 动脉导管未闭（patent ductus arteriosus，PDA）

出生后动脉导管应自行关闭，若持续开放并产生病理改变称为动脉导管未闭（图3-7-4）。动脉导管的开放使主动脉和肺动脉之间存在通路，由于主动脉压力高于肺动脉压力，故无论收缩期或舒张期血液均自主动脉向肺动脉分流，肺循环血量增加，回流至左心房和左心室的血量增加，致左心房和左心室压力和负荷加重而肥厚扩大，甚至出现左心功能衰竭。长期的左向右分流，刺激肺小动脉痉挛，肺循环压力升高，致右心室负荷加重，右心室逐渐肥大。当肺动脉压力超过主动脉时即产生右向左分流，患儿呈现下半身青紫，左上肢轻度青紫，右上肢正常，称为差异性发绀。由于主动脉血在舒张期亦流入肺动脉，故周围动脉舒张压下降而致脉压增大，出现周围血管征。

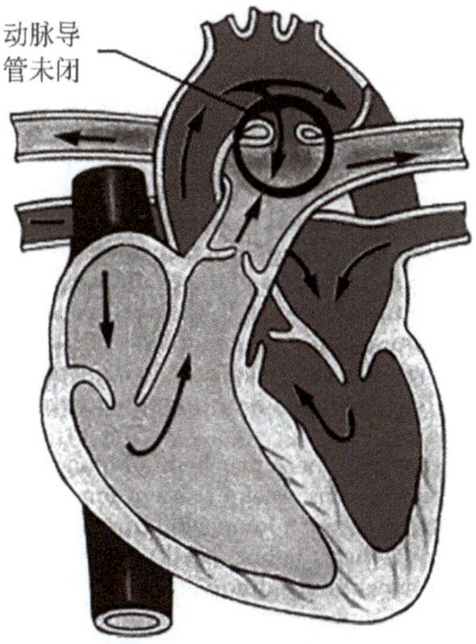

图3-7-4　动脉导管未闭

（1）症状：取决于动脉导管的粗细和肺动脉压力的大小。导管口径较细者，分流量小及肺动脉压力正常，临床可无症状，仅在体检时发现心脏杂音。导管粗大者，分流量大影响生长发育，患儿活动后气急、疲劳、多汗，易发生反复呼吸道感染及充血性心力衰竭。如合并重度肺动脉高压，即出现青紫，偶因扩大的肺动脉压迫喉返神经而引起声音嘶哑。

（2）体征：轻度胸廓畸形，心前区隆起，心尖冲动增强，胸骨左缘第 2~3 肋间可闻及粗糙响亮的连续性机器样杂音，占据整个收缩期和舒张期，向左上和腋下传导，可伴有震颤，肺动脉瓣区第二心音增强或亢进。可有水冲脉、毛细血管搏动和股动脉枪击音等周围血管征。伴有显著肺动脉高压者可出现差异性青紫。

（3）并发症：常见充血性心力衰竭、感染性心内膜炎、肺血管病变等并发症。

4. 法洛四联症（tetralogy of Fallot，TOF）

它是最常见的青紫型先天性心脏病。主要由以下 4 种畸形组成（图 3-7-5）：①肺动脉狭窄，以漏斗部狭窄多见；②室间隔缺损；③主动脉骑跨；④右心室肥厚。以上 4 种畸形中以肺动脉狭窄最重要，对患儿的病理生理和临床表现有重要影响。

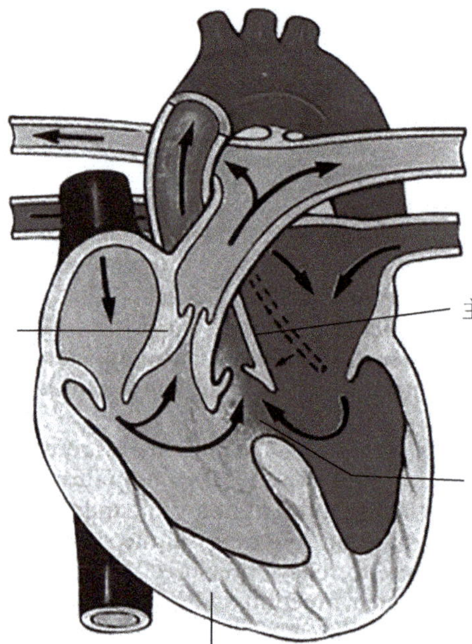

图 3-7-5　法洛四联症

血流动力学的改变主要取决于肺动脉狭窄的程度。由于肺动脉狭窄，血液进入肺循环受阻，右心室压力增高，引起右心室代偿性肥厚。狭窄严重时，右心室压力超过左心室，此时出现右向左分流，血液大部分进入骑跨的主动脉。由于主动脉骑跨于两心室之上，主动脉除接受左心室的血液外，还直接接受一部分来自右心室的静脉血，因而出现青紫。另外由于肺动脉狭窄，肺循环进行气体交换的血流减少，更加重了青紫的程度。在动脉导管关闭前，肺循环血流量减少的程度轻，随着动脉导管关闭和漏斗部狭窄逐渐加重，青紫日益明显。

（1）症状：①青紫，其严重程度及出现的早晚与肺动脉狭窄程度成正比。青紫常于唇、球结合膜、口腔黏膜、耳垂、指（趾）等毛细血管丰富的部位明显。由于血氧含量下降致患儿活动耐力差，稍一活动，如吃奶、哭闹、走动等，即出现呼吸急促和青紫加重。②缺氧发作，2 岁以下的患儿多有缺氧发作，常在晨起吃奶时或大便、哭闹后出现阵发性呼吸困难、烦躁，青紫加重，严重者可引起突然昏厥、抽搐或脑血管意外，这是由于在肺动脉漏斗部狭窄的基础上，突然发生该处肌肉痉挛，引起一时性肺动脉梗阻，使脑缺氧加重所致。每次发作可持续数分钟至数小时，常能自行缓解。年长儿多有头痛、头晕。

③蹲踞，患儿活动后常主动下蹲。蹲踞时下肢屈曲，使静脉回心血量减少，减轻了心脏负荷，同时下肢动脉受压，体循环阻力增加，使右向左分流减少，可使肺血流量增加，缺氧症状暂时得以缓解。婴儿常喜竖抱时将双膝屈曲，大腿贴腹部，侧卧时双膝屈曲。

（2）体征：①生长发育迟缓。②杵状指（趾）。③心前区可稍隆起，胸骨左缘第 2～4 肋间可闻及Ⅱ～Ⅲ级喷射性收缩期杂音，一般以第 3 肋间最响，其响度取决于肺动脉狭窄程度。狭窄重，流经肺动脉的血液少，则杂音轻而短。肺动脉瓣区第二心音减弱或消失。

（3）并发症：由于长期缺氧，红细胞增加，血液黏稠度高，血流变慢易引起脑血栓，若为细菌性血栓，则易形成脑脓肿。还可并发亚急性细菌性心内膜炎。

（三）心理-社会状况

评估患儿是否因患先天性心脏病生长发育落后，正常活动、游戏、学习受到不同程度的限制和影响而出现抑郁、焦虑、自卑、恐惧等心理。了解家长是否因本病的检查和治疗比较复杂、风险较大、预后难于预测、费用高而出现焦虑和恐惧等。

（四）辅助检查

1. 实验室检查

法洛四联症患儿血红细胞计数增多，血红蛋白增高，血细胞比容增高。

2. X 线检查

常见先天性心脏病的 X 线表现见表 3-7-2。

表 3-7-2　常见先天性心脏病的 X 线表现

项目	室间隔缺损	房间隔缺损	动脉导管未闭	法洛四联症
房室增大	小型：无明显变化	右心房、右心室大	左心室大	右心室大
	大型：左、右心室增大，左心房也大	心影呈梨形	左房可大	心影呈靴形
肺动脉段	凸出	凸出	凸出	凹陷
肺野	充血	充血	充血	清晰
肺门“舞蹈”	有	有	有	无

注：肺门“舞蹈”：透视下见肺动脉总干及分支随心脏搏动而一明一暗。

3. 心电图检查

分流量小者可基本正常；分流量大者表现出相应心房、心室的肥大和电轴的异常。

4. 超声心动图

它是一种无创检查，能显示心脏清晰的解剖结构，明确缺损部位和缺损的大小，显示血液分流的位置和方向，且能估测分流量的大小。

5. 其他

心导管检查、心血管造影、磁共振成像等有助于确定畸形的部位、性质及进行血流动力学检查，尤其用于术前检查及复杂畸形的确诊。

（五）治疗要点

1. 内科治疗

（1）早产儿动脉导管未闭可用吲哚美辛或阿司匹林口服以抑制前列腺素合成，促进导管平滑肌收缩而关闭导管，但对足月儿无效。严重肺动脉狭窄并伴有发绀的新生儿可应用前列腺素 E_1 开放动脉导管或其他措施缓解缺氧。

（2）防治并发症：及时治疗呼吸道感染，防治感染性心内膜炎、心力衰竭。在拔牙、做扁桃体或其他咽部手术时应预防性使用抗生素，法洛四联症应注意预防脱水。

2. 导管介入治疗

已成为动脉导管未闭患儿的首选治疗方法；部分房间隔缺损、室间隔缺损患儿也可采用心导管介入治疗。

3. 外科手术治疗

房间隔缺损及室间隔缺损通常于3~5岁进行手术治疗，但分流量大、症状明显或并发心力衰竭者，可不受年龄限制。动脉导管未闭者手术适宜年龄为1~6岁。法洛四联症轻症者可5~9岁行一期根治手术；症状明显者应在生后6~12个月行根治术；重症患儿可先行姑息性分流术，待一般情况改善，肺血管发育好转后，再实施根治术。

四、常见护理诊断/问题

（1）活动无耐力。与体循环血量减少或血氧饱和度下降有关。

（2）营养失调：低于机体需要量。与喂养困难及体循环血量减少、组织缺氧有关。

（3）有感染的危险。与肺血增多及心内膜易受损伤有关。

（4）潜在并发症：心力衰竭、感染性心内膜炎、脑血栓。

（5）焦虑（家长）。与疾病的威胁及对手术的担忧有关。

【情景任务1、2解析】

1. 该患儿可能患有法洛四联症。

2. 患儿出现抽搐的原因：在原有肺动脉狭窄的基础上，患儿哭闹导致该处肌肉痉挛，引起一时性肺动脉梗阻，从而出现严重脑缺氧引起抽搐。

五、护理目标

（1）患儿活动耐力增加，能满足基本生活所需。

（2）患儿获得充足的营养，满足生长发育的需要。

（3）患儿不发生感染或感染后能得到及时有效的诊治。

（4）患儿不发生并发症或发生时得到及时发现和处理。

（5）患儿和家长能得到心理支持，焦虑情绪缓解，较好地配合诊断、检查和治疗。

六、护理措施

1. 生活护理

（1）安排好患儿作息时间，保证睡眠和休息，根据病情安排适当活动量，减少心脏负担。治疗和护理尽量集中完成，尽量减少搬动和刺激患儿，避免引起情绪激动和大哭大闹。有心功能不全的患儿应绝对卧床休息，恢复期限制活动3~6个月。

（2）注意营养搭配，供给充足热量、蛋白质和维生素，以增强体质，提高对手术的耐受。对喂养困难的儿童可少量多餐，避免呛咳和呼吸困难。心功能不全时有水钠潴留者，应根据病情，采用无盐饮食或低盐饮食。保持大便通畅，必要时给开塞露射肛或灌肠。

2. 对症护理

法洛四联症患儿应避免剧烈活动、哭闹、便秘等，预防缺氧发作。一旦发生缺氧发作，应立即将患儿置于膝胸位，此体位可增加体循环阻力，使右向左分流减少，同时给予吸氧，遵医嘱给予吗啡及普萘洛尔等药物。患儿如出现蹲踞现象，不要强行拉起，应让患儿自然蹲踞和站起。

3. 观察病情变化

（1）按气温改变及时加减衣服，避免受凉引起呼吸系统感染。注意保护性隔离，以免交叉感染。做各种口腔小手术时，应给予抗生素预防感染，防止感染性心内膜炎发生，一旦发生感染应积极治疗。

（2）严格控制输液速度和量，用输液泵控制滴速，防止发生或加重心力衰竭。观察患儿有无心率增快、呼吸困难、端坐呼吸、咳泡沫样痰、水肿、肝大等心力衰竭的表现，如出现上述表现，立即置患儿于半卧位，给予吸氧，及时与医生取得联系，并按心力衰竭护理。缺氧或呼吸困难者，必要时喂奶前后吸氧。肺水肿患儿氧气湿化瓶中加入20%～30%酒精降低肺泡内泡沫的张力。

（3）法洛四联症患儿血液黏稠度高，发热、出汗、吐泻时，体液量减少，加重血液浓缩易形成血栓，因此要注意供给充足液体，必要时可静脉输液。

4. 用药护理

（1）使用洋地黄药物时，应密切观察疗效、副作用及毒性反应。给药前数心率或脉搏，年长儿<60次/min，幼儿<80次/min，婴儿<100次/min或患儿出现恶心、呕吐、心律失常等症状，应及时与医生联系停药。

（2）使用利尿剂时，应注意观察尿量及有无乏力、精神萎靡、表情淡漠等水、电解质紊乱的表现。

（3）使用血管活性药物时，应注意观察血压改变，出现血压过低，应立即报告医生。密切观察输液局部有无红肿，防止药物外渗。

（4）使用抗心律失常药物。注意心率、心律有无改变，有无低血压及休克发生。

5. 心理护理

关心、爱护患儿，建立良好的护患关系，避免情绪激动、烦躁，安慰患儿，给予抚爱或哄抱，减少刺激。向家长解释病情、检查及治疗经过，取得他们的理解和配合。

6. 健康教育

指导家长掌握先天性心脏病的日常护理，建立合理的生活制度，合理用药，预防感染和其他并发症。定期复查，调整心功能到最好状态，使患儿能安全到达手术年龄，安度手术关。

【情景任务3解析】

该患儿出现晕厥、抽搐时应立即将患儿置于膝胸位，此体位可增加体循环阻力，使右向左分流减少，同时给予吸氧，遵医嘱给予吗啡及普萘洛尔等药物。患儿出现蹲踞现象时不可强行拉起，应让患儿自然蹲踞和站起。

七、护理评价

（1）患儿活动耐力是否提高。

（2）患儿营养摄入是否能满足机体需求，生长发育是否接近正常儿童。

（3）患儿是否发生感染或感染后能得到及时有效的处理。

（4）患者是否出现心力衰竭、感染性心内膜炎、脑血栓等并发症，是否得到有效的护理。

（5）患儿及家属焦虑情绪是否缓解。

任务小结

1. 先天性心脏病病因：病因尚不明确，目前认为主要由遗传因素和环境因素及其相互作用所致。

2. 分类：根据左右心腔或大血管间有无直接分流和有无青紫分为左向右分流型（潜伏青紫型）、右向左分流型（青紫型）和无分流型（无青紫型）。

3. 治疗和护理要点：建立合理的生活制度，保证营养供给，严格控制输液速度和量，预防和处理缺氧发作，及时发现和处理感染、心力衰竭、脑血栓等并发症，加强心理护理，做好健康宣教。

思考题

单项选择题

1. 下列先天性心脏病中，哪种属于无分流型（　　）。

A. 房间隔缺损　　B. 室间隔缺损
C. 动脉导管未闭　　D. 法洛四联症
E. 肺动脉狭窄

2. 患儿，男，3 岁。哭闹时出现口唇发绀，听诊闻及胸骨左缘收缩期杂音，考虑为先天性心脏病；最具有诊断价值的检查是（　　）。

A. 心电图　　B. X 线检查
C. 超声心动图　　D. 血常规检查
E. 心肌标志物检查

3. 先天性心脏病最常见的类型是（　　）。

A. 房间隔缺损　　B. 室间隔缺损
C. 法洛四联症　　D. 肺动脉狭窄
E. 动脉导管未闭

4. 先天性心脏病出现下半身青紫，应考虑为（　　）。

A. 房间隔缺损　　B. 室间隔缺损
C. 主动脉缩窄　　D. 法洛四联症
E. 动脉导管未闭

5. 易发生脑血栓的先天性心脏病是（　　）。

A. 室间隔缺损　　B. 房间隔缺损
C. 法洛四联症　　D. 肺动脉狭窄
E. 动脉导管未闭

6. 与先天性心脏病患儿不相符的饮食护理是（　　）。

A. 给蛋白质、维生素丰富的易消化食物
B. 经常调换品种增进食欲
C. 鼓励小儿每餐多进食以纠正营养失调
D. 适当限制食盐的摄入
E. 供给适量的蔬菜、水果

参考答案

1. E　2. C　3. B　4. E　5. C　6. C

任务八　急性肾小球肾炎患儿的护理

学习目标

1. 知识目标：掌握急性肾小球肾炎患儿的临床表现、常见护理诊断/问题和护理措施；熟悉急性肾小球肾炎的病因和治疗要点；了解急性肾小球肾炎的发病机制和辅助检查。

2. 能力目标：能运用护理程序为急性肾小球肾炎患儿实施整理护理。

3. 素质目标：对患儿具有爱心、耐心，能与患儿家长进行有效沟通，帮助家长了解急性肾小球肾炎及护理。

【案例】

患儿，男，8岁，以面部水肿2天入院。2周前患上呼吸道感染，经治疗后好转。2天前出现眼睑和面部水肿，尿少，呈洗肉水样。既往无水肿病史。体格检查：体温36.9℃，脉搏90次/min，BP 135/96mmHg。实验室检查：尿常规红细胞（++），蛋白质（+），可见细胞管型。诊断为急性肾小球肾炎。

情景任务：

1. 该患儿主要的护理诊断/问题是什么？

2. 如何指导患儿休息？

急性肾小球肾炎（acute glomerulo nephritis，AGN）简称急性肾炎，是指一组由不同病因所致的感染后免疫反应引起的急性弥漫性肾小球炎性疾病。临床上多有前驱感染，以急性起病，水肿伴少尿、血尿、高血压为主要特点。它可分为急性链球菌感染后肾炎和非链球菌感染后肾炎，以前者多见。本病多见于5~14岁小儿，特别是6~7岁小儿，男女比例为2∶1，常呈良性自限过程，预后良好，只有个别严重病例在早期可出现严重循环充血、高血压脑病和急性肾功能不全。本任务主要介绍链球菌感染后的肾炎。

一、病因与发病机制

1. 病因

本病主要是由A组β溶血性链球菌感染后引起的免疫复合物性肾炎、呼吸道和皮肤感染为主要前驱感染。其他如金黄色葡萄球菌、肺炎链球菌、流感杆菌、柯萨奇病毒、埃可病毒、腮腺炎病毒、乙型肝炎病毒、疟原虫、肺炎支原体、真菌等感染也可导致急性肾炎，为非链球菌感染后肾炎。

2. 发病机制

A组β溶血性链球菌感染后肾炎是一种免疫性炎症。链球菌致肾炎菌株经呼吸道、皮肤等感染人体，刺激机体产生相应抗体，抗原抗体结合形成循环免疫复合物，随血流到达肾并沉积于肾小球滤过膜，激活补体系统，引起免疫性炎症及损伤。一方面，肾小球炎症造成内皮及系膜细胞增生肿胀，毛细血管管腔狭窄、堵塞，肾血流量减少，肾小球滤过率降低，水钠潴留，细胞外液和血容量增多，引起少尿、水肿、高血压、循环充血；另一方面免疫损伤使肾小球基底膜断裂，通透性增加，血液成分漏出毛细血管，尿中出现蛋白质、红细胞、白细胞及各种管型。急性链球菌感染后肾炎发病机制见图3-8-1。

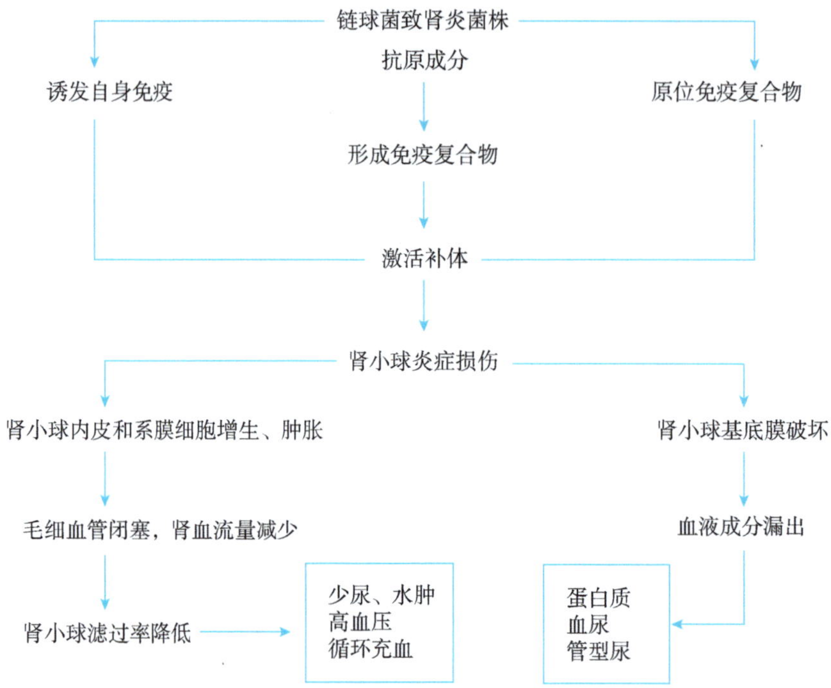

图 3-8-1　急性链球菌感染后肾炎发病机制示意图

二、护理评估

（一）健康史

评估患儿发病前 1~4 周有无链球菌感染史，如急性化脓性扁桃体炎、咽炎、淋巴结炎、猩红热或皮肤感染等；询问目前的治疗情况。

（二）临床表现

1. 前驱感染

90%的患儿病前 1~4 周有前驱感染，以上呼吸道感染最常见，其次为皮肤感染。

2. 典型表现

（1）水肿：最早出现的症状，70%的患儿出现轻中度、非凹陷性水肿，表现为晨起眼睑和颜面部水肿，活动后出现足背、踝、下肢水肿，重者 2~3 天波及全身。

（2）少尿：水肿明显期尿量减少，严重者可出现无尿。一般 1~2 周后尿量逐渐增加，水肿随之消退。

（3）血尿：起病几乎都有血尿，50%~70%的患儿出现肉眼血尿，尿液呈洗肉水样（中性或弱碱性尿），也可呈浓茶水样或烟灰水样（酸性尿）。肉眼血尿持续 1~2 周后转为镜下血尿，持续 1~3 个月，甚至半年或更久，运动后或并发感染时血尿可暂时加剧。

（4）高血压：30%~80%的病例出现轻度或中度血压增高，多在（120~150）/（80~110）mmHg，一般在 1~2 周随尿量增多而恢复正常。主要由水钠潴留、血容量增加所致。

3. 严重并发症

少数病例在病期 2 周内可出现下列严重并发症而危及生命。

（1）严重循环充血：由于水钠潴留，血容量增加而出现循环充血，常发生在起病 1 周内。轻者仅出现呼吸增快及肺部湿啰音，严重者表现为明显气急、端坐呼吸、咳嗽、咳粉红色泡沫样痰、两肺布满湿啰音、颈静脉怒张、心脏扩大、心率增快、闻及奔马律、肝大等。极少数患儿可因急性肺水肿危及生命。

（2）高血压脑病：常发生在疾病早期，由于血压骤然升高（尤其舒张压）引起脑血管痉挛或扩张，进而导致脑缺血、缺氧、血管渗透性增加，发生急性脑水肿。临床上出现剧烈头痛、恶心、呕吐、烦躁不安、复视或一过性失明，严重者突然可出现惊厥和昏迷。若能及时控制高血压，上述症状可迅速缓解。

（3）急性肾衰竭：患儿在尿量减少的同时可出现暂时性氮质血症，因严重少尿、无尿患儿可出现电解质紊乱和代谢性酸中毒，临床表现为头痛、头晕、恶心、呕吐、呼吸深快、疲乏、无力等，一般持续3~5天，随着尿量增多而消失。若持续数周仍不恢复，则预后严重。

（三）心理-社会状况

由于疾病治疗对活动及饮食的严格限制，改变了原来的生活方式，患儿会产生紧张、焦虑等情绪反应。同时，家长因缺乏疾病的相关知识，担心患儿的预后而产生焦虑、自责、沮丧等心理。

（四）辅助检查

1. 尿液检查

镜检见大量的红细胞，可见颗粒管型、透明管型或红细胞管型，尿蛋白定性在（+）~（+++）。

2. 血液检查

血沉增快是疾病活动的标志，多在2~3个月逐渐恢复正常，有轻度贫血。

3. 免疫学检查

抗链球菌溶血素“O”（ASO）抗体滴度多升高，提示最近有链球菌感染，3~6个月恢复正常。血清总补体CH50、C3早期下降，一般于6~8周恢复正常。

4. 肾功能检查

少尿期血尿素氮和肌酐暂时增加。

（五）治疗要点

本病无特异性治疗，通过对症治疗，防治急性并发症，保护肾功能，以利于其自然恢复。

1. 清除链球菌感染

存在感染时，应给予青霉素或其他敏感抗生素治疗。

2. 利尿

轻者可口服氢氯噻嗪，重者患儿可用呋塞米口服或静脉注射。

3. 降血压

凡经休息、利尿及限制钠、水摄入后仍有高血压明显者，应用硝苯地平、卡托普利等降压药口服。

4. 防治严重并发症

严重循环充血时除严格限制水、钠入量，应用呋塞米尽快利尿降压外，必要时还可应用镇静剂、血管扩张剂，谨慎使用洋地黄制剂。高血压脑病时首选硝普钠，有惊厥者应及时止痉。

三、常见护理诊断/问题

（1）体液过多。与肾小球滤过率下降、水钠潴留有关。

（2）潜在并发症：严重循环充血、高血压脑病、急性肾衰竭。

（3）活动无耐力。与水肿、血压升高有关。

(4) 焦虑：与病程长、医疗性限制及知识缺乏有关。

【情景任务1解析】

该患儿主要的护理诊断/问题是：体液过多 与肾小球滤过率下降、水钠潴留有关。

四、护理目标

(1) 住院期间患儿尿量增多，水肿减轻或消退。

(2) 住院期间患儿活动耐力逐步恢复，肉眼血尿消失，血压维持在正常范围。

(3) 住院期间患儿无严重并发症发生，或发生时能得到及时发现与处理。

(4) 住院期间患儿及家长情绪稳定，能配合治疗及护理。

五、护理措施

1. 生活护理

(1) 休息：一般起病2周内应卧床休息。可减轻心脏负担，改善心功能，增加肾血流量，提高肾小球滤过率，减少水钠潴留，减少严重并发症的发生。待水肿消退、血压恢复正常、肉眼血尿消失后，可下床轻度活动或户外散步，并逐渐参加有组织的学习或文娱活动，1~2个月宜限制活动量。病程2~3个月后，离心尿红细胞数在10/HP以下，血沉恢复正常可上学，但要避免体育活动和重体力劳动。尿Addis计数正常后可恢复正常生活。

(2) 调整饮食：尿少水肿时期，应限制钠盐摄入，急性期应给予清淡、易消化的高糖、高维生素、低盐饮食，食盐以60mg/(kg·d)为宜。严重少尿、循环充血者，应限制水的摄入，每日入水量控制在前1天尿量加500mL。一般不必严格限制蛋白质的摄入，有氮质血症者限制蛋白质入量，以0.5g/(kg·d)为宜。尿量极少者限制高钾食物的摄入，如柑橘、香蕉等。症状缓解后尽早恢复正常饮食，以保证小儿生长发育的需要。

【情景任务2解析】

该患儿休息的指导：患儿有水肿、血尿、蛋白尿、高血压，应以卧床休息为主，待水肿消退、血压恢复正常、肉眼血尿消失后，下床轻度活动或户外散步。根据病情发展，逐渐参加有组织的学习或文娱活动，但1~2个月宜限制活动量。病程2~3个月后，复查，离心尿红细胞数在10/HP以下，血沉恢复正常可上学，但要避免体育活动和重体力劳动。尿Addis计数正常后可恢复正常生活。

2. 对症护理

(1) 水肿的护理：在限制水钠摄入的同时，准确记录尿量及24h出入液量，观察水肿发展、尿液颜色，每天测血压2次，测体重1次，以了解体内水钠潴留情况。注意保暖，每天热敷肾区1次，每次15~20min，缓解肾血管痉挛，促进肾血液循环，增加尿量，减轻水肿。鞋、袜、衣服应宽松、柔软，床铺应平整、柔软、清洁、干燥，保持皮肤清洁，避免皮肤受到摩擦、压迫等损伤。对绝对卧床休息患儿，坚持每2h翻身一次，翻身时注意动作轻柔，避免拖、拉、推，防止皮肤擦伤。病情允许的情况下协助患儿适当下床活动，以促进血液循环及水肿消退。

(2) 高血压的护理：观察血压变化，限制水钠摄入，嘱患儿头痛、头晕时应严格卧床休息，抬高床头，不宜突然改变体位，防止头晕跌倒，遵医嘱使用利尿剂和降压药。

3. 观察病情变化

（1）水肿观察：注意观察水肿的程度和部位，每天或隔天测量体重 1 次。

（2）尿量及尿色的观察：观察尿量、尿色，准确记录 24h 出入液量，每周 2 次尿常规检查。尿量增加、肉眼血尿消失者提示病情好转。如尿量持续减少或无尿，要警惕急性肾衰竭的发生，严格限制钠、水入量，限制蛋白质及含钾食物的摄入，绝对卧床休息，必要时采用透析治疗。

（3）并发症的观察和处理配合：严密观察生命体征的变化，若患儿突然血压升高，剧烈头痛、恶心、呕吐、一过性失明、惊厥和昏迷等，提示高血压脑病发生，应立即报告医生，配合医生救治，遵医嘱应用硝普钠、脱水剂等，迅速降低血压及颅内压。预防严重循环充血，如患儿出现烦躁不安、呼吸困难、端坐呼吸、心率增快、肺部闻及湿啰音、咳粉红色泡沫样痰、颈静脉怒张、肝大等，提示严重循环充血，应立即使患儿取半卧位、吸氧，报告医生并遵医嘱应用呋塞米等快速利尿。

4. 用药护理

（1）应用利尿剂的护理：应用利尿剂前后注意观察体重、尿量、水肿变化并做好记录。应注意给药时间，避免药物作用高峰出现在夜间而影响患儿休息。氢氯噻嗪宜在餐后口服，以减轻胃肠道反应。应用呋塞米后观察有无大量利尿，有无脱水和电解质紊乱等现象发生。

（2）应用降压药的护理：应定时测量血压，检测降压效果及注意用药后有无不良反应。用硝普钠时要现配现用，放置 4h 后即不能再用，整个输液系统须用黑纸或铝箔包裹，以免药物见光失效。硝普钠静脉滴注起效迅速，需严密监测血压变化，根据血压情况随时调整滴注速度，最好使用输液泵，每分钟不宜超过 8μg/kg，以防发生低血压。

5. 心理护理

了解患儿及家长的心态及对本病的认识程度，做好健康宣教，使家长和患儿消除焦虑和沮丧情绪，树立战胜疾病的信心，积极配合治疗和护理。

6. 健康教育

（1）预防宣教：加强营养与锻炼，增强身体素质。加强日常护理，强调预防本病的关键是防治链球菌感染。一旦发生扁桃体炎、皮肤脓疱疮等，应及早应用抗生素治疗。

（2）康复指导

1）急性期的护理：强调限制患儿活动是控制病情发展的重要措施，尤其前 2 周最为关键。指导采用低盐饮食、限制活动等具体措施。

2）恢复期的复查：出院时指导家长应定期带患儿到医院复查，2 个月内每周查尿常规 1 次，以后每月 1 次，并在 2~3 个月复查血沉，6 个月左右查尿 Addis 计数。一般随访 6 个月。若尿常规及尿 Addis 计数尚未恢复正常，则随访时间延长。

六、护理评价

（1）患儿尿量是否增加，水肿是否消退；肉眼血尿是否消失，血压是否维持在正常范围；有无并发症或出现时是否得到及时处理。

（2）患儿及家长是否掌握休息、饮食的调控方法；是否学会自我护理。

任务小结

1. 急性肾小球肾炎的主要病因：是 A 组 β 溶血性链球菌感染后引起的免疫性炎症。

2. 常见的临床表现：水肿、少尿、血尿、高血压，严重者可出现严重循环充血、高血压脑病、急性肾衰竭。

3. 治疗和护理要点：本病属于自限性疾病，无特效治疗措施，主要以休息、对症治疗及防治严重并发症为主。

思考题

单项选择题

1. 急性肾炎应用青霉素是为了（　　）。

A. 控制肾脏炎症　　B. 防止交叉感染
C. 缓解血尿　　D. 清除病灶内的残余链球菌
E. 治疗并发症

2. 急性肾炎合并高血压脑病，首选的降压药为（　　）。

A. 利血平　　B. 硝普钠
C. 硝苯地平　　D. 卡托普利
E. 维拉帕米

3. 典型的急性肾小球肾炎患儿，持时间较久的表现是（　　）。

A. 水肿　　B. 高血压
C. 镜下血尿　　D. 肉眼血尿
E. 氮质血症

4. 急性肾小球肾炎严重病例多发生在（　　）。

A. 起病后即刻　　B. 起病后 1~2 周
C. 起病后 2~3 周　　D. 起病后 6~8 周
E. 起病后 1 个月

参考答案

1. D　2. B　3. C　4. B

任务九　肾病综合征患儿的护理

学习目标

1. 知识目标：掌握肾病综合征患儿的临床表现、治疗要点、常见护理诊断/问题和护理措施；熟悉肾病综合征的病因；了解肾病综合征的发病机制。

2. 能力目标：能运用护理程序为肾病综合征患儿实施整理护理。

3. 素质目标：对患儿具有爱心、耐心，能与患儿家长进行有效沟通，帮助家长了解肾病综合征及护理。

【案例】

5 岁男孩，5 天前无明显诱因出现眼睑水肿，未给予特殊治疗。3 天后，患儿出现双下肢水肿，用手按压明显凹陷。尿常规：红细胞 3~4 个/HP，白细胞 3~5 个/HP，尿蛋白（+++）。血生化检查：血浆白蛋白 23g/L，血胆固醇 9.2mmol/L。

情景任务：

1. 该患儿的临床诊断和护理诊断/问题是什么？

2. 如何正确护理该患儿？

肾病综合征（nephrotic syndrome，NS）是由于多种原因所致的肾小球基底膜通透性增加，使大量蛋白质从尿中丢失而引起的一组临床综合征。临床上以大量蛋白尿、低蛋白血症、高胆固醇血症和不同程度水肿为其特征，其中前两项为必备条件。

按病因其可分为原发性、继发性和先天性三大类。按临床表现其分为单纯性肾病综合征和肾炎性肾病综合征。在儿童肾脏疾病中，其发病率仅次于急性肾炎，多为学龄前儿童，3～5 岁为发病高峰。其中，儿童时期的肾病综合征 90% 是原发性肾病综合征，故本任务主要介绍原发性肾病综合征（primary nephritic syndrome，PNS）。

一、病因与发病机制

病因及发病机制目前尚不十分清楚。单纯性肾病综合征的发病可能与 T 淋巴细胞免疫功能紊乱有关，肾炎性肾病综合征患儿的肾内病变中常见免疫球蛋白和补体成分沉积，提示与机体免疫损伤有关。感染多为诱发因素（图 3-9-1）。

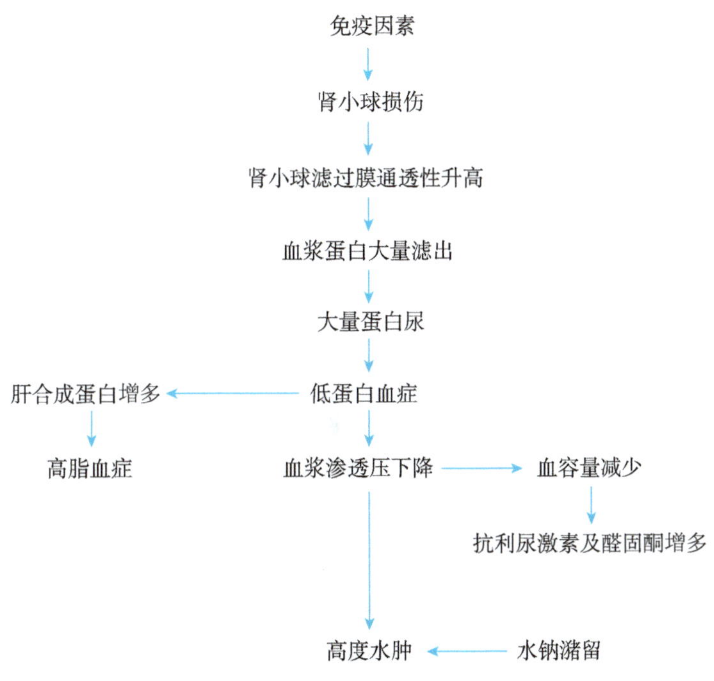

图 3-9-1　肾病综合征发病机制示意图

二、护理评估

（一）健康史

评估患儿的体质状况，此次发病的时间；有无明显诱因，如感染；水肿的程度、部位；评估患儿的排尿次数、尿量及尿色；患儿是初发症状还是复发，目前治疗情况及治疗效果等。

（二）临床表现

1. 水肿

水肿是肾病综合征最常见的表现。水肿从眼睑、面部开始，逐渐加重波及全身，呈凹陷性水肿，并随体位改变而移动，以颜面、下肢、阴囊明显。严重者全身皮肤发亮，眼睑肿胀影响睁眼，可伴有大量腹水或胸水而致呼吸困难，阴囊水肿皮肤变薄、透亮，甚至有液体渗出。高度水肿的皮肤易因受压、摩擦而损伤。

2. 其他表现

肾炎性肾病综合征水肿一般不严重，除具备肾病综合征四大特征外，常伴持续性或发作性高血压、肉眼血尿、血清补体下降和不同程度的氮质血症。常有疲倦、食欲减退、面色苍白、精神萎靡等。

3. 并发症

(1) 感染：最常见的并发症，最主要的死因，也是病情加重和复发的诱因。由于肾病综合征患儿免疫功能低下，低蛋白血症、应用糖皮质激素和（或）免疫抑制剂治疗等，使其易患各种感染，常见的为呼吸道感染、皮肤感染、泌尿道感染和原发性腹膜炎等，其中以上呼吸道感染最多见，占50%以上。

(2) 电解质紊乱和低血容量：由于长期不当禁盐，大量应用利尿剂，长期用糖皮质激素，以及感染、呕吐、腹泻等原因，易引起电解质紊乱，可出现低钠血症、低钾血症和低钙血症，临床表现为厌食、乏力、嗜睡、抽搐等，最常见的为低钠血症。另外，由于低蛋白血症使血浆胶体渗透压降低，有效循环血量不足，易出现低血容量性休克，尤其在大量使用利尿剂后易出现。

(3) 高凝状态和血栓形成：低蛋白血症刺激肝脏合成蛋白质增多，包括凝血因子合成增加，加之血浆胶体渗透压降低所致的血液浓缩、高脂血症及长期大量应用激素更进一步促进凝血，患儿血液处于高凝状态，易发生血栓，临床上以肾静脉血栓最常见，表现为突发性腰痛或腹痛、血尿、少尿，甚至出现急性肾衰竭。此外，可见下肢深静脉血栓、脑栓塞及肺栓塞发生等。

(4) 急性肾衰竭：多数为低血容量所致肾前性急性肾衰竭，患儿出现少尿或无尿、头痛、呕吐、呼吸深长。

(三) 心理-社会状况

本病病程较长，容易复发，单纯性肾病综合征预后良好，肾炎性肾病综合征预后较差，患儿和家长精神压力较大；患儿因长期使用糖皮质激素而出现体象变化，易产生自卑心理。

(四) 辅助检查

1. 尿液检查

尿蛋白定性多为（+++）~（++++），蛋白质定量为24h尿蛋白定量≥50mg/(kg·d)。大多可见透明管型、颗粒管型，肾炎性肾病综合征患儿尿内红细胞增多。

2. 血液检查

血浆总蛋白及白蛋白明显减少，血清白蛋白<25g/L。血清胆固醇>5.7mmol/L，甘油三酯升高。血沉明显增快，可达100mm/h以上。血小板常增多，血小板聚集率增加，血浆纤维蛋白原增加，尿纤维蛋白降解产物（FDP）增高。肾炎性肾病综合征者可有血清补体CH50及C3下降，有不同程度的氮质血症。

(五) 治疗要点

1. 一般治疗

保证休息，调整饮食。水肿患儿限制钠盐摄入，防治感染，补充维生素D和钙剂。

2. 糖皮质激素治疗

糖皮质激素为治疗肾病综合征较有效的首选药物，有使尿蛋白减少或消失及利尿的作用。一般首选泼尼松，分足量诱导缓解、减量维持治疗2个阶段。在足量诱导缓冲阶段用泼尼松2mg/(kg·d)，分次服用，依据尿蛋白的改变，用药4~8周，然后改为隔日一次晨顿服4周，如尿蛋白持续转阴，以后每2~4周减2.5~5mg，直至停药，总疗程为6~9个月。

3. 免疫抑制剂治疗

免疫抑制剂治疗适用于频繁复发、激素依赖、激素耐药或激素治疗出现严重副作用者，可在小剂量激素隔日口服的同时联合使用免疫抑制剂。常用药物为环磷酰胺，一般剂量 2.0~2.5mg/(kg·d)，分 3 次口服，1 个疗程 8~12 周，总量不超过 200mg/kg。副作用主要是白细胞减少、出血性膀胱炎、肝功能损害、胃肠道反应、脱发等。

4. 其他治疗

应用卡托普利、依那普利等血管紧张素转换酶抑制剂，可减少尿蛋白，延缓肾小球硬化。应用肝素钠、尿激酶、双嘧达莫等可防治血栓。用左旋咪唑、中药等辅助糖皮质激素治疗。合并感染者及时应用抗生素等。

三、常见护理诊断/问题

（1）体液过多。与低蛋白血症导致的水钠潴留有关。
（2）营养失调：低于机体需要量。与大量蛋白从尿中丢失有关。
（3）有感染的危险。与免疫功能低下有关。
（4）潜在并发症：电解质紊乱、血栓形成、药物副作用。
（5）有皮肤完整性受损的危险。与高度水肿的皮肤受压、摩擦损伤有关。
（6）焦虑。与病情反复、病程长、学习中断、形象改变及知识缺乏有关。

【情景任务 1 解析】

患儿出现大量蛋白尿、低蛋白血症、水肿和高胆固醇血症，临床诊断为肾病综合征。主要的护理问题是体液过多，与低蛋白血症导致的水钠潴留有关。

四、护理目标

（1）住院期间患儿尿量增多，水肿减轻或消退。
（2）住院期间患儿获得充足的营养，体重显示正常。
（3）住院期间患者未发生感染。
（4）住院期间患儿无严重并发症发生，或发生时能得到及时发现与处理。
（5）住院期间患儿皮肤保持完整。
（6）住院期间患儿及家长情绪稳定，能配合治疗及护理。

五、护理措施

1. 生活护理

（1）适当休息：高度水肿和高血压时需要卧床休息。一般患儿不必严格卧床，每日应定时下床轻微运动，维持较为正常的日常活动，增强自身抵抗力，但不宜过度劳累。卧床的患儿需定时更换体位，预防血栓形成及皮肤压迫损伤等。病情缓解后可逐渐增加活动量，病情缓解 3~6 个月后，可恢复上学，但应避免过度劳累，以免诱发感染及病情复发。

（2）营养管理：一般患儿应采用优质蛋白质、足量碳水化合物、高维生素、少量脂肪、低盐饮食。蛋白质选择生物价值高的优质蛋白质，如鱼、蛋、乳类等，但大量蛋白尿期间蛋白质摄入不宜过多，控制在 1.5~2g/(kg·d)，防止肾小管细胞重吸收蛋白质负荷增加。重度水肿、高血压、尿少时应限制水、钠的摄入，钠盐控制在 1~2g/d，但不宜长时间过度限盐，以防低钠血症及食欲下降。长期使用糖皮质激素者应给予适量维生素 D 及适量钙剂，以免发生手足抽搐症，并适当补充蛋白质。

2. 对症护理

（1）预防感染：向患儿及家长解释预防感染的重要性。肾病综合征患儿由于免疫功能低下易继发感染，而感染常致病情加重或复发，严重感染甚至可危及患儿生命。将肾病综合征患儿与感染性疾病患儿分室收治，病室内定时通风，每日采用紫外线照射空气消毒 2 次，减少探视，防止交互感染。严格遵守无菌操作规程，暂停各种预防接种，防止接种后感染。

（2）皮肤护理：保持皮肤清洁干燥，及时更换内衣；保持床铺清洁、干燥、平整、被褥柔软；患儿应每 1~2h 翻身 1 次；臀、四肢等部位明显水肿时，可在受压处放置垫气垫或棉垫，局部可按摩、用温水擦浴，促进血液循环，防止受压部位循环障碍而发生感染；阴囊水肿时用棉垫或丁字带将阴囊托起，局部保持干燥，皮肤破损处覆盖消毒敷料预防感染；各种操作动作要轻柔，如需静脉注射时，应选择好静脉，争取一次成功，水肿严重者尽量避免肌内注射，注射者拔针后应延长按压时间，直至不渗液为止，以防药液外渗导致局部潮湿、糜烂或感染。

3. 观察病情变化

护士要加强巡视，密切观察患儿生命体征、尿量、尿蛋白、血常规、体重等变化。如患儿出现体温升高、白细胞增高等，提示感染的可能。如患儿发生血钾、血钠、血钙变化，提示电解质紊乱。如出现血压下降、口渴、皮肤发花、脉搏细数等症状，应考虑低血容量，应立即通知医生，积极处理。

4. 用药护理

（1）应用糖皮质激素的护理：激素治疗期间观察每日尿量、尿蛋白及血浆蛋白恢复等情况。长期超生理剂量应用糖皮质激素易发生感染、消化性溃疡、向心性肥胖、高血压、高血糖、骨质疏松、无菌性股骨头坏死等。泼尼松应餐后服用，避免刺激性及粗硬食物，注意观察大便颜色，不擅自停药，每日给予维生素 D 400U 和适量钙剂，观察血压变化，每日测血压 1~2 次。如因突然停药、感染等，出现恶心、呕吐、腹痛、腹泻、血压下降、精神失常、低血糖等肾上腺皮质功能不全表现时，应立即报告医生，遵医嘱静脉注射氢化可的松。

（2）应用利尿剂的护理：注意观察利尿剂应用前、后尿量的变化，尿量过多时应及时与医生联系，以防发生低血容量性休克或静脉血栓形成。利尿后定期查血钾、血钠浓度，必要时进食橘子、香蕉等含钾丰富的食物，不限盐，防止低钠血症、低钾血症发生。

（3）应用免疫抑制剂的护理：应用免疫抑制剂可产生白细胞减少、出血性膀胱炎、肝功能损害、脱发、胃肠道反应及男性性腺损害等副作用。因此，环磷酰胺宜饭后服用，以减少胃肠道反应；多饮水，预防出血性膀胱炎；定期查血象观察血白细胞数变化，白细胞总数低于 4×10^9/L 时，应及时报告医生。

（4）应用抗凝剂的护理：在使用肝素钠过程中，应监测凝血时间和凝血酶原时间，观察有无出血倾向。

5. 心理护理

关心爱护患儿，帮助患儿适应形象变化，适当安排游戏等活动，增加生活乐趣，增强患儿与家长的信心，使其积极配合治疗。

6. 健康教育

（1）介绍病情与预后：根据患儿及家长的文化程度和理解能力选择适当方式介绍本病的相关知识、护理要点及预后；强调激素治疗对本病的重要性，使患儿及家长主动配合并坚持按医嘱服药，出院后定期来院随访、复查。

（2）指导饮食与休息：向患儿及家长讲解本病对饮食及活动的要求，选择优质蛋白质饮食，症状明显期适当限制钠盐摄入，强调过度限制钠盐的危害及选用优质蛋白质饮食的重要性。指导患儿适当活动，病情缓解后可以上学，但不能参加剧烈活动，否则病情会加重或复发。

（3）预防感染与皮肤护理：使患儿及家长了解感染是本病最常见的并发症及复发的诱因，因此采取有效措施预防感染至关重要。指导预防呼吸道、皮肤、泌尿道等感染的措施，皮肤护理的具体方法，加强护理，避免到人多的公共场所。

（4）指导合理用药：指导患儿及家长严格遵医嘱用药，不能随意减量、停药及突然停药的危险性，每日给维生素 D 400U 和适量钙剂，利尿药不能长期应用等。

（5）心理支持及减轻焦虑：多与患儿及家长沟通，讲解糖皮质激素治疗引起的向心性肥胖、免疫抑制剂造成的脱发等均为暂时性，随着药物减量和停药，可恢复正常体态，解除患儿及家长的后顾之忧。同时指导家长多给患儿心理支持，使其保持良好情绪。关心、爱护患儿，做好患儿的生活护理，满足其各种生理需要。创造良好的住院或生活环境，组织同病室的患儿相互讲故事，进行小活动量的游戏等，减轻患儿的孤独感。活动时注意安全，避免奔跑和打闹，以防摔伤和骨折。

（6）病情观察与复查：教会家长或较大儿童学会用试纸监测尿蛋白的变化，早期识别呼吸道感染、低钾血症、低钠血症等并发症。出院后定期复查，病情完全缓解停药 3 个月后方可进行预防接种，以防肾病综合征复发。

【情景任务 2 解析】

该患儿的护理措施如下。

（1）生活护理：嘱患儿卧床休息，视病情安排活动；采用优质蛋白质、足量碳水化合物、高维生素、少量脂肪、低盐饮食。

（2）病室内定时消毒、通风，减少探视，防止交互感染。

（3）保持皮肤清洁干燥，避免皮肤长时间受压及医源性损害。

（4）加强巡视，密切观察患儿生命体征、尿量、尿蛋白、血常规、体重等变化。

（5）遵医嘱给予药物治疗，注意药物的疗效和不良反应。

（6）关心爱护患儿，增强患儿与家长的信心，使其积极配合治疗。

六、护理评价

（1）患儿尿量是否增加，水肿是否消退；皮肤是否保持完整；有无并发症或出现时是否得到及时处理。

（2）患儿及家长是否掌握休息、饮食的调控方法；情绪是否稳定，愿意配合治疗；是否学会自我护理。

任务小结

1. 肾病综合征：是由于多种原因所致的肾小球基底膜通透性增加，使大量蛋白质从尿中丢失而引起的一组临床综合征。

2. 常见的临床表现：临床上以大量蛋白尿、低蛋白血症、高胆固醇血症和不同程度水肿为其特征，其中前两项为必备条件。水肿是最常见的表现，感染是最主要的并发症和死亡原因。

3. 治疗和护理要点：首选糖皮质激素，主要副作用有消化性溃疡、继发感染、骨质疏松、高血压、糖尿病、满月脸及向心性肥胖等。同时给予对症支持治疗和护理。

思考题

单项选择题

1. 肾病综合征最基础的病理生理改变是（　　）。

A. 低蛋白血症　　B. 水肿　　C. 高血压　　D. 血尿

E. 大量蛋白尿

2. 肾病综合征最严重的并发症是（　　）。

A. 低血容量　　B. 电解质紊乱　　C. 感染　　D. 休克

E. 血栓形成

3. 肾炎性肾病综合征与单纯性肾病综合征不同之处是（　　）。

A. 水肿明显　　B. 大量蛋白尿　　C. 有血尿和高血压　　D. 胆固醇增高

E. 血浆蛋白降低更明显

4. 肾病综合征患者最突出的体征是（　　）。

A. 肾区叩击痛　　B. 水肿　　C. 高血压　　D. 嗜睡

E. 昏迷

5. 某肾病综合征患者入院治疗，双下肢水肿。实验室检查：尿蛋白 4.5g/d，血浆白蛋白 20g/L。该患者水肿的主要原因是（　　）。

A. 醛固酮增多　　B. 球-管失衡　　C. 饮水过多　　D. 肾小球滤过率下降

E. 血浆胶体渗透压降低

6. 患儿，女，7 岁。水肿 1 个月，尿蛋白（+++）~（++++），尿 RBC>10 个/HP，血尿素氮 10.8mmol/L（30mg/dL），血浆蛋白 24g/L，白蛋白 18g/L，BP 90/75mmHg，最可能的诊断是（　　）。

A. 急性肾炎　　B. 慢性肾炎急性发作

C. 单纯性肾病综合征　　D. 肾炎性肾病综合征

E. 病毒性肾病综合征

7. 患儿，男，4 岁。水肿，尿少 1 个月。全身水肿明显，血压 90/50mmHg，尿蛋白（++++），每高倍镜视野红细胞 1~2 个。目前患儿最主要的护理问题是（　　）。

A. 营养失调：低于机体需要量　　B. 潜在并发症：药物副作用

C. 有感染的危险　　D. 体液过多

E. 焦虑

参考答案

1. E　2. C　3. C　4. B　5. E　6. C　7. D

任务十　贫血患儿的护理

学习目标

1. 知识目标：掌握营养性缺铁性贫血、巨幼红细胞贫血的临床表现、治疗要点、常见护理诊断/问题和护理措施；熟悉贫血的病因、辅助检查、治疗要点及儿童贫血的分度和分类方法；了解贫血的发病机制。

2. 能力目标：能运用护理程序为贫血患儿实施整理护理。

3. 素质目标：对患儿具有爱心、耐心，能与患儿家长进行有效沟通，帮助家长了解贫血及护理。

子任务一　认识儿童造血和血液特点

一、造血特点

儿童造血分为胚胎期造血与生后造血两个阶段。

（一）胚胎期造血

胚胎期造血首先在卵黄囊出现，然后在肝（脾），最后在骨髓。这是三个不同的造血时期。

1. 中胚叶造血期

在胚胎第3周，开始出现卵黄囊造血，之后在中胚叶组织中出现广泛的原始造血成分，其中主要是原始的有核红细胞。在胚胎第6周后，中胚叶造血开始减退，至第10周时几乎停止，代之以肝、脾造血。

2. 肝、脾造血期

在胚胎第6~8周开始建立肝脏造血，2~6个月时最为活跃，是胎儿中期造血的主要部位。肝脏造血先是产生有核红细胞，以后产生粒细胞和巨核细胞，至胎儿期6个月后，肝脏造血逐渐减退，至出生后4~5日完全停止。肝脏造血期间胎盘也是一个造血部位。

胚胎第8周左右脾参与造血，主要产生粒细胞、红细胞和少量淋巴细胞，至胎儿第5个月后脾逐渐停止造红细胞和粒细胞，仅保留造淋巴细胞功能。

胸腺在胎儿第6~7周已出现，且开始有造淋巴细胞的功能，而且胚胎期胸腺还有短暂的生成红细胞和粒细胞的功能。

淋巴结在胚胎第11周开始生成淋巴细胞，并成为终身造淋巴细胞和浆细胞的器官。

3. 骨髓造血期

胚胎第6周时骨髓腔发育已初具规模，但在第4个月时才开始有造血功能，并迅速成为造血的主要器官，直至出生2~5周后骨髓成为唯一的造血场所。

（二）生后造血

生后造血是胚胎造血的延续，分为骨髓造血与骨髓外造血。

1. 骨髓造血

出生后主要是骨髓造血。婴幼儿所有骨髓均为红骨髓，全部参与造血，以满足生长发育的需要。5~7岁时长骨中的红骨髓逐渐被脂肪组织（黄骨髓）所代替，至成人时红骨髓仅限于颅骨、锁骨、肋骨、肩胛骨、脊柱、骨盆和长骨近端，但黄骨髓仍有造血潜能，在造血需要增加时能转变成红骨髓恢复造血功能。儿童在出生后前几年，由于缺乏黄骨髓，造血的代偿潜力低。当需要增加造血时，就会出现骨髓外造血。

2. 骨髓外造血

在正常情况下，骨髓外造血极少。当严重感染或溶血性贫血等需要增加造血时，易出现骨髓外造血。表现为肝、脾、淋巴结肿大，恢复到胎儿期的造血状态。此时外周血中可见幼红细胞和(或)幼粒细胞。这是儿童造血的一种特殊反应，感染及贫血纠正后即恢复正常。

二、血液特点

（一）红细胞数与血红蛋白量

由于胎儿期处于相对缺氧状态，红细胞数及血红蛋白量较高，出生时红细胞数为（5.0~7.0）$\times10^{12}$/L，血红蛋白量为150~220g/L。生后6~12h，由于进食较少和不显性失水，红细胞数和血红蛋白量常较出生时更高。出生后因红细胞生成素减少、生理性溶血、血液循环量增加等因素，红细胞数及血红蛋白量逐渐降低，至生后10天左右较出生时约减少20%；至2~3个月时，红细胞数降至3.0$\times10^{12}$/L，血红蛋白量降至100g/L左右，出现轻度贫血，称为生理性贫血。此种贫血在早产儿发生更早，程度更重。生理性贫血呈自限性经过，3 个月后，红细胞生成素的生成增加，红细胞数和血红蛋白量又逐渐上升，约 12 岁时达成人水平。出生时外周血中可见少许有核红细胞，生后数天消失。

（二）白细胞计数及分类

出生时白细胞总数为（15～20）$\times 10^9$/L，生后 6～12h 达（21～28）$\times 10^9$/L，以后逐渐下降，至生后 10 天左右降至 12×10^9/L，婴儿期白细胞数维持在 10×10^9/L 左右，8 岁后接近成人水平。

出生时中性粒细胞约占 65%，淋巴细胞约占 30%。随着白细胞总数下降，中性粒细胞比例也相应下降，生后 4～6 天时两者比例约相等（第一次交叉）。婴幼儿期淋巴细胞约占 60%，中性粒细胞约占 35%，至 4～6 岁时两者又相等（第二次交叉）。以后中性粒细胞比例增多，分类逐渐达成人水平。出生时外周血中可见少许幼稚中性粒细胞，生后数天即消失。嗜酸性粒细胞、嗜碱性粒细胞及单核细胞各年龄期差异不大。

（三）血小板数

血小板数儿童与成人差别不大，为（150～300）$\times 10^9$/L。

（四）血红蛋白种类

出生时，血红蛋白以胎儿血红蛋白（HbF）为主，平均占 70%。出生后 HbF 迅速被成人型血红蛋白（HbA）代替，至 4 月龄时 HbF 占比小于 20%，1 岁时 HbF 占比小于 5%，2 岁后达成人水平，HbF 占比小于 2%。

（五）血容量

儿童血容量相对较成人多，新生儿血容量占体重的 10%，儿童占体重的 8%～10%，成人占体重的 6%～8%。

子任务小结

1. 儿童造血特点：儿童造血分为胚胎期造血与生后造血两个阶段。胚胎期造血首先在卵黄囊出现，然后在肝（脾），最后在骨髓；生后造血分为骨髓造血与骨髓外造血。

2. 血液的组成和功能：血液由血浆及血细胞（红细胞、白细胞、学校）构成；红细胞主要成分为血红蛋白，主要功能是运输氧气和二氧化碳；白细胞主要参与人体对入侵异物的反应过程；血小板主要参与生理性止血和凝血过程。

3. 小儿血液的特点：生后 2~3 个月，出现“生理性贫血”；出生后白细胞分类主要是中性粒细胞和淋巴细胞发生 2 次交叉（第一次出现在生后 4~6 天，第二次交叉出现在 4~6 岁）。

思考题

单项选择题

1. 胎儿时期最初的造血器官是（　　）。

A. 卵黄囊　　B. 肝　　C. 脾　　D. 骨髓

E. 淋巴结

2. 出生后主要的造血器官是（　　）。

A. 卵黄囊　　B. 肝　　C. 脾　　D. 骨髓

E. 淋巴结

3. 婴幼儿发生各种感染时，可出现（　　）。
A. 卵黄囊造血　　B. 肝、脾、巴结参与造血
C. 红骨髓造血　　D. 黄骨髓造血
E. 红、黄骨髓均参与造血
4. 婴儿生理性贫血通常发生在（　　）。
A. 生后1~2个月　　B. 生后2~3个月　　C. 生后4~5个月　　D. 生后6~8个月
E. 生后10~12个月
5. 小儿中性粒细胞和淋巴细胞两次交叉的时间出现在（　　）。
A. 生后2~3天，生后2~3岁　　B. 生后2~3天，生后4~6岁
C. 生后4~6天，生后2~3岁　　D. 生后4~6天，生后4~6岁
E. 生后4~6天，生后7~8岁

参考答案

1. A　2. D　3. B　4. B　5. D

子任务二　认识小儿贫血

贫血（anemia）是指末梢血中单位容积内红细胞数或血红蛋白量低于正常。儿童贫血的国内诊断标准：新生儿期血红蛋白（Hb）<145g/L，1~4个月时Hb<90g/L，4~6个月时Hb<100g/L；6个月以上根据世界卫生组织资料，即6个月至5岁Hb<110g/L，5~11岁Hb<115g/L，12~14岁Hb<120g/L为贫血；海拔每升高1000m，Hb上升4%。

一、贫血的分度

根据外周血中血红蛋白含量可将贫血分为轻度、中度、重度、极重4度（表3-10-1）。

表3-10-1　贫血的分度

项目		轻度	中度	重度	极重度
Hb（g/L）	新生儿	120~144	90~120	60~90	60
	儿童	90~120	60~90	30~60	<30

二、贫血的分类

（一）病因学分类

根据引起贫血的原因和发病机制分类如下。

1. 红细胞及血红蛋白生成不足

（1）造血原料缺乏：如维生素B_{12}或叶酸缺乏所致的巨幼红细胞贫血，体内铁缺乏所致的缺铁性贫血等。

（2）骨髓造血功能障碍：如再生障碍性贫血（原发性及继发性），各种原因所致的骨髓抑制，如放射线、化学物质、药物等。

（3）其他：感染性、炎症性、癌症性、慢性肾脏病等所致的贫血。

2. 红细胞破坏过多（溶血性贫血）

可由红细胞内在异常因素或外在因素引起红细胞破坏过多，如葡萄糖-6-磷酸脱氢酶（G-6-PD）

缺陷病、地中海贫血、遗传性球形细胞增多症等。

3. 红细胞丢失过多（失血性贫血）

红细胞丢失过多（失血性贫血）包括急性和慢性失血性贫血。

（二）形态学分类

根据红细胞平均容积（MCV）、红细胞平均血红蛋白量（MCH）、红细胞平均血红蛋白浓度（MCHC）的值将贫血分为四类（表3-10-2）。

表3-10-2 贫血的形态分类

项目	MCV（fl）	MCH（pg）	MCHC（g/L）
正常值	80~94	28~32	320~380
正细胞性	80~94	28~32	320~380
单纯小细胞性	<80	<28	320~380
小细胞低色素性	<80	<28	<320
大细胞性	>94	>32	320~380

子任务小结

1. 贫血：是指末梢血中单位容积内红细胞数或血红蛋白量低于正常。6个月至6岁者Hb<110g/L，6~14岁者Hb<120g/L诊断为贫血。

2. 儿童贫血的分度：按照Hb含量分为轻度（90~120g/L）、中度（60~90g/L）、重度（30~60g/L）及极重度贫血（<30g/L）。

3. 小儿贫血的常见原因：缺乏铁、维生素B_{12}、叶酸等。

思考题

单项选择题

患儿，男，8个月，母乳喂养，未添加辅食，约2个月前发现患儿活动减少，面色苍白，表情呆滞。查体发现肝脾增大，RBC 1×10^{12}/L，Hb 50g/L，该患儿的贫血诊断为（　　）。

A. 轻度贫血　　B. 中度贫血　　C. 重度贫血　　D. 极重度贫血

E. 生理性贫血

参考答案

C

子任务三　营养性缺铁性贫血患儿的护理

【案例】

患儿1岁，早产儿，一直母乳喂养，每日只添加少量米粉和稀粥。近3个月来，妈妈发现孩子反应慢，注意力不集中，不爱动，面色苍白，妈妈很担心，带孩子儿科门诊就诊。

情景任务：

1. 该患儿发生了什么情况？

2. 如何护理该患儿？

缺铁性贫血（iron deficiency anemia，IDA）是由于体内贮存铁缺乏导致血红蛋白合成减少而引起的一种小细胞低色素性贫血。本病为儿童贫血中最常见的类型，以6个月至2岁的婴幼儿发病率最高，是我国重点防治的儿童疾病之一。

一、病因与发病机制

（一）病因

1. 先天储铁不足

胎儿在妊娠期后3个月从母体获得的铁最多，平均每日可获得4mg铁，故足月新生儿从母体所获得铁量足以满足其生后4~5个月的造血所需。若早产、双胎、多胎、胎儿失血、孕母严重缺铁等均可致胎儿储存铁减少。

2. 铁摄入不足

食物铁供应不足是儿童缺铁性贫血的主要原因，单纯的人乳、牛奶及谷物等低铁食品喂养而未及时添加富含铁丰富的辅食，年长儿偏食、挑食等均可致铁摄入量不足。

3. 生长发育快

婴儿期生长发育迅速，血容量增加也快，1岁时血液循环中的血红蛋白增加2倍。早产儿生长发育更快，血红蛋白的增加更高，其铁的需要量相对增加。足月儿自生后4个月至3岁每日约需铁1mg/kg，早产儿约需2mg/kg，若不及时添加含铁丰富的辅食，易发生缺铁。

4. 铁丢失过多

正常婴儿每日排铁量相对比成人多。生后2个月的婴儿粪便排出的铁比食物中摄入的铁多。各种原因引起的急、慢性出血均可致铁丢失过多，每失血1mL即损失铁0.5mg。

5. 吸收减少

饮食搭配不合理影响铁的吸收。胃肠炎、慢性腹泻、反复感染等均可减少铁的吸收，增加铁的消耗，影响铁利用。

（二）发病机制

1. 对血液系统的影响

经小肠吸收的食物铁或衰老红细胞破坏释放的铁经转铁蛋白转运至幼红细胞及储铁组织。幼红细胞摄取的铁在线粒体内与原卟啉结合，形成血红素。后者再与珠蛋白结合形成血红蛋白。缺铁时血红素形成不足，血红蛋白合成减少，新生的红细胞内血红蛋白含量不足，细胞质较少；而缺铁对细胞的分裂、增殖影响小，故红细胞数减少的程度不如血红蛋白减少明显，从而形成小细胞低色素性贫血。

人体总铁量的60%~70%存在于血红蛋白和肌红蛋白中，约30%以铁蛋白和含铁血黄素的形式储存于肝、脾和骨髓中，称为储存铁，极少量存于含铁酶及血中。当铁供应不足时，储存铁可供造血所需，故缺铁早期无贫血表现。如铁缺乏进一步加重，使储存铁耗竭时，即有贫血表现。缺铁通常经过三个阶段才发生贫血。①铁减少期（iron depletion，ID）：这个阶段体内储存铁已经减少，但供红细胞合成血红蛋白的铁尚未减少。②红细胞生成缺铁期（iron deficient erythropoiesis，IDE）：此时期体内储存铁进一步耗竭，红细胞生成所需要的铁也不足，但血液循环中血红蛋白的量尚未减少。③缺铁性贫血期（iron deficiency anemia，IDA）：此期出现小细胞低色素贫血。

2. 对其他系统的影响

（1）影响肌红蛋白的合成，并可导致含铁酶（如细胞色素C、单胺氧化酶、核糖核苷酸还原酶、琥珀酸脱氢酶、腺苷脱氨酶等）活性降低。这些酶与生物氧化、组织呼吸、胶原合成、卟啉代谢、淋巴细胞及粒细胞功能、神经介质的合成与分解、躯体及神经组织的发育有关。因此，铁缺乏时可引起细胞功能紊乱而出现一些非血液系统的表现，如神经系统和消化系统的功能改变等。

（2）可引起组织器官的异常，如口炎、胃酸缺乏、指甲改变等。

（3）引起细胞免疫功能降低，易患感染性疾病。

二、护理评估

（一）健康史

了解母亲妊娠期有无贫血；评估患儿是否早产儿、多胎儿；询问患儿喂养方式及饮食习惯，是否及时添加含铁辅食；了解患儿有无慢性腹泻等病史；有无记忆力减退、烦躁或萎靡、异食癖、口炎等表现。

（二）临床表现

任何年龄均可发病，以 6 个月至 2 岁最多。大多起病缓慢，开始时多不为家长所注意，至就诊时多数患儿为中度贫血。

1. 一般表现

皮肤黏膜逐渐苍白，以唇、口腔黏膜及甲床最明显。常有烦躁不安或精神不振，不活泼，厌食，体重不增或增加缓慢。年长儿可诉头晕、眼前发黑、耳鸣等。

2. 骨髓外造血表现

肝、脾轻度增大，年龄愈小、病程愈长、贫血愈重，肝脾大愈明显，但肿大很少超过重度，淋巴结肿大较轻。

3. 非造血系统表现

（1）消化系统：可出现口炎、舌炎、呕吐、腹泻，少数有异食癖（如喜吃泥土、煤渣等）。

（2）神经系统：可出现注意力不集中、易激惹、多动、记忆力减退、智力发育迟滞，智力多较同龄儿低。

（3）心血管系统：在严重贫血时心率加快、心脏扩大，严重者并发心力衰竭。

（4）其他：如皮肤干燥、毛发枯黄易脱落、反甲、免疫功能低下易合并感染等。

（三）心理-社会状况

评估患儿家长对本病病因及防护知识的了解程度，家庭社会经济背景等；评估年长儿因病程长及学习等问题，是否有自卑、焦虑、厌学等心理反应。

（四）辅助检查

1. 血液常规检查

血红蛋白降低比红细胞数减少明显，呈小细胞低色素性贫血。外周血涂片可见红细胞大小不等，以小细胞为多，中央淡染区扩大。网织红细胞数正常或轻度减少，白细胞、血小板一般无改变。

2. 骨髓象

呈增生活跃，以中、晚幼红细胞增生为主。各期红细胞均较小，胞质少，染色偏蓝。粒细胞和巨核细胞系一般无明显异常。

3. 有关铁代谢的检查

血清铁蛋白（SF）$<12\mu g/L$，血清铁（SI）$<10.7\mu mol/L$，总铁结合力（TIBC）$>62.7\mu mol/L$，红细胞

游离原卟啉（FEP）>0.9μmol/L，运转铁饱和度（TS）<15%。

4. 骨髓可染铁

骨髓涂片用普鲁士蓝染色，显微镜检查，缺铁时细胞外铁减少。观察红细胞内铁粒细胞数，如小于15%提示储存铁减少（细胞内铁减少），这是一项反映体内储存铁的敏感而可靠的指标。

【情景任务1解析】

该患儿1岁，生长发育较快；同时母乳喂养，未添加含铁辅食；有贫血的表现（面色苍白、反应慢、注意力不集中、不爱动），初步考虑患有缺铁性贫血。

（五）治疗要点

主要原则是去除病因和补充铁剂。

1. 去除病因

喂养不当者应合理安排饮食，纠正不良的饮食习惯和膳食结构，增加含铁丰富及富含维生素C的食物；治疗原发病，如驱除钩虫、手术治疗消化道畸形、控制慢性失血等。

2. 铁剂治疗

铁剂是治疗缺铁性平行的特效药，包括口服铁剂和注射铁剂两种方式。首选口服铁剂，剂量以元素铁计算，一般为每天4~6mg/kg，分2~3次口服，疗程至血红蛋白达正常水平后2个月左右停药。常用口服制剂有硫酸亚铁（含元素铁20%）、富马酸亚铁（含元素铁33%）、葡萄糖酸亚铁（含元素铁12%）等。口服铁剂不能耐受或因长期腹泻、呕吐、胃肠手术等致吸收不良者可采用注射铁剂如右旋糖酐铁。

3. 输血治疗

一般病例不需输血。严重贫血者可少量多次输注浓缩红细胞，以尽快改善贫血症状。

三、常见护理诊断/问题

（1）营养失调：低于机体需要量。与铁供应不足、吸收不良、丢失过多或消耗增加有关。

（2）活动无耐力。与贫血致组织、器官缺氧有关。

（3）知识缺乏：家长及年长患儿缺乏营养知识和本病的防治知识。

（4）有感染的危险。与机体免疫功能有关。

（5）潜在并发症：心力衰竭。

四、护理目标

（1）住院期间患儿食欲好转。

（2）住院期间患儿倦怠减轻，能主动增加活动量。

（3）住院期间患儿及家长能掌握缺铁性贫血的相关知识。

（4）住院期间患儿不发生感染，或发生感染时能及时发现和救治。

（5）住院期间患儿不发生并发症。

五、护理措施

1. 生活护理

（1）协助纠正不良的饮食习惯。

（2）指导合理搭配患儿的饮食：含铁丰富且易吸收的食物如动物血、肉类、鱼类、肝脏及豆制品；维生素C、氨基酸、果糖、肉类可促进铁的吸收，可与铁剂或含铁食物同时进食；茶、咖啡、牛奶、蛋类、麦麸、植物纤维可抑制铁的吸收，应避免与含铁食物同食；鲜牛奶必须加热处理后才能喂养婴儿，以减少因过敏而致肠出血。

（3）婴儿提倡母乳喂养，按时添加含铁丰富的辅食或补充铁强化食品如铁强化奶、铁强化食盐。人乳含铁虽少，但吸收率高达 50%，而牛奶中铁的吸收率仅为 10%～25%。婴儿 6 个月后逐渐减少奶类的每日摄入量，以便增加含铁丰富的固体食物。对早产儿和低体重儿自 2 个月左右给予铁剂预防。

2. 对症护理

（1）预防感染：保持个人卫生，患儿应经常洗手，注意保暖，避免与已感染患儿接触；做好口腔卫生，预防和治疗口炎和舌炎。

（2）预防心力衰竭：重度贫血患儿需注意休息，减轻心脏负荷，必要时吸氧。保持病室安静，尽量减少不必要的刺激。控制输液速度，输液和输血患儿以 6～8 滴/min 为宜，必要时记录 24h 出入液量。密切观察生命体征和贫血的改善情况。

3. 观察病情变化

（1）密切观察临床症状的变化，一般用药后 12～24h 症状减轻或消失。

（2）定期检查血常规，用药后网织红细胞 2～3 天升高，5～7 天达高峰，2～3 周降至正常；血红蛋白 1～2 周逐渐上升，3～4 周达正常，一般在血红蛋白达到正常水平后继续服用 2 个月左右再停药。若治疗 3～4 周仍无效果，应积极查找原因。

4. 用药护理

（1）指导正确用药，服用铁剂的正确剂量和疗程，注意药物应放在患儿不能触及之处且不能存放过多，以免误服过量中毒。

（2）口服铁剂对胃肠道有刺激，可致恶心、呕吐、腹泻或便秘、厌食、胃部不适及疼痛。宜从小剂量开始逐渐加至足量，副作用明显者可饭后服用，或者两餐之间服药，以减少胃肠道刺激，利于吸收。液体铁剂可使牙齿染黑，应用吸管或滴管送服。

（3）铁剂可与维生素 C、果汁等同服，以利于吸收；忌与抑制铁吸收的食物同服。服用铁剂后，大便变黑或呈柏油样，停药后恢复，应向家长说明原因，消除紧张心理。

（4）注射铁剂时应分次深部肌内注射，每次更换注射部位，可采用“Z”字形注射，注射前更换新针头或注射器内留微量（约 0.1mL）气体，以防药液漏入皮下组织致局部坏死。

5. 心理护理

对注意力不集中、学习成绩下降的患儿，应加强教育和训练，不要歧视和责骂，以减轻患儿的自卑心理；对异食癖患儿不要采取粗暴的干预手段。

6. 健康教育

贫血纠正后，仍要坚持合理安排小儿膳食，培养良好饮食习惯，这是防止复发及保证正常生长发育的关键。

（1）指导合理喂养，增加食物铁摄入：提倡母乳喂养，及时添加含铁丰富且铁吸收率高的辅食如肝脏、瘦肉、鱼等，注意合理搭配膳食。婴儿如以牛奶喂养，必须经加热处理，以减少因过敏引起的肠道失血。婴幼儿食品中可加入适量的铁剂进行强化。

（2）注意休息，适量活动：本病起病缓慢、病程长。贫血程度较轻者，对一般日常活动均可耐受，但应避免剧烈活动，生活要有规律，做适合自身的运动，活动间隔使患儿充分休息。贫血严重者，应根据其活动耐受下降情况制定活动强度、活动持续时间及休息方式，以不感到疲乏为度。

（3）其他：指导家长正确应用铁剂，观察疗效与副作用。

【情景任务 2 解析】

该患儿的护理措施如下。

（1）指导患儿合理搭配饮食，增加含铁食物的摄入。

（2）指导患儿正确服用铁剂，注意服药的时间、剂量，观察药物的疗效和不良反应。

（3）注意休息，避免剧烈活动。

（4）密切观察临床症状的变化，定期复查血常规的变化。

（5）给予患儿及家长心理护理，消除紧张情绪，争取积极配合。

六、护理评价

（1）患儿食欲是否好转。

（2）患儿倦怠、乏力是否减轻，能主动增加活动量。

（3）患儿是否发生感染。

（4）患儿是否发生并发症。

（5）年长患儿和家长是否能掌握缺铁性贫血的相关知识。

子任务小结

1. 缺铁性贫血：是由于体内贮存铁缺乏导致血红蛋白合成减少而引起的一种小细胞低色素性贫血。铁摄入不足是导致婴儿缺铁的主要原因。

2. 临床表现：皮肤黏膜苍白，以口唇、甲床最为明显；还可出现骨髓外造血、消化系统、神经系统、心血管系统等表现。

3. 治疗和护理要点：治疗原则去除病因和补充铁剂，最根本的是去除病因，补充铁剂是有效措施；护理的关键是铁剂的护理。

思考题

单项选择题

1. 营养性缺铁性贫血的好发年龄是（　　）。

A. 2~3 个月　　B. 小于 6 个月　　C. 6 个月 ~2 岁　　D. 2~3 岁

E. 3~4 岁

2. 营养性缺铁性贫血的主要特点是（　　）。

A. 小细胞低色素性贫血　　B. 皮肤黏膜苍白，肝、脾、淋巴结肿大

C. 骨髓涂片铁幼粒细胞减少　　D. 发生于婴幼儿

E. 发病缓慢，病程较长

3. 营养性缺铁性贫血患儿治疗的关键是（　　）。

A. 去除病因与补充铁剂　　B. 输血与添加辅食

C. 去除病因与输血　　D. 添加辅食

E. 输血与补充铁剂

4. 患儿，女，7 个月。确诊为营养性缺铁性贫血，需要服用铁剂。护士指导家长口服铁剂的最佳方法是（　　）。

A. 加大剂量　　B. 餐前服药　　C. 与牛乳同服　　D. 与维生素 C 同服

E. 使用三价铁

5. 患儿，男，10个月。采用牛乳喂养，未添加辅食，因皮肤黏膜苍白就诊。诊断为缺铁性贫血，护士对家长健康指导最重要的是（　　）。

A. 防止外伤　　B. 预防患儿感染　　C. 预防心力衰竭　　D. 限制患儿活动

E. 为患儿补充含铁辅食

6. 患儿，女，胎龄34周早产儿。家长来儿保门诊咨询应于何时开始给予铁剂以预防缺铁性贫血，护士回答正确的是（　　）。

A. 生后2周　　B. 生后1个月　　C. 生后2个月　　D. 生后3个月

E. 生后4个月

参考答案

1. C　2. A　3. A　4. D　5. E　6. C

子任务四　营养性巨幼红细胞贫血患儿的护理

【案例】

患儿，女，生后母乳喂养，现在11个月，未添加任何辅食，近2个月发现她面色渐渐发黄、食欲不振、表情呆滞、嗜睡、少哭不笑，智力及动作发育出现倒退现象，手足不自主震颤。检查发现：Hb 65g/L，RBC 3.0×10^{12}/L，红细胞大小不均，以大细胞为主，中央淡染区不明显，血清维生素 B_{12}、叶酸均降低。临床诊断为营养性巨幼红细胞贫血。

情景任务：

1. 请说出本病血象特点。

2. 为促进叶酸吸收可同服何种药物？

营养性巨幼红细胞贫血（nutritional megaloblastic anemia，NMA）是由于缺乏维生素 B_{12} 和（或）叶酸所引起的一种大细胞性贫血，主要特点为贫血，红细胞数较血红蛋白减少更明显，红细胞胞体变大，骨髓中出现巨幼红细胞。

一、病因与发病机制

（一）病因

本病的根本原因是维生素 B_{12} 和叶酸缺乏。

1. 摄入量不足

胎儿可从母体获得维生素 B_{12} 和叶酸，并储存于肝内。如孕母缺乏维生素 B_{12}，出生后单纯母乳喂养或奶粉、羊乳喂养而未及时添加辅食的婴儿，易致维生素 B_{12} 和（或）叶酸缺乏。年长儿偏食、素食者易致缺乏。

2. 吸收代谢障碍

严重营养不良、慢性腹泻或吸收不良综合征使维生素 B_{12}、叶酸吸收减少。

3. 需要量增加

生长发育迅速，使需要量增加。严重感染使维生素 B_{12} 消耗增加，其需要量也相应增加。

4. 药物影响

长期或大量应用某些药物如广谱抗生素、抗叶酸制剂（甲氨蝶呤）及某些抗癫痫药（苯妥英钠、扑米酮、苯巴比妥）等可致叶酸缺乏。

（二）发病机制

吸收进体内的叶酸在叶酸还原酶作用下生成四氢叶酸，四氢叶酸和维生素 B_{12} 与一碳单位代谢有关，一碳单位代谢直接影响 DNA 合成。维生素 B_{12} 和叶酸缺乏时，DNA 合成障碍，造血细胞内 DNA 减少，使红细胞的分裂延迟，胞质成熟而核发育落后，红细胞胞体变大，骨髓中巨幼红细胞增生而出现巨幼红细胞。由于红细胞生成速度变慢，生成的巨幼红细胞在骨髓内易被破坏，在外周血中寿命也短，因而出现巨幼红细胞贫血。粒细胞核也因 DNA 不足而致成熟障碍、胞体增大，出现巨大幼稚粒细胞和中性粒细胞分叶过多的现象。骨髓中巨核细胞的核发育障碍而出现巨大血小板。

维生素 B_{12} 还与神经髓鞘中脂蛋白的形成有关，能保持有髓鞘神经纤维的完整功能。缺乏时可致周围神经变性、脊髓亚急性联合变性和大脑损害，出现神经精神症状。

二、护理评估

（一）健康史

评估患儿喂养史及是否及时添加辅食，患儿的饮食习惯；评估患儿的生长发育状况；了解患儿既往疾病史、用药史等。

（二）临床表现

起病缓慢，以 6 个月至 2 岁最多。

1. 一般表现

患儿多呈虚胖或颜面轻度水肿，毛发纤细稀疏、发黄，严重者皮肤有出血点或瘀斑。

2. 贫血表现

皮肤常呈现蜡黄色，睑结膜、口唇、指甲等处苍白，偶有轻度黄疸，疲乏无力，常伴有肝脾大。

3. 神经精神症状

患儿可出现烦躁不安、易怒等症状。维生素 B_{12} 缺乏者表现为表情呆滞、目光发呆、对周围反应迟钝、嗜睡、不认亲人、少哭不笑，智力、动作发育落后甚至退步。重症病例可出现不规则性震颤，手足无意识运动，甚至抽搐、感觉异常、共济失调、踝阵挛和巴宾斯基征阳性等。叶酸缺乏不发生神经系统症状，但可导致神经精神异常。

4. 消化系统症状

常出现较早，如厌食、恶心、呕吐、腹泻和舌炎等。

（三）心理–社会状况

评估患儿家长对本病病因及防护知识的了解程度，家庭社会经济背景等。

（四）辅助检查

1. 血液常规检查

呈大细胞性贫血，MCV>94 fl，MCH>32 pg。血涂片可见红细胞大小不等，以大细胞为多，易见嗜多色性红细胞和嗜碱性点彩红细胞，可见巨幼变的有核红细胞，中性粒细胞呈分叶过多现象。网织红细胞、白细胞、血小板计数常减少。

2. 骨髓象

增生明显活跃，以红细胞系增生为主，粒、红细胞系均出现巨幼变，表现为胞体变大，核染色质粗而松，副染色质明显。中性粒细胞的胞浆空泡形成，核分叶过多。巨核细胞的核有过度分叶现象，巨大血小板。

3. 血清维生素 B_{12} 和叶酸

血清维生素 B_{12}<100ng/L（正常值为 200~800ng/L）；血清叶酸<3μg/L（正常值为 5~6μg/L）。

【情景任务 1 解析】

本病血象特点是：呈大细胞性贫血，MCV>94 fl，MCH>32 pg。

（五）治疗要点

去除病因，加强营养，防治感染，补充维生素 B_{12} 和叶酸，坚持足疗程用药。

1. 去除病因

对引起维生素 B_{12} 和叶酸缺乏的原因应予以去除。

2. 补充维生素 B_{12} 和叶酸

有神经精神症状者，应以维生素 B_{12} 治疗为主，维生素 B_{12} 每次 500~1000μg 肌内注射，每周 2~3 次，连用数周，直至临床症状好转、血象恢复正常为止。叶酸口服剂量为每次 5mg，每日 3 次，连续数周至临床症状好转、血象恢复正常为止。

3. 一般治疗

注意营养，及时添加辅食；加强护理，防止感染。

三、常见护理诊断/问题

（1）营养失调：低于机体需要量。与铁供应不足、吸收不良、丢失过多或消耗增加有关。

（2）活动无耐力。与贫血致组织、器官缺氧有关。

（3）生长发育迟缓。与营养不良、贫血及维生素 B_{12} 缺乏影响生长发育有关。

（4）知识缺乏：家长及年长患儿缺乏营养知识和本病的防治知识。

四、护理目标

（1）住院期间患儿食欲好转。

（2）住院期间患儿倦怠减轻，能主动增加活动量。

（3）住院期间患儿生长发育达到正常水平。

（4）年长患儿及家长能掌握巨幼红细胞贫血的相关知识。

五、护理措施

1. 生活护理

（1）合理安排饮食：及时添加富含维生素 B_{12} 的食物，如肝、肾、肉类、蛋类、海产品等。给予富含叶酸的食物，如绿色新鲜蔬菜、水果、酵母、谷类和动物肝、肾等。合理搭配患儿食物，对年幼儿要耐心喂养，少量多餐，改变烹调方法，注意食物的色、香、味、形的调配，以唤起患儿食欲。年长儿预防偏食、挑食，养成良好的饮食习惯，对震颤严重不能吞咽者可鼻饲流食。

（2）合理安排休息与活动：根据患儿的病情与耐受情况，合理安排休息与活动，一般不需严格卧床，严重贫血者适当限制活动。有烦躁、震颤、抽搐者限制活动，必要时遵医嘱使用镇静剂。

2. 对症护理

预防受伤：由于维生素 B_{12} 缺乏的患儿可出现全身震颤、抽搐、感觉异常、共济失调等，容易发生外伤，需要密切观察，适当限制活动。震颤严重者应按医嘱给予镇静剂、维生素 B_6，上下门齿之间可垫缠有纱布的压舌板，以防咬破口唇、舌尖。

3. 观察病情变化

密切观察临床症状的变化，监测患儿的体格、智力、运动发育情况，耐心教养，逐渐训练坐、立、行等运动功能，促进运动和智力发育。

4. 用药护理

一般用药 2~4 天后患儿症状逐渐好转，食欲增加，网织红细胞上升，2~6 周红细胞和血红蛋白恢复正常，然而神经精神症状恢复较慢。单纯维生素 B_{12} 缺乏时，不宜加用叶酸治疗，以免加重神经精神症状。维生素 C 有助于叶酸的吸收，建议同时服用。恢复期需加用铁剂，防止红细胞增加过快时出现缺铁症状。同时治疗初期，由于大量新生红细胞，细胞外钾离子转移至细胞内，可引起低钾血症，甚至发生低血钾性婴儿猝死，应预防性补钾。

5. 心理护理

对运动、智力发育障碍的患儿，应加强教养和训练，不要歧视和责骂。

6. 健康教育

（1）向家长介绍维生素 B_{12} 和（或）叶酸缺乏不仅可造成贫血，还会引起小儿神经精神症状，解释及时的药物治疗和正确的喂养可以改善症状。

（2）指导家长护理患儿，预防感染。

（3）按期进行预防接种，适当户外活动。

（4）指导生长发育监测和评估，告诫家长要有足够的爱心和耐心，加强教养和训练，针对患儿动作、智力发育落后和倒退现象，多给患儿触摸、拥抱、亲吻等爱抚，指导其做被动体操，逐渐训练坐、立、行等运动功能，以促进动作和智力发育。

（5）向家长宣传本病的预防，说明从妊娠期就应该开始补充维生素 B_{12} 和叶酸，以增加胎儿体内的储存量。告知家长母乳与动物乳中叶酸、维生素 B_{12} 含量均很少。应该及时添加富含维生素 B_{12} 和叶酸的辅食。强调饮食多样化，养成不挑食、不偏食的生活习惯。

（6）合理使用药物，积极治疗相关疾病。

【情景任务 2 解析】

为促进叶酸吸收，可同服维生素 C。

六、护理评价

（1）患儿食欲是否好转。

（2）患儿倦怠、乏力是否减轻，能主动增加活动量。

（3）患儿生长发育是否达到正常水平。

（4）年长患儿和家长是否能掌握营养性巨幼红细胞贫血的相关知识。

子任务小结

1. 营养性巨幼红细胞贫血：是由于缺乏维生素 B_{12} 和（或）叶酸所引起的一种大细胞性贫血，主要特点为贫血，红细胞数较血红蛋白减少更明显，红细胞胞体变大，骨髓中出现巨幼红细胞。

2. 临床表现：皮肤黏膜苍黄或蜡黄苍白，患儿烦躁、易怒、妄想。维生素 B_{12} 缺乏者表情呆滞、目光发直、少哭不笑、反应迟钝、嗜睡。

3. 治疗：治疗的关键是补充维生素 B_{12} 和叶酸。

思考题

单项选择题

1. 营养性巨幼红细胞贫血多见于（　　）。

A. 新生儿　　B. 6 个月以下婴儿

C. 2 岁以下婴幼儿　　D. 2 岁至 6 岁的儿童

E. 6 岁以上的儿童

2. 营养性巨幼红细胞贫血特异的临床表现是（　　）。

A. 皮肤、面色苍黄　　B. 肝脾大

C. 心脏扩大　　D. 神经、精神症状

E. 注意力不集中

3. 按形态学分类，营养性巨幼红细胞贫血属于（　　）。

A. 单纯性小细胞性贫血　　B. 小细胞低色素性贫血

C. 正细胞性贫血　　D. 大细胞性贫血

E. 溶血性贫血

4. 患儿，男，1 岁，因皮肤、面色苍黄 1 个月入院，诊断为营养性巨幼红细胞贫血。下列治疗措施正确的是（　　）。

A. 口服铁剂　　B. 肌内注射铁剂

C. 口服维生素 C　　D. 肌内注射维生素 B_{12}

E. 肌内注射叶酸

5. 营养性巨幼红细胞贫血患儿单纯缺乏维生素 B_{12} 不宜加用叶酸治疗，其原因是（　　）。

A. 延缓维生素 B_{12} 的吸收　　B. 以免加重毒副反应

C. 无治疗作用　　D. 以免加重神经、精神症状

E. 可造成水肿

参考答案

1. C　2. D　3. D　4. D　5. D

任务十一　化脓性脑膜炎患儿的护理

学习目标

1. 知识目标：掌握化脓性脑膜炎的临床表现、治疗要点、常见护理诊断/问题和护理措施；熟悉化脓性脑膜炎的病因；了解化脓性脑膜炎的发病机制。

2. 能力目标：能运用护理程序为化脓性脑膜炎患儿实施整体护理。

3. 素质目标：对化脓性脑膜炎患儿具有爱心、耐心，能与患儿家长进行有效沟通，帮助家长了解化脓性脑膜炎及护理。

【案例】

患儿，女，8个月，以高热4天、阵发性双目凝视1天入院。入院前4天患儿因受凉后出现发热，体温波动在39.5~40.6℃，口服退热药后可降至38℃左右，不久又回升。入院前一天，患儿出现阵发性双目凝视，每次发作仅数秒钟。病初患儿有轻微咳嗽伴流涕。病后奶量减少，精神萎靡，易激怒。查体：体温38.9℃，脉搏115次/min，呼吸38次/min，患儿精神差，前囟隆起有张力。脑脊液检查：外观混浊似米汤样，压力增高，白细胞总数$2000\times10^6/L$，以中性粒细胞为主，糖、氯化物明显降低，蛋白质含量增多。

情景任务：

1. 该患儿首先考虑的情况是什么？
2. 潜在并发症是什么？
3. 如何对该患儿进行护理？

化脓性脑膜炎（purulent meningitis，PM）是儿科常见的感染性疾病，简称化脑，是由各种化脓性细菌感染引起的脑膜炎症。主要的临床特点是急性发热、惊厥、意识障碍、颅内压增高、脑膜刺激征阳性和脑脊液的脓性改变，严重影响患儿的智力发育及视听功能。它是小儿时期常见的中枢神经系统感染性疾病，多见于婴幼儿。

一、病因和发病机制

多种化脓性细菌均可引起本病，2/3以上的患者由脑膜炎双球菌、肺炎链球菌和流感嗜血杆菌引起。不同年龄期化脓性脑膜炎的常见致病菌有差异。新生儿和2个月以下的婴儿及免疫缺陷者，致病菌多为肠道革兰阴性杆菌和金黄色葡萄球菌，前者中最常见的是大肠埃希菌；3个月至3岁小儿致病菌多为流感嗜血杆菌。

血行感染是最常见的入侵途径，致病菌多由上呼吸道入侵，也可以由新生儿的皮肤黏膜、脐部或胃肠道黏膜入侵，经血流到脑膜微血管，再通过血-脑屏障到达脑膜。中耳炎、鼻窦炎、乳突炎等邻近组织器官的感染也可扩散至脑膜而引起感染。此外，与颅腔直接相通的病灶如脑脓肿、开放性颅外伤等也可导致脑膜感染。

病菌在颅内繁殖，引起脑膜和脊髓膜的炎症反应，导致脑水肿、颅内压升高，严重时引起脑疝。

二、护理评估

（一）健康史

了解患儿是否有中耳炎或其他呼吸道感染史，使用免疫抑制剂或其他免疫缺陷状态。新生儿分娩异常，如羊膜早破、产程延长、手术助产或妊娠后期母体感染等。

（二）临床表现

多呈急性或暴发式起病。

1. 典型症状

（1）感染中毒症状和急性脑功能障碍症状：发热，进行性意识改变，出现烦躁或精神萎靡、嗜睡，甚至昏迷，可有惊厥反复发作。

（2）颅内压增高症状：年长儿表现为剧烈头痛、喷射性呕吐等，婴儿可表现为前囟饱满和张力增大、头围增大等。严重时合并脑疝，有双侧瞳孔不等大、对光反射减弱或消失、呼吸不规则等表现。

(3) 脑膜刺激征：颈项强直、凯尔尼格征、布鲁津斯基征可出现阳性，以颈项强直最常见。

2. 非典型症状

多见于3个月以下的患儿，表现多不典型。发热可有可无，甚至体温不升；由于颅缝及囟门的缓冲作用颅内压增高症状不明显，可仅有呕吐、尖叫或颅缝分离；惊厥可不典型，仅见面部、肢体痉挛，或表现为眨眼、呼吸不规则等各种不典型发作。

3. 并发症

可并发硬脑膜下积液、脑室管膜炎、抗利尿激素异常分泌综合征、脑积水等。幸存者可遗留各种神经功能障碍，如听力减退或丧失、智力低下、视力障碍、脑性瘫痪、癫痫等。若化脓性脑膜炎患者在有效治疗48~72h后脑脊液有好转，一般症状出现好转后出现病情反复，又出现颅内压增高、惊厥或意识障碍等症状应考虑该并发症。硬脑膜下积液可通过头颅透光检查及CT扫描可协助诊断，但需经过硬膜下穿刺方能确诊，同时也是治疗的手段。

(三) 心理-社会状况

了解家长对本病严重性及预后的认识，如果患儿残疾，家长可能会出现悲伤、失望、焦虑等反应。

(四) 辅助检查

1. 脑脊液检查

脑脊液检查是确诊本病的重要依据。脑脊液检查的典型改变是外观混浊似米汤样，压力增高，白细胞总数明显增多，达1000×10^6/L以上，分类以中性粒细胞为主，蛋白质含量明显升高，糖、氯化物含量明显下降。

2. 头颅影像学检查

行头颅CT或MRI检查，了解病变部位及有无并发症的出现。

3. 血液检查

血常规检查可见外周血白细胞计数明显增高，以中性粒细胞增高为主。血培养可以帮助确定致病菌，以利于用药和疗程选择。

(五) 治疗要点

1. 抗生素治疗

早期、足量、足疗程静脉给药，选择对病原菌敏感且易透过血-脑屏障的抗生素。病原菌不明时，目前主张选用第三代头孢菌素治疗，如头孢曲松钠、头孢噻肟钠等。病原菌明确后，其疗程应根据不同的病原菌而定：脑膜炎奈瑟菌用药7天；肺炎链球菌、流感嗜血杆菌静脉点滴给药10~14天；金黄色葡萄球菌和革兰阴性菌应用药21天以上。有并发症的患儿应适当延长给药时间。

2. 对症、支持治疗

严密观察生命体征、意识和瞳孔等变化，保证能量的摄入，维持水、电解质及酸碱平衡。及时处理高热、颅内高压及惊厥等情况。

3. 并发症治疗

(1) 硬膜下积液：积液量大引起颅内压增高时，多行硬膜下穿刺抽液，每次每侧放液不超过15mL；积液量少时无需处理。

(2) 脑室管膜炎：行侧脑室穿刺引流以缓解症状，同时选择敏感抗生素注入脑室内。

(3) 脑积水：可行正中孔粘连松解、导水管扩张和脑脊液分流等手术治疗。

三、常见护理诊断/问题

（1）体温过高。与颅内细菌感染有关。

（2）潜在并发症：颅内压增高、硬膜下积液、脑疝等。

（3）有受伤的危险。与惊厥发作有关。

（4）营养失调：低于机体需要量。与机体摄入不足、消耗过多有关。

（5）焦虑（家长）。与家长对预后不良的担心有关。

【情景任务 1、2 解析】

1. 该患儿首先考虑的情况是化脓性脑膜炎，诊断依据如下。

（1）患儿受凉后发热，颅内压增高的症状。

（2）脑脊液检查，白细胞增多，蛋白质增多，糖、氯化物降低。

2. 该患儿存在的潜在并发症为硬膜下积液。

四、护理目标

（1）住院期间患儿体温恢复正常。

（2）住院期间患儿未发生并发症。

（3）住院期间患儿未发生意外伤害，如跌倒、坠床等。

（4）住院期间患儿能得到充分的营养和水分。

（5）住院期间家长紧张、焦虑心情缓解，能配合治疗。

五、护理措施

1. 生活护理

保证病室清洁、安静、空气新鲜。维持病室温度在 18～20℃，湿度在 50%～60%。患儿卧床休息，减少刺激；保证营养供应。给予高能量、高蛋白质、富含维生素的清淡、易消化的流质或半流质膳食，少量多餐；频繁呕吐或意识障碍不能进食者，可行鼻饲或静脉营养，维持体内水、电解质和酸碱平衡。

2. 对症护理

（1）高热患儿：需卧床休息，每 4h 测 1 次体温，密切观察热型，当超过 38.5℃时给予物理降温或遵医嘱药物降温，观察并记录降温效果。鼓励患儿多饮水，出汗后及时更换衣服及被褥。

（2）颅内压增高患儿：应避免不必要的刺激和搬动，抬高床头 15°～30°，预防脑疝发生。

（3）躁动不安或惊厥患儿：应做好安全护理，拉起病床围栏，备好压舌板，防止坠床或舌咬伤发生。

（4）呕吐频繁患儿头偏向一侧，及时清除呕吐物，防止窒息的发生，并注意保持口腔内清洁。

（5）昏迷患儿应观察皮肤受压情况及皮肤黏膜的完整程度，及时清理大小便，保持臀部干燥，预防压疮。

3. 观察病情变化

密切监测生命体征，观察患儿意识状态、面色、瞳孔、囟门等变化。若患儿出现意识障碍、频繁呕吐、囟门隆起或紧张度增高、躁动不安、四肢肌张力升高等提示颅内压增高。如果患儿出现呼吸不规则，瞳孔不等大或忽大忽小，对光反应迟钝或消失，血压升高，应警惕脑疝及呼吸衰竭的发生。若治疗过程中患儿高热不退或退后复升，或病情好转后反复，应首先考虑并发硬脑膜下积液的可能。

4. 用药护理

遵医嘱给予抗生素控制细菌感染，必要时静脉补液；给予甘露醇、肾上腺皮质激素等药物，注意观察药物使用的效果。

5. 心理护理

关心爱护患儿，根据患儿和家长接受程度，与其进行沟通交流取得信赖，建立对疾病康复的信心，减轻家长焦虑和紧张心理，使其能主动配合治疗和护理。

6. 健康教育

（1）加强卫生和保健知识宣教，预防呼吸道、消化道等感染性疾病的发生，按时接种预防接种。

（2）向家长或年长儿宣教本病的相关知识和护理方法。为恢复期患儿制定相应的功能训练计划，减少后遗症发生。

（3）对留有神经系统后遗症的患儿，指导家长应尽早进行功能训练，促进运动、语言等功能尽可能恢复，提高患儿的生活质量。

【情景任务3解析】

该患儿的护理措施如下。

（1）生活护理：保持病室清洁、安静、空气新鲜。维持病室温度在18~20℃，湿度在50%~60%。患儿卧床休息，减少刺激；保证营养供应。

（2）对症护理：卧床休息，给予患儿物理降温或遵医嘱药物降温，观察并记录降温效果。告知家长，患儿出汗后及时更换衣服及被褥。避免不必要的刺激和搬动。躁动不安或惊厥时应做好安全护理，拉起病床围栏，备好压舌板，防止坠床或舌咬伤发生。

（3）观察病情变化：密切监测生命体征，观察患儿意识状态、面色、瞳孔、囟门等变化。

（4）用药护理：遵医嘱给予抗生素控制细菌感染，必要时静脉补液；给予甘露醇、肾上腺皮质激素等药物，注意观察药物使用的效果。

（5）心理护理：关心爱护患儿，根据患儿和家长接受程度，与其进行沟通交流取得信赖，建立对疾病康复的信心，减轻家长焦虑和紧张心理，使其能主动配合治疗和护理。

六、护理评价

（1）患儿体温是否恢复正常。

（2）患儿是否未发生并发症。

（3）患儿是否发生意外伤害，如跌倒、坠床等。

（4）患儿是否能得到充分的营养和水分。

（5）家长紧张、焦虑情绪是否缓解。

任务小结

1. 化脓性脑膜炎的病因：感染是化脓性脑膜炎的主要病因，病菌通常通过鼻咽部侵入颅内，导致感染。

2. 常见的临床表现：发热、头痛、呕吐、颈项强直等，严重时可出现意识障碍、惊厥等症状。

3. 治疗和护理要点：尽量少搬动；保持患儿安静，头部适当抬高，保持呼吸道通畅，遵医嘱给予降温、镇静、止惊、降低颅内压等对症支持治疗。

思考题

单项选择题

1. 男婴，8 个月，高热 1 天，伴呕吐、烦躁、抽搐。查体：面色晦暗，前囟饱满，双目凝视，颈抵抗，巴宾斯基征（+），为明确诊断。首选的检查是（　　）。

A. 头颅 B 超　　B. 脑电图　　C. 头颅 CT　　D. 血生化

E. 脑脊液

2. 某化脓性脑膜炎患儿出现烦躁不安，频繁呕吐，四肢肌张力明显增高，双侧瞳孔大小不等、对光反射迟钝，应高度警惕患儿出现（　　）。

A. 惊厥　　B. 脱水　　C. 脑疝　　D. 呼吸衰竭

E. 代谢性酸中毒

3. 预防化脓性脑膜炎的健康教育，应强调（　　）。

A. 限制饮水量　　B. 预防细菌引起的上呼吸道感染

C. 预防性使用抗生素　　D. 监测基础体温

E. 限制患者户外活动

4. 患儿，女，3 岁，因化脓性脑膜炎入住 ICU。患儿母亲不吃不喝，在门口来回走动。见到医生或护士就紧紧拉住问个不停。此时，患儿母亲的心理状态是（　　）。

A. 抑郁　　B. 绝望　　C. 狂躁　　D. 恐惧

E. 焦虑

5. 患儿，男，11 个月，出现喷射性呕吐，前囟饱满，诊断为化脓性脑膜炎，其不恰当的护理措施为（　　）。

A. 严密观察患儿生命体征及瞳孔的变化　　B. 保持室内安静，避免一切刺激

C. 给予甘露醇　　D. 将患儿头肩抬高 15°~30°侧卧位

E. 增加补液量

6. 患儿，男，5 岁，诊断为化脓性脑膜炎伴营养不良，下列护理措施中哪项不正确（　　）。

A. 不能进食者按医嘱用鼻饲

B. 严格控制输液量

C. 给予高蛋白、高维生素、低糖、易消化饮食

D. 根据患儿体重及营养状态评估患儿营养的需要量

E. 对不能鼻饲或者有体液不足的患儿应按医嘱给予静脉补液或静脉高营养

参考答案

1. E　2. C　3. B　4. E　5. E　6. C

任务十二　结核性脑膜炎患儿的护理

学习目标

1. 知识目标：掌握结核性脑膜炎的临床表现、治疗要点、常见护理诊断/问题和护理措施；熟悉结核性脑膜炎的病因；了解结核性脑膜炎的发病机制。

2. 能力目标：能运用护理程序为结核性脑膜炎患儿实施整体护理。

3. 素质目标：对结核性脑膜炎患儿具有爱心、耐心，能与患儿家长进行有效沟通，帮助家长了解结核性脑膜炎及护理。

【案例】

患儿，女，11岁，因咳嗽、发热40天，头痛、呕吐15天，右侧偏瘫，左侧肢体抽搐2天入院。查体：体温38.5℃，脉搏90次/min，呼吸23次/min，BP 110/70mmHg，体重34kg。双肺呼吸音粗。全身可见散在烧灼痕迹，皮肤有溃烂，右眼裂较左侧小，双侧鼻唇沟不对称，左侧鼻唇沟较右侧浅，口角稍向右歪斜，伸舌偏右。四肢肌张力偏高，右侧肌力3级，左侧肌力5级，双侧膝反射未引出，双侧巴宾斯基征阳性，双侧布鲁津斯基征、凯尔尼格征阴性。脑脊液常规检查见无色清晰透明、无凝块及薄膜，潘氏试验（+），细胞总数48×10^6/L，白细胞8×10^6/L，PPD皮试15mm×15mm。MRI示基底池渗出，可发现脑结核瘤或脑积水、脑梗死等继发病变。

情景任务：

1. 该患儿首先考虑的诊断是什么？
2. 潜在并发症是什么？
3. 如何对该患儿进行护理？

结核性脑膜炎（tuberculous meningitis，TBM）简称结脑，是小儿结核病中最严重的类型。它常在结核原发感染后1年以内发生，尤其在初染结核3~6个月最易发生。本病多见于3岁以内婴幼儿，约占60%。自普及卡介苗接种和有效抗结核药物应用以来，本病的发病率较过去明显降低，预后有很大改进，但若诊断不及时和治疗不当，病死率及后遗症的发生率仍较高。

一、病因和发病机制

结脑常为全身性粟粒性结核病的一部分，通过血行播散。婴幼儿中枢神经系统发育不成熟、血脑屏障功能不完善、免疫功能低下与本病的发生密切相关。结脑亦可由脑实质或脑膜的结核病灶破溃，结核菌进入蛛网膜下腔及脑脊液中所致。偶见脊椎、颅骨或中耳与乳突的结核灶直接蔓延侵犯脑膜。

二、护理评估

（一）健康史

了解患儿是否有结核接触史，大多数结脑患儿有结核接触史，特别是家庭内开放性肺结核患者接触史；了解卡介苗的接种史，一般情况下，大多数患儿未接种过卡介苗；了解患儿既往结核病史，尤其是1年内发现结核病又未经治疗者；近期急性传染病史，如麻疹、百日咳等，常为结核病恶化的诱因。

（二）临床表现

凡有上述病史的患儿出现性格改变、头痛、不明原因的呕吐、嗜睡或烦躁不安相交替及顽固性便秘时，即应考虑本病的可能。

1. 典型临床表现

典型结脑起病多较缓慢。根据临床表现，病程大致可分为3期。

（1）早期（前驱期）：1~2周，主要症状为小儿性格改变，如少言、懒动、易倦、烦躁、易怒等。可有发热、纳差、盗汗、消瘦、呕吐、便秘（婴儿可为腹泻）等。年长儿可自述头痛，多轻微或非持续性，婴儿则表现为蹙眉皱额，或凝视、嗜睡，或发育迟滞等。

（2）中期（脑膜刺激期）：1~2 周，因颅内压增高致剧烈头痛、喷射性呕吐、嗜睡或烦躁不安、惊厥等。出现明显脑膜刺激征，颈项强直，克尼格征、布鲁津斯基征阳性。幼婴则表现为前囟膨隆、颅缝裂开。此期可出现脑神经障碍，最常见者为面神经瘫痪，其次为动眼神经和展神经瘫痪。部分患儿出现脑炎体征，如定向障碍、运动障碍或语言障碍。眼底检查可见视乳头水肿、视神经炎或脉络膜粟粒状结核结节。

（3）晚期（昏迷期）：1~3 周，以上症状逐渐加重，由意识朦胧，半昏迷继而昏迷。阵挛性或强直性惊厥频繁发作。患儿极度消瘦，呈舟状腹。常出现水、电解质代谢紊乱。最终因颅内压急剧增高导致脑疝致使呼吸及心血管运动中枢麻痹而死亡。

2. 不典型表现

（1）婴幼儿起病急，进展较快，有时仅以惊厥为主诉。

（2）早期出现脑实质损害者，可表现为舞蹈症或精神障碍。

（3）早期出现脑血管损害者，可表现为肢体瘫痪。

（4）合并脑结核瘤者可似颅内肿瘤表现。

（5）当颅外结核病变极端严重时，可将脑膜炎表现掩盖而不易识别。

（6）在抗结核治疗过程中发生脑膜炎时，常表现为顿挫型。

3. 临床分型

根据小儿结核性脑膜炎的病理变化、病情轻重及临床表现，可分为以下 4 型

（1）浆液型：其特点为浆液渗出物仅局限于脑底，脑膜刺激征及脑神经障碍不明显，脑脊液变化轻微。常在粟粒型结核病常规检查脑脊液时发现。多见于疾病早期，病情较轻。

（2）脑底脑膜炎型：为最常见的一型。浆液纤维蛋白性渗出物较弥漫，炎性病变主要位于脑底。其临床特征有明显脑膜刺激征，颅高压及脑神经障碍突出，但没有脑局灶性症状。脑脊液呈现典型结脑改变。多见于疾病中期，病情较重。

（3）脑膜脑炎型：脑膜和脑实质均受累。脑血管变化明显，可出现脑局灶性症状，如肢体瘫痪或偏瘫，语言障碍，甚至失语，手足徐动或震颤，颅高压或脑积水症状显著。脑脊液改变较轻，恢复较快，与临床表现不平行。此型病程长，迁延不愈或恶化、复发，预后差。

（4）脊髓型：炎症蔓延至脊髓膜或脊髓，除脑及脑膜症状明显外，尚出现脊髓和神经根障碍，如截瘫、感觉障碍、括约肌功能障碍等。因脑脊液通路梗阻，脑脊液可呈黄色，有明显蛋白质细胞分离现象。此型病程长，多见于年长儿，临床恢复慢，常遗留截瘫后遗症。

并发症及后遗症最常见的并发症为脑积水、脑实质损害、脑出血及脑神经障碍。其中前 3 种是导致结脑死亡的常见原因。严重后遗症为脑积水、肢体瘫痪、智力低下、失明、失语、癫痫及尿崩症等。晚期结脑发生后遗症者约占 2/3，而早期结脑后遗症甚少。

（三）心理-社会状况

了解家长对本病严重性及预后的认识，如果患儿残疾，家长可能会出现悲伤、失望、焦虑等反应。

（四）辅助检查

1. 脑脊液检查

对本病的诊断极为重要，常规检查：脑脊液压力增高，外观无色透明或呈磨玻璃样，蛛网膜下腔阻塞时，可呈黄色，静置 12~24h 后，脑脊液中可有蜘蛛网状薄膜形成，取之涂片作抗酸染色，结核杆菌检出率较高。白细胞数多为（50~500）$\times10^9/L$，分类以淋巴细胞为主，但急性进展期，脑膜新病灶或结核瘤破溃时，白细胞数可$>1000\times10^9/L$，其中 1/3 病例分类以中性粒细胞为主。糖和氯化物均降低为

结脑的典型改变。蛋白质量增高，一般多为1.0~3.0g/L，椎管阻塞时可高达40~50g/L。对脑脊液改变不典型者，需重复化验，动态观察变化。脑脊液（5~10mL）沉淀物涂片抗酸染色镜检阳性率可达30%。

2. 其他检查

（1）结核菌抗原检测：以ELISA双抗夹心法检测脑脊液结核菌抗原，是敏感、快速诊断结脑的辅助方法。

（2）抗结核抗体测定：以ELISA法检测结脑患儿脑脊液PPD-IgM抗体和PPD-IgG抗体，其水平常高于血清中的水平。PPD-IgM抗体于病后2~4天开始出现，2周达高峰，至8周时基本降至正常，为早期诊断依据之一；而PPD-IgG抗体于病后2周起逐渐上升，至6周达高峰，约在12周时降至正常。

（3）腺苷脱氨酶（ADA）活性测定：ADA主要存在于T细胞中，有63%~100%结脑患者脑脊液ADA增高（>9U/L），ADA在结脑发病1个月内明显增高，治疗3个月后明显降低，为简单可靠的早期诊断方法。

（4）结核菌素试验：阳性对诊断有帮助，但高达50%的患儿可呈阴性反应。

（5）脑脊液结核菌培养：是诊断结脑可靠的依据。

（6）聚合酶链反应（PCR）：应用PCR技术在结脑患儿脑脊液中扩增出结核菌所特有的DNA片段，能使脑脊液中极微量结核菌体DNA被准确地检测。

3. X线、CT或磁共振（MRI）

约85%结脑患儿的胸部X线片有结核病改变，其中90%为活动性病变，呈粟粒型肺结核者占48%。胸部X线片证明有血行播散性结核病对确诊结脑很有意义。脑部CT在疾病早期可正常，随着病情进展可出现基底节阴影增强，脑池密度增高、模糊、钙化、脑室扩大、脑水肿或早期局灶性梗死症。

（五）治疗要点

1. 抗结核治疗

联合应用易透过血脑屏障的抗结核杀菌药物，分阶段治疗。

（1）强化治疗阶段：联合使用INH、RFP、PZA及SM。疗程3~4个月。

（2）巩固治疗阶段：继用INH、RFP或EMB。RFP或EMB 9~12个月。抗结核药物总疗程不少于12个月，或待脑脊液恢复正常后继续治疗6个月。早期患者可采用9个月短程治疗方案（3HRZS/6HR）有效。

2. 降低颅高压

由于室管膜炎症的刺激，脑脊液分泌增多，压力增高；加之脑底大量炎性渗出物及肉芽充填后，使脑脊液循环通路受阻而产生各种类型脑积水。最早于10天即可出现，故应及时控制颅内压，措施如下。

（1）脱水剂：常用20%甘露醇。

（2）利尿剂乙酰唑胺：一般于停用甘露醇前1~2天加用该药。

（3）侧脑室穿刺引流：适用于急性脑积水而其他降颅压措施无效或疑有脑疝形成时。引流量根据脑积水严重程度而定，一般每日50~200mL，持续引流时间为1~3周。有室管膜炎时可予以侧脑室内注药。特别注意防止继发感染。

（4）腰椎穿刺减压及鞘内注药适应证为：①颅内压较高，应用激素及甘露醇效果不明显，但不急需行侧脑室引流或没有行侧脑室引流的条件者；②脑膜炎症控制不好以致颅内压难于控制者；③脑脊液蛋白量>3.0g/L以上。方法为：根据颅内压情况，适当放出一定量脑脊液以减轻颅内压。

（5）分流手术：若由于脑底脑膜粘连梗阻发生梗阻性脑积水时，经侧脑室引流等难以奏效，而脑脊液检查已恢复正常，为彻底解决颅高压问题，可考虑作侧脑室小脑延髓池分流术。

3. 糖皮质激素

它能抑制炎症渗出从而降低颅内压，可减轻中毒症状及脑膜刺激症状，有利于脑脊液循环，并可减少粘连，从而减轻或防止脑积水的发生。它是抗结核药物有效的辅助疗法，早期使用效果好。一般使用泼尼松。

4. 对症治疗

（1）惊厥的处理：及时控制惊厥发作，并防止再发。采用地西泮进行治疗：见效迅速（1~3min 见效），对 85%~90%发作有效，缺点：维持疗效短暂（0.5~1h），特异性体质可抑制呼吸；采用 10%水合氯醛保留灌肠，可与地西泮交替使用；苯巴比妥钠肌注或静滴，肌内注射 20~30min、静脉注射 5~10min 见效；地西泮+苯巴比妥钠注意呼吸抑制；也可采用劳拉西泮、氯硝西泮、苯妥英钠、丙戊酸钠等进行抗惊厥处理。

（2）水、电解质紊乱的处理：稀释性低钠血症由于丘脑下部视上核和室旁核受结核炎症渗出物刺激，使垂体分泌抗利尿激素增多，导致远端肾小管回吸收水增加，造成稀释性低钠血症。如水潴留过多，可致水中毒，出现尿少、头痛、频繁呕吐、反复惊厥甚至昏迷。治疗宜用 3%氯化钠液静滴，每次 6~12mL/kg，可提高血钠 5~10mmol/L，同时控制入水量；脑性失盐综合征结脑患儿可因间脑或中脑发生损害，调节醛固酮的中枢失灵，使醛固酮分泌减少；或因促尿钠排泄激素过多，大量 Na^+ 由肾排出，同时带出大量水分，造成脑性失盐综合征。应检测血钠、尿钠，以便及时发现，可用 2∶1 等张含钠液补充部分失去的体液后，酌情补以 3%氯化钠液以提高血钠浓度；低钾血症宜用含 0.2%氯化钾的等张溶液静滴，或口服补钾。

三、常见护理诊断/问题

（1）潜在并发症：颅内压增高、水电解质紊乱等。
（2）营养失调：低于机体需要量。与摄入不足、疾病消耗过多有关。
（3）有皮肤完整性受损的危险。与长期卧床、排泄物刺激有关。
（4）知识缺乏：家属缺乏疾病治疗配合的相关知识。
（5）焦虑。与病情重、病程长、预后差有关。

【情景任务 1、2 解析】

1. 该患儿首先考虑的诊断是结核性脑膜炎。诊断依据：患儿发热、咳嗽、头痛、呕吐，双侧巴宾斯基征阳性，PPD 皮试阳性，脑脊液常规检查见无色清晰透明、无凝块及薄膜，潘氏试验（+），细胞总数和白细胞升高，MRI 可发现脑结核瘤或脑积水、脑梗死等继发病变。

2. 潜在并发症是颅内压增高。

四、护理目标

（1）住院期间患儿未发生并发症。
（2）住院期间患儿能得到充分的营养和水分。
（3）住院期间患儿皮肤完整性保持良好，未发生意外伤害，如跌倒、坠床等。
（4）住院期间，患儿和家长了解疾病知识，并配合治疗。
（5）住院期间家长紧张、焦虑心情缓解，能配合治疗。

五、护理措施

1. 生活护理

（1）改善营养状况：为患儿提供营养丰富、易消化的食物，保证足够的热量、蛋白质和维生素，宜少量多餐，耐心喂养。对昏迷不能吞咽者，可鼻饲或静脉营养，鼻饲时压力不宜过大，以免引起呕吐。

（2）维持皮肤黏膜的完整性：保持床单位清洁干燥，大小便后及时更换尿布和清洗会阴。呕吐后及时清洗颈部和耳部残留物。昏迷和瘫痪患儿，每2h翻身和拍背1次，骨隆突处置气圈或软垫。昏迷不能闭眼的患儿，涂眼膏并用纱布覆盖以保护角膜。每日清洁口腔2~3次。

（3）消毒隔离：对伴有肺部结核病灶的患儿，采取呼吸道隔离。保持室内空气清新，每天通风2次，维持合适的温湿度。对患儿呼吸道分泌物、餐具、痰杯等进行消毒处理。

2. 密切观察病情变化

（1）监测体温、脉搏、呼吸、血压、神志、双瞳孔大小及对光反射、尿量等，早期发现颅内高压和脑疝，积极采取抢救措施。

（2）保持室内清洁安静，患儿绝对卧床休息，治疗、护理操作尽量集中进行，减少对患儿的刺激。

（3）惊厥发作时，应在上、下牙齿间放置牙垫以防止舌咬伤；放置床栏，避免受伤或坠床；保持呼吸道通畅，取侧卧位，以免仰卧舌根后坠堵塞喉头；给予吸氧，必要时进行人工辅助呼吸。

3. 用药护理

遵医嘱使用抗结核药物、糖皮质激素、脱水剂和利尿药，并观察药物疗效及副作用。

4. 心理护理

由于本病病情重，治疗时间长，患儿及家长焦虑明显。对待患儿的态度应和蔼可亲，关怀体贴，治疗操作时动作轻柔，及时为患儿提供生活照顾、解除不适。理解家长对患儿的预后担忧，用通俗易懂的语言讲述疾病的一般知识，使其配合治疗和护理。

5. 健康教育

（1）出院后坚持服药、定期复查的重要性，指导家长严格坚持全程、合理用药，并做好病情和药物毒副作用的观察。

（2）帮助家长为患儿制定良好的生活制度，保证足够休息时间，适当地进行户外活动。

（3）告知加强营养的重要性。

（4）指导避免与开放性结核病患者接触，积极预防和治疗各种急性传染病。

（5）部分留有后遗症的患儿，应鼓励家长坚持对患儿进行康复治疗。

【情景任务3解析】

该患儿的护理措施如下。

（1）绝对卧床休息，保持室内安静，护理操作尽量集中进行，减少对患儿的刺激。

（2）密切观察病情变化，维持正常生命体征和患儿的意识，若患儿出现烦躁不安、嗜睡、双目凝视、感觉过敏、脑膜刺激征等意识障碍，应及时通知医师并配合医师做相应处理。主要观察瞳孔是否等大等圆、对光反应是否灵敏等。如患儿瞳孔出现忽大忽小且对光反应迟钝或消失并伴有意识障碍加深等，则提示有脑疝形成，应及时通知医师并配合积极抢救治疗。

（3）及早发现脑疝形成的早期征象，如头痛剧烈伴频繁呕吐、意识障碍加重，脉搏、呼吸减慢，血压升高，瞳孔不对称，应立即给予脱水，降低颅内压。必要时配合医生做好腰椎穿刺或侧脑室引流以降低颅内压。腰椎穿刺后去枕平卧位4~6h，以免发生脑疝。

（4）抽搐发作时，应在牙齿间放置牙垫，防舌咬伤，有呼吸功能障碍者，给予吸痰、吸氧，保持呼吸道通畅。

六、护理评价

（1）患儿是否发生并发症。

（2）患儿是否得到充分的营养和水分。

（3）患儿皮肤完整性是否保持良好，未发生意外伤害，如跌倒、坠床等。

（4）患儿和家长是否了解疾病知识，并配合治疗。

（5）患儿家长紧张、焦虑心情是否缓解，患儿是否能配合治疗。

任务小结

1. 结核性脑膜炎的病因：是由结核杆菌引起的脑膜疾病。

2. 常见的临床表现：前驱期常表现为患儿性格改变，如少言、懒动、易倦、烦躁、易怒等；脑膜刺激期因颅内压增高致剧烈头痛、喷射性呕吐、烦躁不安、惊厥等；昏迷期表现为意识模糊，呈现半昏迷继而昏迷。

3. 治疗和护理要点：卧床休息，给予足够热量，采用抗结核治疗，降低颅内压，结合糖皮质激素进行治疗。

思考题

单项选择题

1. 小儿结核性脑膜炎晚期表现为（　　）。

A. 颈项强直　　B. 定向障碍　　C. 剧烈疼痛　　D. 轻度性格改变

E. 昏迷

2. 小儿结核性脑膜炎早期主要临床表现是（　　）。

A. 脑膜刺激征　　B. 急性高热伴剧烈呕吐

C. 性格改变　　D. 出现惊厥

E. 昏睡伴意识朦胧

3. 确诊结核性脑膜炎最可靠的依据是（　　）。

A. OT 试验阳性　　B. 脑膜刺激征阳性

C. 胸部 X 线有原发性结核病灶　　D. 脑脊液糖和氯化物含量同时减低

E. 脑脊液中有蜘蛛网薄膜形成，取其涂片检菌阳性

4. 结核性脑膜炎首选检查（　　）。

A. 脑脊液检查　　B. CT 检查　　C. MRI 检查　　D. 超声检查

E. PPD 试验

5. 预防小儿结核病的方法是（　　）。

A. 接种卡介苗　　B. 隔离患者

C. 隔离治疗患者和接种卡介苗　　D. 及时发现患者

E. 对小儿进行预防性化疗

6. 以下因素哪项与结核性脑膜炎的预后无关（　　）。

A. 年龄大小　　B. 结核菌对药物的敏感性

C. 结核性脑膜炎的病期　　D. 肺部有无结合病灶

E. 治疗的早晚

参考答案

1. E　2. C　3. E　4. A　5. C　6. D

任务十三　惊厥患儿的护理

学习目标

1. 知识目标：掌握惊厥患儿的临床表现、治疗要点、常见护理诊断/问题和护理措施；熟悉小儿惊厥发生的病因；了解小儿惊厥的发病机制。

2. 能力目标：能运用护理程序为惊厥患儿实施整体护理。

3. 素质目标：对惊厥患儿具有爱心、耐心，能与患儿家长进行有效沟通，帮助家长了解惊厥及护理。

【案例】

患儿，男，1岁8个月，7天前无明显诱因出现咳嗽，阵发性有痰不易咳出，今突发抽搐，双眼上翻，四肢强直，呼之不应入院。查体：体温39.9℃，脉搏157次/min，呼吸50次/min，SPO_2 97%。实验室检查：白细胞10.19×10^9/L，中性粒细胞百分比58.9%。胸部X线片显示支气管肺炎。

情景任务：

1. 该患儿首先考虑的情况是什么？

2. 患儿现在存在的首要护理问题是什么？

3. 如何对该患儿进行护理？

惊厥是小儿常见的急症，尤多见于婴幼儿。由于多种原因使脑神经功能紊乱所致。表现为突然的全身或局部肌群呈强直性和阵挛性抽搐，常伴有意识障碍。小儿惊厥的发病率很高，5%～6%的小儿曾有过一次或多次惊厥。惊厥频繁发作或持续状态危及生命或可使患儿遗留严重的后遗症，影响小儿智力发育和健康。

一、病因和发病机制

（一）感染性

1. 颅内感染

各种病原体所引起的中枢神经系统感染均可导致惊厥，如细菌、病毒原虫、真菌等引起的脑膜炎、脑炎、脑脓肿等。

2. 颅外感染

如热性惊厥、败血症、重症肺炎、细菌性痢疾或其他感染引起的中毒性脑病等。

（二）非感染性

1. 颅内疾病

产伤、原发性癫痫、颅内占位性病变（肿瘤、血肿等）、先天脑发育异常（脑积水、脑血管畸形等）、脑外伤等。

2. 颅外疾病

缺氧缺血性脑病，水、电解质紊乱（重度脱水、水中毒、低血糖、低血钙、低血镁、低血钠、高血钠等），急性中毒（农药、中枢兴奋药中毒），肝、肾衰竭，遗传代谢性疾病（苯丙酮尿症）等。

二、护理评估

（一）健康史

了解患儿是否有发病史，家族是否有既往病史；患儿是否有感染史或水电解质紊乱、急性中毒、代谢性疾病等；患儿是否存在引发发热的物理因素，如衣物过多、不良饮食习惯等。

（二）临床表现

1. 惊厥

（1）先兆：发作前少数患儿可有极度烦躁或不时“惊跳”，精神紧张；神情惊恐，四肢肌张力突然增加；呼吸突然急促、暂停或不规律；体温骤升，面色剧变；瞳孔大小不等；边缘不齐。

（2）典型表现：突然起病、意识丧失、头向后仰、眼球固定上翻或斜视、口吐白沫、牙关紧闭、面部或四肢肌肉呈阵挛或强直性抽搐，严重者可出现颈项强直、角弓反张、呼吸不整、青紫或大小便失禁。持续时间数秒至数分或更长。继而转入嗜睡或昏迷状态。在发作时或发作后不久检查，可见瞳孔散大、对光反应迟钝，病理反射阳性等体征，发作停止后不久意识恢复。

低钙血症抽搐时，患儿可意识清楚。若意识尚未恢复前再次抽搐或抽搐反复发作呈持续状态者，提示病情严重，可因脑水肿、呼吸衰竭而死亡。如抽搐部位局限且恒定，常有定位意义。

新生儿惊厥常表现为无定型多变的各种各样的异常动作，如呼吸暂停、不规则，两眼凝视、阵发性苍白或发绀。婴幼儿惊厥有时仅表现口角、眼角抽动，一侧肢体抽动或双侧肢体交替抽动。新生儿惊厥表现为全身性抽动者不多，常表现为呼吸节律不整或暂停、阵发性青紫或苍白、两眼凝视、眼球震颤、眨眼动作或吸吮、咀嚼动作等。

2. 惊厥持续状态

惊厥持续状态指惊厥持续 30min 以上，或两次发作间歇期意识不能完全恢复者，为惊厥的危重型。惊厥时间过长可引起高热、缺氧性脑损害、脑水肿甚至脑疝。

3. 高热惊厥

高热惊厥常见于 6 个月至 4 岁小儿，惊厥多在发热早期发生，持续时间短暂，在一次发热疾病中很少连续发作多次，常在发热 12h 内发生，发作后意识恢复快，无神经系统阳性体征，热退 1 周后脑电图恢复正常，属单纯性高热惊厥，预后良好。

复杂性高热惊厥发病年龄不定，常在 6 个月以前或 6 岁以后发生，起初为高热惊厥，发作数次后低热甚至无热时也发生惊厥，有时反复发作多次，一次惊厥时间较长，超过 15min，脑电图检查在惊厥发作 2 周后仍为异常，预后较差。转变为癫痫的可能性为 15%～30%。

（三）心理-社会状况

了解家长对本病严重性及预后的认识，如果患儿残疾，家长可能会出现悲伤、失望、焦虑等反应。

（四）辅助检查

根据患儿病情选择相关化验和辅助检查，如血常规、尿常规、粪便常规、血生化、脑脊液、脑电图、头颅 B 超、脑部 CT 或磁共振成像等。

（五）治疗要点

1. 急救措施

（1）一般处理：保持呼吸道通畅、防止窒息。必要时做气管切开；防止意外损伤；防止缺氧性脑损伤。

（2）控制惊厥：①针刺法：针人中、合谷、十宣、内关、涌泉等穴。2～3min 不能止惊者可用下列药物。②止惊药物：地西泮常为首选药物，但应注意本药对呼吸、心跳有抑制作用；水合氯醛，配成10%溶液，保留灌肠；苯巴比妥钠肌内注射；氯丙嗪，肌内注射；异戊巴比妥钠（阿米妥钠），用10%葡萄糖稀释成1%溶液静注，惊止即停注。

2. 一般处理

使患儿侧卧，解开衣领，清除口、鼻、咽喉分泌物和呕吐物，以防吸入窒息，保持呼吸道通畅。在上、下磨牙间安放牙垫，防止舌咬伤。严重者给氧，高热者物理降温或给予解热药物。

3. 控制感染

感染性惊厥应选用抗生素。

4. 病因治疗

针对不同病因，采取相应治疗措施。惊厥持续状态的处理：

（1）立即止惊：同一般惊厥处理。

（2）控制高热：可用物理降温（头部冰帽或冷敷）和药物降温或人工冬眠配合降温。

（3）加强护理：密切观察患儿体温、呼吸、心率、血压、肤色、瞳孔大小和尿量。

（4）降低颅内压：抽搐持续2h以上，易有脑水肿，应采用脱水疗法以降低颅内压。

（5）维持水、电解质平衡：无严重体液丧失者按基础代谢补充液体，保持轻度脱水和低钠状态，以利控制脑水肿。

（6）神经营养剂与抗氧化剂治疗：应用维生素A、维生素E、维生素C与甘露醇等抗氧化剂可防治惊厥性脑损伤。同时可并用维生素B_1、维生素B_6、维生素B_{12}、吡拉西坦等神经营养药物。

三、常见护理诊断/问题

（1）急性意识障碍。与惊厥发作有关。

（2）有窒息的危险。与惊厥发作、咳嗽和呕吐反射减弱、呼吸道堵塞有关。

（3）有受伤的危险。与抽搐、意识障碍有关。

（4）体温过高。与感染或惊厥持续状态有关。

（5）焦虑（家长）。与缺乏惊厥相关知识、担心患儿生命安全有关。

【情景任务1、2解析】

1. 该患儿首先考虑的情况是高热惊厥。诊断依据：患儿7天前有咳嗽，今有抽搐，双眼上翻，四肢强直，呼之不应；患儿体温高；实验室检查白细胞增高，中性粒细胞比例增加；胸部X线片显示支气管炎。可知是由于上呼吸道感染引起高热惊厥。

2. 患儿现存的首要问题是有窒息的危险。

四、护理目标

（1）住院期间患儿未发生窒息。

（2）住院期间患儿皮肤完整性保持良好，未发生意外伤害，如跌倒、坠床等。

（3）住院期间患儿体温得到控制。

（4）住院期间家长紧张、焦虑心情缓解，能配合治疗。

五、护理措施

1. 生活护理

（1）惊厥发作时应卧床休息，发作控制后，根据原发病的病情制定合理的护理目标，保证足够的睡眠时间。

（2）惊厥发作期暂禁饮食，以免发生呕吐引起窒息或吸入性肺炎；不能进食者，可给予静脉补液，总液体量按 60~80m/(kg·d) 计算；年长儿可给予清淡、易消化营养丰富的食物，避免暴饮暴食。

（3）居室内阳光应充足且避免阳光直射，保持适宜的温湿度。

（4）各项治疗及护理操作应集中进行，动作轻柔敏捷，禁止一切不必要的刺激，以防诱发惊厥。

2. 对症护理

（1）控制惊厥，预防窒息

1）惊厥发作时，急救配合应就地抢救，勿搬动患儿，立即让患儿平卧，头偏向一侧，以防呕吐物误吸发生窒息；解开衣领，松解衣服，以防衣服对颈胸部的束缚影响呼吸。

2）清除患儿口鼻腔分泌物、呕吐物等，将舌轻轻向外牵拉，防止舌后坠阻塞呼吸道造成呼吸不畅。

3）立即开放静脉通道以保证急救用药；在紧急情况下可针刺或指掐人中、合谷等穴位止惊；备好急救用品，如开口器吸痰器吸氧装置、气管插管用具及各种急救药品等。

（2）预防受伤

1）设置防护床档，防止惊厥发作时坠地摔伤；栏杆处放置棉垫，防止患儿抽搐时碰到栏杆；将床上的硬物及尖锐物品移开，防止抽搐时发生碰伤。

2）对已出牙患儿，在上下磨牙之间放置牙垫或纱布包裹的压舌板，防止抽搐时舌咬伤；牙关紧闭时，不要用力撬开，以避免损伤牙齿。

3）在患儿手中及腋下放置柔软的棉质物，以免抽搐发作时皮肤摩擦受伤。切勿强行按压或牵拉患儿肢体，以免造成骨折、脱臼。

4）为患儿提供安静、舒适环境，避免刺激，以减少惊厥发作；对有可能发生惊厥的患儿要有专人守护，以防患儿惊厥发作时受伤。

3. 观察病情变化

密切观察体温、血压、呼吸、脉搏、意识及瞳孔变化。对发热的患儿应每 4h 测体温 1 次，如体温>38.5℃应遵医嘱给予退热处理；观察有无脑水肿的早期症状，应及时通知医生，并遵医嘱使用脱水剂。

4. 用药护理

按医嘱给予地西泮、苯巴比妥钠等止惊药物，观察并记录患儿用药后的反应；惊厥持续时间较长者给予吸氧，并按医嘱使用 20% 甘露醇、呋塞米等脱水剂；高热时及时采取物理或药物降温。

5. 心理护理

与患儿及家长沟通，给患儿及家长以安全感和信任感。解除其焦虑和自卑心理，建立战胜疾病的信心。热性惊厥有复发的特点，患儿家长往往担心惊厥会造成小儿脑损伤及影响小儿智力，应耐心向患儿及家长做好健康宣教，解除家长的顾虑，使其很好配合医疗和护理工作。

6. 健康教育

（1）根据患儿及家长知识层次及接受能力，采取适当方式解释惊厥的病因和诱因及基本护理常识，如保持安静，惊厥发作时就地抢救，不要摇晃、紧紧搂抱患儿及用力按压肢体，以免加重惊厥、造成肢体损伤及影响患儿呼吸。

（2）对有可能反复发作热性惊厥，应告知家长及时控制体温是预防惊厥的关键，教会家长物理降温和药物降温的方法（家中应常备退热药）；癫痫患儿应按时服药；不要随意停药。

（3）强调定期门诊随访的重要性；根据病情及时调整药物。

（4）对惊厥反复发作且持续时间较长的患儿；应提示家长密切观察患儿有无肢体活动障碍、智力低下等神经系统后遗症，以便及时给予治疗和康复训练。

【情景任务 3 解析】

该患儿的护理措施如下。

（1）平卧位，头偏向一侧，保持呼吸道通畅；床边备吸痰器，吸痰 PRN；及时清除口腔异物及分泌物；吸氧。

（2）予以松解衣被，温水擦浴，降温贴敷于头部；开通静脉通路遵医嘱给予退热的物理治疗；遵医嘱给予抗感染治疗，监测体温。

（3）及早发现脑疝形成的早期征象，如头痛剧烈伴频繁呕吐、意识障碍加重，脉搏、呼吸减慢，血压升高，瞳孔不对称，应立即给予脱水，降低颅内压。

（4）抽搐发作时，应在牙齿间放置牙垫，防舌咬伤，若有呼吸困难，给予吸痰、吸氧，保持呼吸道通畅。

六、护理评价

（1）患儿是否发生并发症。

（2）患儿是否得到充分的营养和水分。

（3）患儿皮肤完整性是否保持良好，未发生意外伤害，如跌倒、坠床等。

（4）患儿和家长是否了解疾病知识，并配合治疗。

（5）患儿家长紧张、焦虑心情是否缓解，患儿是否能配合治疗。

任务小结

1. 小儿惊厥的病因：从按感染的有无的角度来分，可分为感染性（热性惊厥）及非感染性（无热惊厥）。按病变累及的部位分为颅内与颅外两类。

2. 常见的临床表现：突然起病、意识丧失、头向后仰、眼球固定上翻或斜视、口吐白沫、牙关紧闭、面部或四肢肌肉呈阵挛或强直性抽搐，严重者可出现颈项强直、角弓反张、呼吸不整、青紫或大小便失禁。

3. 治疗和护理要点：保持呼吸道通畅，防止窒息，控制惊厥，高热者给予降温处理；控制感染；给予病因治疗。

思考题

单项选择题

1. 关于惊厥的描述错误的是（　　）。

A. 惊厥是小儿常见的神经系统严重症状，系多种病因引起的神经元异常放电，使大脑功能暂时紊乱，导致全身或局部肌肉抽搐，伴不同程度意识障碍的危急状态

B. 可发生在各年龄组，以婴幼儿多见

C. 致病病因都是感染性疾病

D. 原发性癫痫、颅脑外伤、颅内肿瘤等，均可引起惊厥

E. 高热状态易引起惊厥

2. 以下药物不是抗惊厥药物（　　）。

A. 地西泮　　B. 苯巴比妥　　C. 水合氯醛　　D. 布洛芬

E. 氯硝西泮

3. 处理惊厥发作的患儿，下列哪种做法不妥（　　）。

A. 立即将患儿抱到抢救室　　B. 去枕仰卧，头偏向一侧

C. 清除咽喉部分泌物　　D. 立即松解衣服和扣带

E. 保持安静，减少刺激

4. 小儿惊厥时应重点观察（　　）。

A. 体位变化　　B. 呼吸、瞳孔变化　　C. 发绀程度　　D. 呕吐情况

E. 肌张力改变

5. 婴幼儿期最常见的惊厥原因是（　　）。

A. 高热惊厥　　B. 癫痫　　C. 中毒性脑病　　D. 脑炎和脑膜炎

E. 低血糖和水、电解质紊乱

6. 患儿3岁，惊厥反复发作入院，为防止该患儿惊厥时外伤，以下处理错误的是（　　）。

A. 将纱布放在患儿手中　　B. 移开床上一切硬物

C. 用约束带捆绑四肢　　D. 床边设置防护栏

E. 压舌板包裹纱布置于上下磨牙之间

参考答案

1. C　2. D　3. A　4. B　5. A　6. C

任务十四　充血性心力衰竭患儿的护理

学习目标

1. 知识目标：掌握急性充血性心力衰竭患儿的临床表现、治疗要点、常见护理诊断/问题和护理措施；熟悉急性充血性心力衰竭发生的病因；了解急性充血性心力衰竭的发病机制。

2. 能力目标：能运用护理程序为急性充血性心力衰竭患儿实施整体护理。

3. 素质目标：对急性充血性心力衰竭患儿具有爱心、耐心，能与患儿家长进行有效沟通，帮助家长了解急性充血性心力衰竭及护理。

【案例】

患儿，女，3岁，诊断为室间隔缺损。护士给患儿进行静脉注射时，患儿哭闹，不配合，出现烦躁不安、发绀。体检：心率快，190次/min，呼吸急促，50次/min。颜面水肿，神志不清，心脏听诊有期前收缩，第一心音低钝。双肺可闻及干啰音。肝大，右侧肋缘下4cm可触及。

情景任务：

1. 该患儿首先考虑的情况是什么？

2. 患儿现在存在的首要护理问题是什么？

3. 如何对该患儿进行护理？

充血性心力衰竭（congestive heart failure，CHF），简称心衰，是指心肌收缩或舒张功能下降使心排血量绝对或相对不足，不能满足全身组织代谢需要而引起的一系列临床症状及体征。

一、病因和发病机制

（一）病因

1. 心血管因素

小儿时期心衰以1岁以内发病率最高，其中尤以先天性心脏病引起者最多见。此外，心肌炎、心内膜弹力纤维增生症、糖原贮积症等也为重要病因。

2. 非心血管因素

常为支气管肺炎，以婴幼儿支气管肺炎、毛细支气管炎引起的心衰最为常见。儿童时期则以风湿性心脏病和急性肾炎所致的心衰较多见。此外，克山病、重度贫血、甲状腺功能亢进症、维生素 B_1 缺乏、电解质紊乱及缺氧等也可引起心衰。

（二）发病机制

当心脏发生心肌病损或长期负荷过重，心肌收缩逐步减退。早期通过加快心率、心肌肥厚和心脏扩大等进行代偿，调整排血量，以满足机体的需要，这个阶段为心功能代偿期，临床上不出现症状。后期心功能进一步减退。当上述代偿措施已不能维持足够的心排血量时，则出现静脉回流受阻，体内水分潴留、脏器瘀血等心衰的临床表现。

二、护理评估

（一）健康史

了解患儿是否有先天性心脏病，是否有感染病史。

（二）临床表现与体征

1. 婴幼儿充血性心力衰竭的表现

婴幼儿心衰的临床表现有一定特点。常见表现有：呼吸快速、表浅，喂养困难，体重增长缓慢，烦躁多汗，哭声低弱，肺部可闻及干啰音或哮鸣音，肝大达肋下3cm以上。心脏增大，心率可增快达150~200次/min，多能听到奔马律。水肿首先及于颜面、眼睑等部位，严重时鼻唇三角区呈现青紫。

2. 年长儿充血性心理衰竭的临床表现

年长儿心衰的临床表现与成人相似，表现为：①心排出量的不足，出现心动过速、心脏扩大、奔马律、脉细弱、肤色苍白、湿冷、全身乏力或烦躁、厌食。②体循环瘀血表现，肝大、颈静脉怒张、肝颈反流试验阳性、水肿、尿量减少。③肺循环瘀血表现，呼吸困难、气促、端坐呼吸、鼻翼扇动、青紫、肺部可闻及湿啰音，咳嗽、声音嘶哑。

3. 心力衰竭的临床诊断指征

心衰临床诊断指征如下：①安静时心率增快，婴儿>180次/min，幼儿>160次/min，不能用发热或缺氧解释者。②呼吸困难，青紫突然加重，安静呼吸达60次/min以上。③肝大达肋下3cm以上，或在密切观察下短时间内较前增大，而不能以横膈下移等原因解释者。④心音明显低钝，或出现奔马律。⑤突然烦躁不安，面色苍白或发灰，而不能用原有疾病解释。⑥尿少、下肢水肿，已除外营养不良、肾炎、维生素 B_1 缺乏等原因所造成者。

（三）心理-社会状况

了解家长对本病严重性及预后的认识，由于该病可能危及患儿生命，家长可能会出现悲伤、失望、焦虑等反应。

（四）辅助检查

1. 胸部 X 线检查

心影普遍增大，搏动减弱，肺纹理增多，肺部瘀血。

2. 心电图检查

不能表明有无心衰，对病因诊断及指导洋地黄应用有帮助。

3. 超声心动图检查

心室和心房腔扩大，心室收缩时间间期延长和射血分数降低。心脏舒张功能不全时，二维超声心动图有助于诊断。

（五）治疗要点

重要的是去除病因、治疗原发疾病，增进心功能，去除过量潴留的钠和水分，以及降低氧的消耗和纠正代谢紊乱。

1. 洋地黄类药物

正性肌力药能改善心排血量，轻症患者常用地高辛口服，重症者可用地高辛或毛花苷 C 静注。可采用洋地黄化，即将总量的 1/2、1/4、1/4 每间隔 6 小时 1 次；在完成洋地黄化量后 12h，可开始给予口服地高辛维持量。

2. 利尿剂合理应用

利尿剂为控制水、钠潴留、治疗心衰的一项重要措施，常用药有呋塞米、噻嗪类等。

3. 血管扩张剂

扩张血管降低心脏负荷，常用药物有肼酞嗪、卡托普利、硝普钠及酚妥拉明。

三、常见护理诊断/问题

（1）心输出量减少。与心肌收缩力降低有关。

（2）气体交换受损。与肺循环瘀血有关。

（3）体液过多。与心功能下降、微循环瘀血、肾灌注不足、排尿减少有关。

（4）恐惧。与疾病的危险程度及环境改变有关。

（5）潜在并发症：药物不良反应。与洋地黄制剂、血管扩张剂、利尿剂等药物毒副作用有关。

【情景任务 1、2 解析】

1. 该患儿首先考虑的情况是充血性心力衰竭。诊断依据如下。

（1）患儿诊断为室间隔缺损。

（2）有气促、发绀、心率增快等情况。

（3）心音低钝，双肺有干啰音，肝大。

2. 患儿现存的首要问题是心输出量减少。

四、护理目标

（1）住院期间患儿心输出量恢复到正常状态。

（2）住院期间患儿呼吸道通畅，心肺功能逐渐恢复正常。

（3）住院期间患儿体液维持平衡状态。

（4）住院期间家长紧张、焦虑、恐惧的心情缓解。

（5）住院期间患儿未发生并发症。

五、护理措施

1. 生活护理

保持病室安静舒适，避免各种精神刺激，防止用力过度，保持大便通畅，必要时用开塞露通便。协助患儿取半坐卧位，床头抬高15°~30°，使横隔下降，有利呼吸运动。

2. 对症护理

（1）呼吸困难、发绀、低氧血症者：给予供氧。有急性肺水肿患儿吸氧时，湿化瓶可改盛20%~30%乙醇，间歇吸入，每次10~20min，间隔15~30min，重复1~2次。

（2）水肿者：轻症患儿可给少盐饮食，指每日饮食中钠盐不超过0.5~1g，重者无盐饮食，指在食物烹调时不加食盐或其他含盐食物。尽量减少静脉输液或输血，必输时每日总量宜控制在75mL/kg以下，输入速度宜慢，以每小时<5mL/kg的速度为宜。

3. 观察病情变化

定时测量心率、心律，注意心音、血压、呼吸等，必要时进行心电监护，如有变化及时与医生联系。

4. 用药护理

（1）洋地黄制剂：①使用药物前应了解患儿的基本临床资料，如症状、体征、脉搏、心率和心律，血电解质、肝肾功能、心电图表现、近2~3周洋地黄使用情况。②应严格按时按剂量给药，婴幼儿用量小，注射时每次用量少于0.5mL时要用生理盐水稀释后用1mL注射器吸药，口服药则要与其他药物分开服用。③钙剂与洋地黄制剂有协同作用，应避免同时使用。④用药期间应密切观察洋地黄的毒性反应。⑤用药后应密切观察患儿的症状体征的改善情况，洋地黄制剂达到疗效的主要指标是：心率减慢、肝缩小、气促改善，安静、胃肠症状好转、尿量增加。长期使用洋地黄制剂者，要监测血清地高辛浓度，采血标本时间应在服药后6h左右，开始用维持量的24h为准。

（2）血管扩张剂：按时准确给药，并密切观察病情变化，若出现血压下降、心悸、头痛、恶心等不良反应，应酌情调节滴速，并应及时通知医师做好处理。

（3）利尿剂：①掌握用药时间，根据利尿剂的利尿作用时间安排给药，并尽量在早晨及上午给药，避免夜间排尿过多而影响休息。②详细观察水肿的体征变化，定时称体重及记录尿量。③密切观察电解质紊乱症状，使用碱性利尿剂易引起低血钾，要警惕在与洋地黄制剂并用时易出现洋地黄中毒反应。长期应用利尿剂时应注意有无精神萎靡、乏力、腹胀、心音低钝、心律失常等低血钾的临床表现，必要时可查心电图和血钾，以便确诊，用药期间应补充含钾丰富的食物，如香蕉、桔类、绿叶蔬菜等。

5. 心理护理

与患儿及家长沟通，给患儿及家长以安全感和信任感。解除其焦虑和自卑心理，建立战胜疾病的信心。做好健康宣教，解除患者家属顾虑。

6. 健康教育

指导家属协助做好生活护理和身体的清洁卫生，长期卧床及有水肿者，定时翻身按摩受压部位，预防压疮。感染与非感染患儿分室居住，避免呼吸道感染。注意饮食卫生，防止肠道感染。

【情景任务 3 解析】

该患儿的护理措施如下。

（1）生活护理：保持病房安静舒适，避免各种刺激，床头抬高，取半坐卧位。

（2）对症护理：给予吸氧；尽量减少盐的摄入，减少输液。

（3）观察病情变化：定期测量心率、心律，注意心音、血压和呼吸等，连接心电监护，随时观察病情。

（4）用药护理：给予洋地黄制剂、血管扩张剂和利尿剂，注意药物副作用。

（5）心理护理：告知家属疾病的进展情况和治疗情况，缓解家长恐惧。

六、护理评价

（1）患儿心输出量是否恢复到正常状态。

（2）患儿呼吸道是否通畅，心肺功能是否逐渐恢复正常。

（3）住院期间患儿体液是否维持平衡状态。

（4）住院期间家长紧张、焦虑、恐惧的心情是否缓解。

（5）住院期间患儿是否发生并发症。

任务小结

1. 充血性心理衰竭的病因：①心血管因素，如先天性心脏病或心肌炎、心内膜弹力纤维增生等疾病；②非心血管因素，如支气管肺炎、克山病、重度贫血等。

2. 常见的临床表现：呼吸快速、喂养困难、烦躁多汗、肝脾大、心脏增大、心率增快；体循环淤血症状和肺循环淤血症状。

3. 治疗和护理要点：去除病因、治疗原发病，增进心功能，去除过量潴留的钠和水分，降低氧的消耗和纠正代谢紊乱。

思考题

单项选择题

1. 患儿，2 岁，因肺炎伴急性心力衰竭需要立即进行抢救，首选的药物是（　　）。

A. 地高辛口服　　B. 洋地黄肌内注射

C. 毒毛花苷 K 缓慢静脉注射　　D. 硝普钠静脉滴注

E. 酚妥拉明静脉滴注

2. 患儿，男，6 岁，服用地高辛 2 周，若继续服用，应观察（　　）。

A. 体温　　B. 脉搏　　C. 呼吸　　D. 血压

E. 面色

3. 婴幼儿心力衰竭往往起病急，病情重，表现为安静时心率增快，婴儿心率为（　　）次/min。

A. >180　　B. >170　　C. >160　　D. >150

E. >140

4.（　　）为小儿最常用的洋地黄制剂，既可口服，又可静脉注射。

A. 呋塞米　　B. 氢氯噻嗪　　C. 酚妥拉明　　D. 硝普钠

E. 地高辛

5. 为充血性心力衰竭患儿和家属进行健康宣教时，错误的是（　　）。

A. 指导家长及患儿加强活动，增强体力
B. 告知需预防呼吸道感染
C. 教会患儿和家属自我监测脉搏
D. 适当控制水、钠的摄入
E. 注意营养，少食多餐

6. 强心苷类药物中毒最严重的表现的是（　　）。
A. 心律失常
B. 视力模糊
C. 黄视
D. 恶心、呕吐
E. 嗜睡

参考答案

1. C　2. B　3. A　4. E　5. A　6. A

参考文献

[1]高凤,王瑞珍.儿科护理[M].4版.北京:人民卫生出版社,2022.

[2]石淑华,戴耀华.儿童保健学[M].3版.北京:人民卫生出版社,2021.

[3]全国护士执业资格考试用书编写专家委员会.2024全国护士执业资格考试指导[M].北京:人民卫生出版社,2023.

[4]祝甜,史源.2023美国心脏协会与美国儿科学会新生儿复苏指南要点更新解读[J].中国当代儿科杂志,2024,26(1):25-30.

[5]赵顺英,钱素云,陈志敏,等.儿童肺炎支原体肺炎诊疗指南(2023年版)[J].新发传染病电子杂志,2024,9(1):73-79.

[6]何玮梅,谢倩茹,赵仕国,等.《第二版儿童急性呼吸窘迫综合征诊断和管理国际指南(PALICC-2)-执行摘要》解读[J].临床儿科杂志,2023,41(11):863-869.

[7]赵顺英,钱素云,陈志敏,等.儿童肺炎支原体肺炎诊疗指南(2023年版)[J].传染病信息,2023,36(4):291-297.

www.ingramcontent.com/pod-product-compliance
Lightning Source LLC
LaVergne TN
LVHW071507061026
849580LV00017B/2469
* 9 7 8 7 5 4 7 8 7 0 1 6 7 *